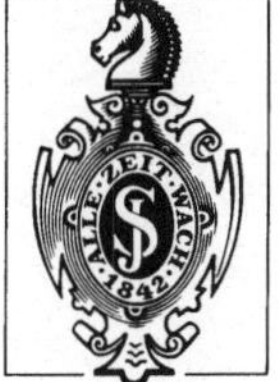

Stux Stiller Pothmann Jayasuriya

Lehrbuch der klinischen Akupunktur

Chinesische Übersetzungen von Karl Alfried Sahm
und Hsiao Lin Yeh

Mit 58 Abbildungen und einem Akupunkturselektor

Springer-Verlag
Berlin Heidelberg New York 1981

Dr. Gabriel Stux
An der Lilie 8, 4030 Ratingen

Dr. Niklas Stiller
Marschallstraße 13, 4000 Düsseldorf

Dr. Raymund Pothmann
Christophstraße 54b, 4000 Düsseldorf

Prof. Dr. Anton Jayasuriya
28 International Buddhist Centre Road, Colombo 6/Sri Lanka

Graphiken von Klaus Richter und Michael Bassler

ISBN-13:978-3-642-68056-4   e-ISBN-13:978-3-642-68055-7
DOI: 10.1007/978-3-642-68055-7

CIP-Kurztitelaufnahme der Deutschen Bibliothek
Lehrbuch der klinischen Akupunktur / Stux ... – Berlin; Heidelberg; New
York: Springer, 1981. – & Akupunkturselektor
ISBN-13:978-3-642-68056-4

NE: Stux, Gabriel [Mitverf.]

2119/3140-543210

Vorwort

Dieses Buch soll für die praktische Ausbildung und das klinische Training der Akupunktur eine klar strukturierte und einfache theoretische Grundlage schaffen. Wir haben uns im wesentlichen an die Ausbildungsinhalte der Akademie für Traditionelle Chinesische Medizin Peking und der Acupuncture Foundation of Sri Lanka gehalten. Der Seniorautor, Prof. Dr. A. Jayasuriya, ist Chef der Akupunkturabteilung des Colombo South General Hospital in Sri Lanka, in dem in den vergangenen Jahren über 30000 Patienten mit Akupunktur behandelt wurden, und Präsident des International College of Acupuncture in Colombo, wo bereits 3000 Ärzte aus aller Welt in Akupunktur unterrichtet wurden. Die drei anderen Autoren haben jeweils in mehreren längeren Aufenthalten an diesem Krankenhaus gearbeitet und in Europa Akupunktur praktiziert, gelehrt und darüber publiziert.

Ausgangspunkt des Buchs war ein Werk des Seniorautors in englischer Sprache. Da dieses Buch jedoch auf den Gebrauch in der dritten Welt hin geschrieben war und für europäische Verhältnisse in vieler Hinsicht nicht ideal erschien, haben wir eine gründliche Neubearbeitung des Stoffs unternommen, so daß letzten Endes ein weitgehend neues Lehrbuch entstand.

In der Nomenklatur haben wir uns an die Angaben der Akademie für Traditionelle Chinesische Medizin Peking und an die offiziell beschlossene Pin-Yin-Transskription der chinesischen Zeichen in alphabetische Schrift gehalten.

Die Übersetzung der Punktenamen ins Deutsche verdanken wir Herrn K.A. Sahm unter Mithilfe von Dr. Hsiao Lin Yeh. Die Illustrationen wurden von Design: Klaus Richter und Herrn Michael Bassler gefertigt. Für Schreibarbeiten und Hilfe in vielen praktischen Details danken wir Frau Anna Totzauer. Frau Dr. M. Vinnemeier sind wir für ergänzende Anregungen dankbar.

Den Studenten und Ärzten in unseren Ausbildungsveranstaltungen danken wir für Anregungen und Kritiken, die sie uns hoffentlich auch weiterhin geben werden.

Die Grundlagen der Akupunktur sind auch in dem Video Lehrfilmprogramm von den Autoren dargestellt. Diese Video Grundlagenkurse sind jetzt erhältlich (Akumed, Ferdinand Maria Straße 30, München).

Oktober 1980   Die Autoren

Inhaltsverzeichnis

1 Zur Geschichte der Akupunktur

Die Geschichte der Akupunktur reicht mit Sicherheit bis ins Neolithikum zurück, möglicherweise noch weiter. Einem Mythos zufolge wurde die Akupunktur entdeckt, als einmal ein Soldat durch einen Pfeil verwundet wurde: man zog den Pfeil heraus, die Wunde heilte, und man beobachtete, daß gleichzeitig eine Krankheit in einer anderen Körpergegend geheilt wurde.

Plausibler erscheint es uns, daß man zunächst bemerkte, daß bei vielen Erkrankungen umschriebene Hautareale in anderen Körpergegenden eine stark erhöhte Empfindlichkeit zeigen; daß man dann feststellte, daß durch Massieren und Drücken dieser Hautbezirke auf die Organerkrankung zurückgewirkt werden kann – daß also zunächst die Akupressur entdeckt wurde. Und daß man dann herausfand, daß die therapeutische Wirkung sich durch Einstechen von Nadeln an den entsprechenden Stellen steigern und genauer steuern ließ. Zunächst wurden Steinnadeln benutzt, später auch Knochen- und Bambusnadeln.

Die chinesische Medizin hat sich im Altertum von einer Volksmedizin zu einer professionalisierten Gelehrtenmedizin entwickkelt. Eine erste umfassende Kodifizierung des medizinischen Wissens ist das **Huang Di Nei Jing**, zu deutsch **Das Lehrbuch des gelben Kaisers für innere Medizin**. Huang Di, der „Gelbe Kaiser“, soll von 2697–2596 v. Chr. gelebt haben und wird von der Legende zusammen mit seinem Vorgänger Shen Nung und seinem Nachfolger Fu Hsi als „Begründer“ der chinesischen Medizin bezeichnet. In Buchform niedergeschrieben wurde das **Huang Di Nei Jing** aber wohl erst um das dritte vorschristliche Jahrhundert; man vermutet, daß es die Arbeit eines Kollektivs ist. Das

Buch ist abgefaßt in Form eines Dialogs zwischen dem gelben Kaiser und seinem Leibarzt und Premierminister **Chi Po**.

Es besteht aus zwei Hauptteilen: der erste, **Su Wen**, enthält die Grundprinzipien der traditionellen chinesischen Medizin, und der zweite, **Ling Shu**, beschreibt die einzelnen Arbeitsmethoden.

Die Epoche des Huang Di Nei Jing war eine Blütezeit der chinesischen Medizin. Die Akupunktur wurde systematisch ausgebaut, man erkannte Wirkungszusammenhänge zwischen den Punkten und entwickelte das Konzept der Meridiane. Man suchte systematisch nach neuen Punkten und neuen therapeutischen Möglichkeiten der Akupunktur, und entwickelte theoretische Modelle, die die empirischen Beobachtungen in eine logische Ordnung brachten.

Auf die antiken theoretischen Konzepte dieser Medizin gehen wir im folgenden Kapitel noch ausführlicher ein.

Die praktischen Methoden der traditionellen chinesischen Medizin umfassen in der Hauptsache vier Therapieverfahren: Akupunktur und Moxibustion (die wir in unserem Buch besprechen werden), weiter Heilkräuterbehandlung und, in geringem Umfang, chirurgische Therapie. Nach konfuzianischer Lehre war das Aufschneiden des menschlichen Körpers auch zu therapeutischen Zwecken ein Sakrileg, dies stellte ein Hindernis für die Entwicklung der Chirurgie dar.

Die Diagnostik umfaßte Bereiche, die auch für die moderne Medizin noch unverändert wichtig sind, wie Anamnese des Krankheitsverlaufs und der Lebensgewohnheiten, weiter die genaue Untersuchung und Beobachtung des Kranken. Hinzu kam die Methode der Pulsdiagnostik. Nach traditioneller chinesischer Auffassung läßt sich aus den Pulsen sehr viel mehr herauslesen, als die westliche Schulmedizin annimmt; es sollen sich recht genaue Schlüsse auf den Zustand einzelner innerer Organe ziehen lassen. Die körperliche Untersuchung achtet besonders auf den Zustand von Akupunkturpunkten: Druckempfindlichkeit kann dort eine viel spezifischere Aussage beinhalten als anderswo (z.B. „Alarmpunkte"). Das Ohr wurde nach den Methoden der Ohrakupunktur untersucht.

China ging zu Beginn unserer Zeitrechnung in eine lange Periode verhältnismäßig großer Stabilität über, die allmählich zu einer Erstarrung führte, was mit einzelnen Aspekten der konfuzianischen Philosophie in Verbindung gebracht wird. Durch die Opiumkriege im 19. Jahrhundert wurde das alte chinesische System aufgebrochen. Unter den von nun an wirksamen westlichen Einflüssen wurden die traditionellen Methoden als Aberglaube und als Kennzeichen der unterlegenen Kultur verächtlich gemacht.

Erst unter Mao Tse Tung mit seinem Bestreben, die Eigenständigkeit Chinas wieder zu stärken, wurde auch im Bereich der Medizin an die traditionellen Methoden angeknüpft. Es wurden Kombinationen mit westlichen Methoden gesucht, sowohl in der Therapie als auch in der Diagnostik.

Der Erfolg, den die Chinesen damit auf einigen Gebieten erzielen konnten, vor allem aber die dramatischen Berichte und Dokumente von Operationen unter Akupunkturanästhesie, erzeugten Interesse sowohl in den westlichen Ländern als auch in der dritten Welt.

Für die dritte Welt tut sich hier die Chance auf, mit einfachen Mitteln die Gesundheitsversorgung großer Bevölkerungsmassen zu verbessern. Für den Westen bieten sich neue Therapiemöglichkeiten in einigen Bereichen, wo die Schulmedizin wenig vermag oder ihre Mittel mit starken unerwünschten Nebenwirkungen behaftet sind.

2 Grundlagen der traditionellen chinesischen Medizin

2.1 Yin und Yang

Die traditionelle chinesische Medizin ist eingebettet in die Naturphilosophie des antiken China. Insbesondere bestehen enge Verbindungen zum **Taoismus**. Nach dieser Philosophie ist das Universum in seinem Urzustand ein ungegliedertes Kontinuum, welches dann in polare Energien, **Yin** und **Yang**, zerfällt. Im Wechselspiel dieser Polarität tritt strömende Energie, **Qi**, auf, und es bildet sich Ordnung aus: Ordnung ist an Bewegung und Wandlung gebunden.

In der Geschichte der westlichen Naturwissenschaft ist seit Beginn dieses Jahrhunderts das Entstehen ähnlicher Vorstellungen zu beobachten: von der Lehre von den Elementarteilchen (Umwandlung von Materie in Energie, Materiewellen – Wahrscheinlichkeitswellen) bis hin zu aktuellen biophysikalischen Modellvorstellungen, nach denen sich die Materie in Form dynamischer Strukturen mit Hilfe „dissipierender Energie" zu immer komplexeren Ordnungszuständen aufschaukelt: „Selbstorganisation der Materie".

Die chinesische Naturlehre ordnet die Gegensatzpaare der Welt der dynamischen Yin-Yang-Polarität zu. So ist z.B. der Himmel Yang, die Erde Yin; männlich ist Yang, weiblich Yin; warm ist Yang, kalt ist Yin; Licht ist Yang, Dunkelheit ist Yin; aktiv ist Yang, passiv Yin; außen ist Yang, innen Yin. Jeweils das eine kann nicht ohne das andere existieren. Das alle Gegenstände übergreifende Eine ist das **Tao** (der „**Weg**", der „**Sinn**", das „**Absolute**") – das ungegliederte Kontinuum, von dem alles ausgegangen ist, und das nach dieser Philosophie zeitlos hinter dem gegliederten Universum – oder vielleicht besser: in ihm – weiterbesteht, und in das das Bewußtsein durch blitzartige Intuition oder meditative Stille eintauchen kann. Dieses Eine kann seinem Wesen nach nicht weiter begrifflich abgegrenzt werden, da es alles umschließt. Sehr ähnliches finden wir auch in den Fundamenten europäischen Philosophierens, z.B. bei Platon.

Die dynamische Grundstruktur der Yin-Yang-Polarität durchsetzt alle Teile des Universums, und so spielt sie auch bei der Beschreibung des menschlichen Körpers und seiner Störungen eine Rolle. Die westlichen Vorstellungen von Homöostase („Fließgleichgewicht") weisen Ähnlichkeiten mit diesem Konzept auf.

Die Energie der Umgebung wirkt, etwa in Form von klimatischen Einflüssen, auf den Körper ein, vor allem aber in Form von Nahrung und Atemluft.

Die im Körper umgesetzte, strömende Energie wird **Jing Qi** genannt. Es ist die „Lebensenergie" Qi, die in Meridianen (Jing) durch den Körper fließt. Sie wird weiter unterteilt in „Erbenergie", Atemenergie, Nahrungsenergie, Grundenergie, Abwehrenergie, psychische Energie u.a. Diese Energien stehen untereinander in enger Verbindung und Wechselbeziehung. Störungen in den Energieströmen führen zu Krankheiten. Solche Störungen können durch äußere (z.B. klimatische) oder innere (z.B. psychische) Einflüsse hervorgerufen werden.

Die Modellvorstellungen der chinesischen Physiologie sind stark dadurch charakterisiert, daß Autopsien und anatomische Sektionen im alten China verboten waren. Zwar ist anzunehmen, daß man zumindest durch Unfälle mit schweren Verletzungen und ähnliche mehr zufällige Gelegenheiten so weit Einblick in die anatomischen Verhältnisse des Körpers hatte, daß man über die Lage der Organe gut orientiert war. Aber im wesentlichen beruht die chinesische Physiologie und Pathologie auf Beobachtungen von außen, die durch ein Hypothesensystem verknüpft wurden. Manches an diesem System erscheint vom heutigen Wissensstand aus zunächst abstrus – aber gerade durch die Beschränkung entstand offenbar auch eine Verfeinerung der vorhandenen Beobachtungsmöglichkeiten. So ist es vielleicht nicht ganz so erstaunlich, wie es auf den ersten Blick erscheint, wenn die heute auf vollen Touren laufende Akupunkturforschung mit westlichen Methoden immer wieder Befunde und Zusammenhänge bestätigt, die in diesem Hypothesensystem niedergelegt sind und unseren westlichen Beobachtungsrastern bis dahin entgangen waren.

2.2 Fünf-Elemente-Lehre (Wandlungsphasen)

Das Hauptwerk der alten chinesischen Medizin aus dem dritten vorchristlichen Jahrhundert, das **Huang Di Nei Jing** (Des gelben Kaisers Lehrbuch der inneren Medizin), sagt: „Es gibt fünf Elemente im Himmel und auf der Erde."

In der traditionellen chinesischen Medizin wurden alle Phänomene im Universum fünf Elementen oder Wandlungsphasen zugeordnet. Die fünf Wandlungsphasen sind Holz, Feuer, Erde, Metall und Wasser. Sie sind in zwei Zyklen angeordnet, dem erzeugenden oder fördernden, **Sheng-Zyklus** (s. folgende Abb.), und dem zerstörenden oder hemmenden Zyklus.

Im zerstörenden oder hemmenden Zyklus, **Ko-Zyklus**, ist die Reihenfolge wie folgt:

Holz → Erde → Wasser → Feuer → Metall

Im erzeugenden Zyklus fördert, im zerstörenden Zyklus hemmt ein Element das nachfolgende (s. folgende Abb.).

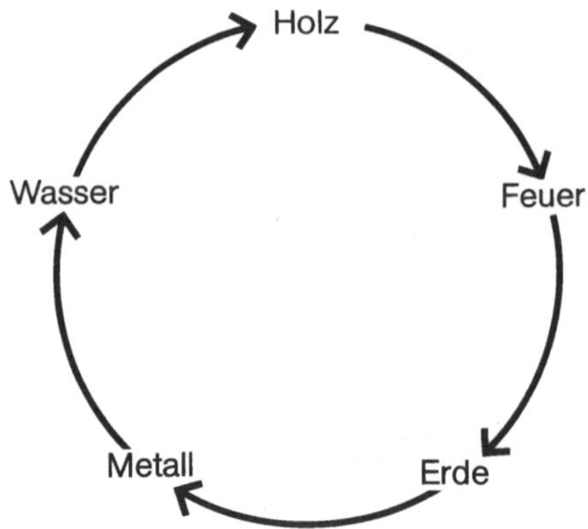

Fördernder Zyklus, Sheng-Zyklus

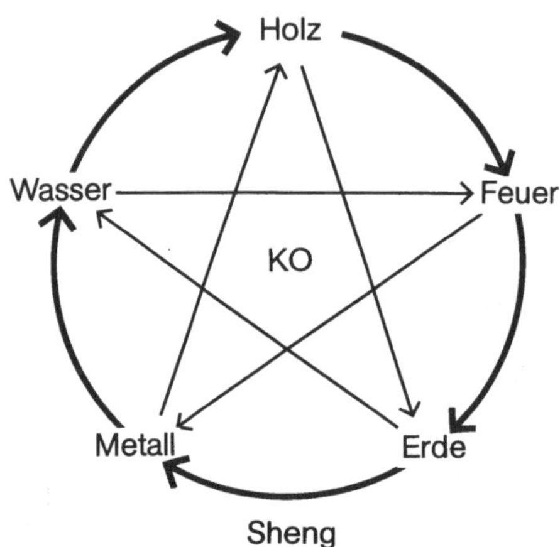

Sheng- und Ko-Zyklus

Die fünf Wandlungsphasen (Elemente) sind nicht unabhängig voneinander, sondern stehen in inniger wechselseitiger Beziehung der Förderung und der Hemmung zueinander. Jedes Element hat ein Gegenelement, jedes Element wird von einem Element beherrscht und beherrscht gleichzeitig ein anderes. Es gibt nichts in der Natur, das nur aus einem Element besteht oder von einem Element gebildet wird, alles besteht aus fünf Elementen; jedoch spielen jeweils einzelne Elemente eine bestimmende Rolle. Die Zuordnung der verschiedenen Phänomene in der Natur zu den fünf Elementen wird in Tabelle 1 dargestellt.

Tabelle 1. Entsprechungssystem der fünf Elemente

Elemente	Richtungen	Jahres-zeiten	Klimatische Faktoren	Farben	Entwicklungs-stufen
Holz	Osten	Frühling	Wind	Blau	Geburt
Feuer	Süden	Sommer	Hitze	Rot	Wachstum
Erde	Mitte	Spätsommer	Feuchtigkeit	Gelb	Wandlung
Metall	Westen	Herbst	Trockenheit	Weiß	Ernte
Wasser	Norden	Winter	Kälte	Schwarz	Sammlung

Needham (1956) interpretiert die fünf Elemente nicht als Materie, sondern als fünf Eigenschaften der Materie:

Holz – Festigkeit und leichte Bearbeitbarkeit

Feuer – Brennbarkeit, Entwicklung von Hitze

Erde – Fruchtbarkeit

Metall – Schmelzbarkeit

Wasser – flüssig.

Die Bezeichnungen dieser fünf Elemente sind in diesem Zusammenhang natürlich nicht inhaltlich beim Wort zu nehmen; vielmehr handelt es sich um abstrakte Symbole, die zu einem logischen Entsprechungssystem angeordnet sind, mit dem sich bestimmte empirisch gewonnene Beobachtungen systematisieren lassen, und zwar auf ganz verschiedenen Gebieten. Vergleichbar sind mathematische Symbole, die auch jeden bildhaften Inhalt verloren haben und sich nun dazu eignen, verschiedene Sachgebiete nach bestimmten Aspekten zu systematisieren. Die Interpretation von Needham beinhaltet bereits eine Abstraktion gegenüber den ursprünglichen Begriffen – geht aber offenbar noch nicht weit genug, um ihre Bedeutung im Bereich des menschlichen Körpers ohne weiteres einsichtig zu machen.

Auch dieses kurze Kapitel kann nicht den Anspruch erheben, die chinesische Systematik zu durchdringen und diese dem westlichen Verständnis befriedigend zu übersetzen. Wir können hier nur versuchen, die Grundarchitektur dieses Systems zu skizzieren und die Neugier auf die Auseinandersetzung mit diesem Stoff durch den Hinweis zu stimulieren, daß sich viele empirische Beobachtungen der chinesischen Medizin überhaupt erst bei tieferem Eindringen in dieses Strukturmodell erschließen, in dem sie seinerzeit systematisiert wurden.

2.3 Zang- und Fu-Organe

Die traditionelle chinesische Medizin kennt 12 Funktionszusammenhänge, die anatomischen Organen zugeordnet werden.

Die antiken chinesischen Ärzte beschrieben minuziös die Körperfunktionen im Gesunden und Kranken, weil die Möglichkeit der genauen anatomischen Untersuchung des Körpers verboten war.

Man kannte Yin- oder Zang-Organe und Yang- oder Fu-Organe. Die **Zang-Organe**, mit Yin-Charakter, dienen der Speicherung von Energie; es sind die parenchymatösen Organe Lunge, Milz-Pankreas, Herz, Niere, Perikard (Kreislauffunktion) und Leber.

Die **Fu-Organe**, mit Yang-Charakter, haben die Funktion der Nahrungsaufnahme, Verdauung und Ausscheidung; es sind die Hohlorgane Dickdarm, Magen, Dünndarm, Blase, Sanjiao und Gallenblase. Die drei

Körperhöhlen werden im Begriff des **Sanjiao** zu einem Organ zusammengefaßt. Die direkte Übersetzung des Begriffs ist „dreifacher Erwärmer".

Die Zang- und Fu-Organe wurden den 5 Wandlungsphasen – Elementen – zugeordnet; jeweils ein Zang- und ein Fu-Organ bilden ein Organpaar, dessen Meridiane parallel verlaufen und als miteinander gekoppelt angesehen werden (Tabelle 2).

Die Pathologie eines Organs kann sich im gekoppelten Organ, im zugeordneten Gewebe oder Sinnesorgan spiegeln. Zum Beispiel bei Störungen der Lunge: Erkrankungen der Haut (Asthma, Heuschnupfen: allergische Diathese – Hautbeteiligung).

Emotionen werden ebenfalls den Organen zugeordnet, wobei angenommen wurde, daß ein Übermaß an Gefühlen eine Schädigung des Organs bewirken kann (Tabelle 4).

Tabelle 2. Beziehung der Organe zu den Elementen

Wandlungsphase	Zang	Fu
Holz	Leber	Gallenblase
Feuer	Perikard, Herz	Sanjiao, Dünndarm
Erde	Milz-Pankreas	Magen
Metall	Lunge	Dickdarm
Wasser	Niere	Blase

Tabelle 4. Beziehung Organ, Emotion, Körpersäfte, Farbänderung

Zang	Fu	Emotion	Körpersäfte	Farbänderung
Le.	Gb.	Wut	Tränen	Grün
He., Pe.	Dü., SJ.	Freude, Erregung	Schweiß	Rot
MP.	Ma.	Grübeln	Lymphe	Gelb
Lu.	Di.	Traurigkeit	Schleim	Weiß
Ni.	Bl.	Angst, Furcht	Speichel	Schwarz

Den Organen sind spezifische Gewebe und Sinnesorgane zugeordnet (Tabelle 3).

Tabelle 3. Beziehung Organ, Gewebe, Sinnesorgan

Wandlungsphase	Organe		Gewebe	Sinnesorgane
	Zang	Fu		
Metall	Lu.	Di.	Haut und Körperhaar	Nase
Wasser	Ni.	Bl.	Knochen	Ohr
Holz	Le.	Gb.	Sehnen und Muskulatur	Auge
Feuer	He., Pe.	Dü., SJ.	Blut und Blutgefäße	Zunge
Erde	MP.	Ma.	„Fleisch", Fett	Mund

Die vielfältigen Zusammenhänge spielten bei der diagnostischen Einordnung der Symptome und bei den therapeutischen Entscheidungen eine wesentliche Rolle.

2.4 Jing, Luo

Das Qi fließt geordnet im Körper auf verschiedenen Ebenen – tiefen, mittleren und oberflächlichen – zwischen Zentrum und Peripherie. Durch spezifische Nadelung kann das Strömen des Qi bei Krankheiten beeinflußt werden. Die oberflächlichen Schichten sind der Therapie besonders zugänglich. An der Oberfläche fließt das Qi in Kanälen, Meridianen (chinesisch: Jing). Es gibt Haupt- und Sekundärmeridiane, wie außerordentliche Meridiane, tendinomuskuläre Meridiane und Sondermeridiane.

Jeweils ein Yin- und ein Yang-Meridian sind durch Anastomosen und kollaterale **Luo-Gefäße** miteinander verbunden.

Die **transversalen Luo**-Gefäße verbinden die gekoppelten Meridiane miteinander (Anastomosen), wobei sie vom Luo- (Durchgangspunkt) zum Yuan-Punkt (Quellpunkt) ziehen. Die **longitudinalen Luo**-Gefäße ziehen als kollaterale Verbindung von den Luo-Punkten in der Tiefe direkt zu den Organen.

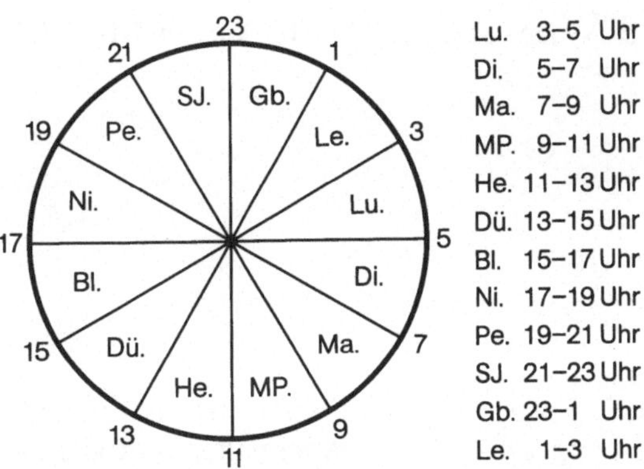

Organuhr

2.5 Vier traditionelle Regeln

Das Fließen von Qi im Körper wird durch die vier Regeln der traditionellen chinesischen Medizin beschrieben:

1) Mutter-Sohn-Regel

2) Mittag-Mitternacht-Regel

3) Ehemann-Ehefrau-Regel

4) Theorie der fünf Elemente.

1) Die Mutter-Sohn-Regel bestimmt die Richtung des Flusses von Qi. So wie die Mutter das Kind nährt, fördert ein Element das nächste im erzeugenden Sheng-Zyklus.

2) Nach der Mittag-Mitternacht-Regel unterliegt jedes Organ einem tageszeitlichen Wandel seines Energieniveaus. So hat die Lunge zwischen 3 und 5 Uhr morgens ein Energiemaximum; Dickdarm zwischen 5 und 7 Uhr; Magen zwischen 7 und 9 Uhr (s. folgende Abb.).

Die unterschiedlichen Energieniveaus können in der Wahl des Therapiezeitpunktes berücksichtigt werden.

Die traditionelle chinesische Medizin bedient sich bei der Diagnostik der Beurteilung von Radialispulsen. Man unterscheidet an jeder Seite 6 Pulse: 3 oberflächliche und 3 tiefe Pulse.

3) Die Ehemann-Ehefrau-Regel bestimmt die Beziehung zwischen Pulsen der rechten und linken Seite. Die linke Seite (Ehemann) beherrscht die rechte Seite (Ehefrau).

Die Pulsdiagnose ist eine von subjektiven Faktoren abhängige und recht umstrittene Methode, auf die in diesem elementaren Lehrbuch nicht im einzelnen eingegangen wird.

3 Wissenschaftliche Gesichtspunkte

Die Frage, ob Akupunktur wirkt oder nicht, ist angesichts der umfangreichen und vielfältigen klinischen Erfahrungen und des vorhandenen wissenschaftlichen Materials nicht mehr aktuell.

Entscheidend ist vielmehr die Frage, wie sie wirkt. Diese Frage ist gegenwärtig nicht leicht und vollständig zu beantworten. Nach jahrzehntelanger Forschung wissen wir nur relativ wenig darüber, wie das normale Zentralnervensystem im gesunden Zustand funktioniert, viel weniger noch bei den verschiedenen Erkrankungen. Eine seriöse Akupunkturforschung hat erst vor wenigen Jahren begonnen; dieser kurze Zeitraum ist unzureichend, um alle Mechanismen eines komplizierten Systems wie das der Akupunktur aufzudecken. Ein Teil der Schwierigkeiten liegt in der Tatsache, daß Akupunktur bei einer großen Anzahl von Erkrankungen wirksam ist, ihre Wirkung muß deshalb entsprechend der unterschiedlichen Pathologie auf verschiedenen Prinzipien beruhen. Dennoch sind heute viele Gesichtspunkte der Akupunkturwirkung im Licht der jüngeren Forschungsergebnisse verständlich geworden. Im folgenden soll versucht werden, diese Ergebnisse zusammenzustellen und zu ordnen.

Während der Nadelbehandlung können „subjektive" und „objektive" Wirkungen beobachtet werden. Eine der subjektiven Wirkungen ist ein leichter Schmerz an der Einstichstelle, der aber bei guter Stichtechnik gewöhnlich vernachlässigt werden kann. Eine wichtige subjektive Empfindung ist das Auftreten der „**De Qi**"-Sensation. Das Gefühl wird vom Patienten häufig als dumpf, ziehend und schwer beschrieben. Für eine erfolgreiche Akupunkturanalgesie ist das Auftreten einer „De Qi"-Sensation nützlich.

Das neurophysiologische Korrelat dürfte in der Reizung von dicht angeordneten nervalen Endstrukturen bestehen.

Sechs verschiedene objektivierbare Wirkungen der Akupunktur können unterschieden werden:

1) Am bekanntesten ist die **analgetische** (schmerzlindernde) Wirkung, die durch Anheben der Schmerzschwelle erreicht wird. Dies ist die physiologische Basis der Akupunkturanästhesie und erklärt auch die Wirkungsweise der therapeutischen Akupunktur bei verschiedenen schmerzhaften Erkrankungen. Einige Akupunkturpunkte sind in diesem Zusammenhang besonders wirkungsvoll, die Annahme einer Spezifität von Akupunkturpunkten kann daraus abgeleitet werden.

2) Durch Nadelung spezifischer Akupunkturpunkte wird eine **Sedierung** erzielt, gelegentlich schlafen Patienten sogar während der Behandlung ein. Diese Wirkung macht man sich zunutze in der Behandlung von Schlaflosigkeit, Angstzuständen, Sucht, Epilepsie und Verhaltensstörungen.

3) Die Akupunktur wirkt sich **regulierend** auf das vegetative Nervensystem aus: ein gestörtes Gleichgewicht zwischen Sympathikus und Parasympathikus, das mit seinen Auswirkungen auf das Hormonsystem und in der Regulierung von Atmung, Herzaktion, Blutdruck, Urinausscheidung und Stoffwechsel bei verschiedenen Krankheiten eine Rolle spielt, soll wieder normalisiert werden. Teilweise werden für gegensätzliche Erkrankungen, wie hohen und niedrigen Blutdruck, Diarrhöe und Obstipation, dieselben Punkte verwendet. Hierin zeigt sich besonders deutlich eine

homöostatische Wirkung der Akupunktur.

4) Akupunktur hat eine **immunstimulierende** Wirkung. Es konnte gezeigt werden, daß ein Ansteigen von Leukozyten und Antikörpern diesem Phänomen zugrunde liegt. Möglicherweise spielt hierbei die Aktivierung des retikuloendothelialen Systems eine wichtige Rolle. In der klinischen Praxis ist der Einsatz von Akupunktur deshalb indiziert in Fällen von Antibiotikaresistenz, bei allergischen Reaktionen und bei chronischen Infektionen, bei denen Antibiotika nicht wirksam sind oder im Verlauf einer Langzeitgabe zu erheblichen Nebenwirkungen geführt haben.

5) Akupunktur hat **psychologische** Wirkungen; eine ausgleichende und psychisch beruhigende Wirkung läßt sich auch unabhängig von der Sedierung ausüben. Man nimmt an, daß hierbei die Formatio reticularis eine entscheidende Rolle spielt. Darüber hinaus sind meßbare biochemische Veränderungen des Hirnstoffwechsels in tierexperimentellen Arbeiten festgestellt worden. So kann der Anstieg des Dopamingehaltes im Hirngewebe nach Akupunkturbehandlung die Besserung bei Morbus Parkinson, oder der Anstieg von Serotonin die Besserung depressiver Krankheitsbilder erklären. Der psychologische Effekt darf nicht mit Hypnose oder Autosuggestion verwechselt werden. Während Hypnose nur bei bestimmten, empfänglichen Menschen durchgeführt werden kann, ist die Akupunkturanalgesie in verschiedener Stärke und Ausprägung bei jeder Person einsetzbar. Das Eintreten der Akupunkturwirkung selbst bei entgegengesetzter Voreinstellung, schließt eine hypnotische Erklärung aus. Patienten, die wenig auf Hypnose reagieren, unterscheiden sich bezüglich ihres Ansprechens auf Akupunktur nicht von solchen, die stark auf Hypnose ansprechen. Suggestion ist somit nicht als Bedingung für den Erfolg einer Akupunkturbehandlung anzusehen. Darüber hinaus erfordert die Anwendung einer hypnotischen Hyp-

algesie ein längeres Training, während bei Notfalloperationen Akupunkturanalgesie jederzeit eingesetzt werden kann. Weiter lassen sich Bewegungsablauf, Gestik und Gesichtsausdruck hypnotisierter Patienten von denen akupunktierter Patienten deutlich unterscheiden. Ferner findet die Blockierung der Akupunkturwirkung durch Lokalanästhesie oder Morphinantagonisten keine Erklärung im Bereich der Hypnose, sondern weist eindeutig auf neurale und humorale Wirkungsmechanismen.

6) Durch Akupunktur können **motorische** Bewegungsstörungen gebessert werden. Sogar lang bestehende Paresen, die ansonsten keine Besserungstendenz mehr zeigen, sprechen teilweise gut auf diese Behandlung an. Man nimmt eine antidrome Stimulation der Vorderhornzellen an, die über die Renshaw- und Cajal-Zellen des Rückenmarks oder der entsprechenden Hirnäquivalente läuft (Jayasuriya u. Fernando 1978, **Motor Gate Theory**).

Zur physiologischen Deutung dieser Akupunkturwirkungen wurden in den letzten Jahrzehnten von westlichen Wissenschaftlern eine Anzahl von Theorien aufgestellt. Die bislang bekannteste neurologische Erklärung der analgetischen Wirkung von Akupunktur wurde 1965 von Melzack u. Wall in der **Gate Control Theory of Pain** vorgelegt. Nach dieser Theorie soll Schmerzperzeption durch funktionelle Schleusen moduliert werden, die sich im zentralen Nervensystem befinden. Unter normalen Umständen sind diese Schleusen offen, so daß Schmerzimpulse ungestört passieren können. Wenn hingegen eine Akupunkturnadel an spezifischer Stelle eingestochen wird, entsteht ein zweiter Strom nicht schmerzender Impulse, die über schnell leitende markhaltige A-Delta-Fasern geleitet werden. An der Schleuse kommt es gleichsam zu einer Stauung von Impulsen, die zu einem Verschluß der Schleuse für bestimmte Afferenzen führen kann (s. folgende Abb.).

Die markhaltigen A-Delta-Fasern und die marklosen C-Fasern konvergieren an der Transmissionszelle in der Lamina 5 des Rückenmarkshinterhorns   (Schichteneinteilung

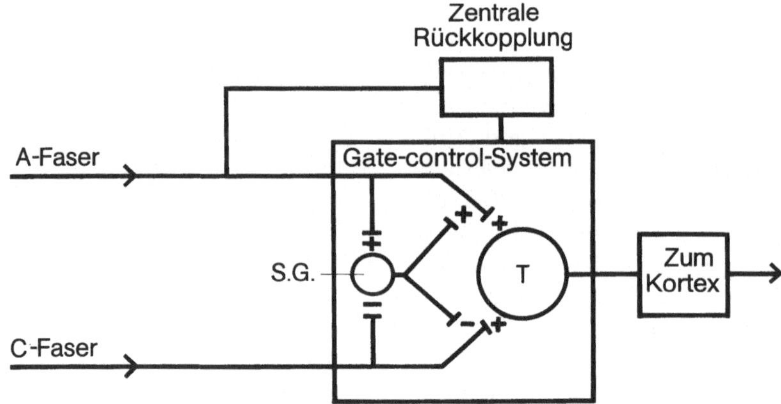

Schema der Gate-Control-Theorie. *T* Transmissionszelle, Lamina 5, *S.G.* Substantia gelatinosa

nach Rexed). Zuvor geben sie Kollateralen an die Substantia gelatinosa ab (entsprechend Lamina 2 und 3 nach Rexed).

Die Torkontrolle muß nicht im gleichen Segment erfolgen, in dem der Schmerzursprung lokalisiert ist, da verschiedene Hautareale z.T. über mehrere Rückenmarkssegmente repräsentiert sind.

Die schmerzaktivierten Zellen des Hinterhornes werden durch höher gelegene Zentren (Thalamus, Kortex) moduliert; Serotonin wird aus den zum Rückenmark absteigenden Axonen als hemmender Neurotransmitter ausgeschüttet (deszendierende Hemmung).

Auch die Beteiligung des autonomen Nervensystems an bestimmten Akupunkturwirkungen ist mittlerweile experimentell belegt: Es konnte gezeigt werden, daß die Impulse von Akupunkturreizen sich entlang den sympathischen Nervenfasern des Blutgefäßes ausbreiten.

Humorale Mechanismen spielen bei der Akupunktur ebenso eine Rolle. Bei Versuchstieren, etwa Kaninchen, kann durch Akupunktur die Schmerzwelle für einen definierten Hitzereiz angehoben werden. Wenn ein zweites Kaninchen an den Blutkreislauf des akupunktierten Versuchstieres angeschlossen wird, erfolgt bei diesem ebenso eine Anhebung der Schmerzwelle. In gleicher Weise zeitigt die Perfusion von Liquor cerebrospinalis eines akupunktierten Tieres in ein nicht akupunktiertes Tier hypalgetische Effekte. Demnach müssen humorale Transmitter eine Rolle bei dem Zustandekommen der Akupunkturwirkung spielen. Auch Chang Hsiang-Tung (1978, zitiert nach Jayasuriya 1978) und seine Mitarbeiter am Physiologischen Institut Schanghai konnten zeigen, daß Serotonin und Noradrenalin eine Rolle bei der Akupunkturanalgesie spielen. Riederer et al. (1975) unterstreichen weiter den Stellenwert von Serotonin bei der Spasmolyse durch Akupunktur.

Darüber hinaus haben Pomeranz et al. (1977) nachgewiesen, daß **Endorphine** beteiligt sind. Endorphine (endogene Morphine) finden sich bei allen bisher untersuchten Wirbeltieren. Chemisch gesehen handelt es sich um Polypeptide, die kleinsten bezeichnet man als Enkephaline. Auch die längerkettigen Fragmente des Hypophysenhormons β-Lipotropin besitzen die für die Endorphine charakteristischen opioid-aktiven Aminosäurensequenzen des Metenkephalins am N-terminalen Ende. Werden Endorphine, die bereits synthetisiert werden können, parenteral zugeführt, lösen sie alle von Opiaten bekannten Wirkungen aus, insbesondere Analgesie und Atemdepression, aber auch körperliche Abhängigkeit und Toleranzentwicklung. Endorphine werden konzentriert vor allem in der Hypophyse, im Mandelkern, im zentralen Höhlengrau, im Striatum, im autonomen Nervensystem gefunden; sie können aber auch im Parenchym der Bauchorgane nachgewiesen werden. In den betreffenden Gebieten befindet sich ebenfalls eine hohe Dichte von Opiatrezeptoren.

Der Freisetzungsmodus für das β-Endorphin ist bekannt: Es wird unter dem Einfluß von Corticotropin releasing factor (CRF) u.a. neben ACTH in der Hypophyse ausgeschüttet. Ursächlich kommen hierfür physiologische (Streß) und unphysiologische Reize in Betracht. Um letztere handelt es sich bei der Elektrostimulation des zentralen Höhlengraus und der Elektroakupunkturanalgesie. Die analgetische Wirkung von Akupunktur konnte in Versuchen an Mäusen und Menschen durch Naloxon, einem spezifischen Opiatantagonisten – durch den auch Endorphine als opiatähnliche Stoffe vom Opiatrezeptor verdrängt wurden –, teilweise aufgehoben werden. Demnach müssen Endorphine am Zustandekommen der Akupunkturanalgesie beteiligt sein.

In ihrer Funktion als Neurotransmitter hemmen Enkephaline die Freisetzung von Noradrenalin, Dopamin und Acetylcholin; dies bedeutet eine weitere, indirekte Hemmung der Schmerzübertragung.

Die folgende Abbildung zeigt schematisch ein exzitatorisches Neuron, das in seiner Funktion durch ein enkephalinerges Neuron beeinflußt wird. Enkephalin hemmt die Freisetzung des exzitatorischen Neurotransmitters – Acetylcholin – und verhindert damit die postsynaptische Erregung.

Die Akupunkturpunkte können als Punkte verminderten elektrischen Hautwiderstandes unmittelbar nachgewiesen werden. Elektronische Such- und Meßgeräte sind in den letzten Jahren entwickelt worden, um Akupunkturpunkte zu lokalisieren. Etwa 80 wichtige Punkte können nach Angaben von Schade (1978, persönliche Mitteilung) mit Hilfe handelsüblicher Akupunkturpunktsuchgeräte (Punktoskopen) aufgefunden werden.

Das Phänomen der Biolumineszenz (Kirlian u. Kirlian 1930) gibt Einblick in einige elektrische Phänomene der Haut. Zur Punktsuche ist dieses Verfahren allerdings nicht geeignet.

Kellner konnte bei über 11000 histologischen Schnitten an Leichenhaut als anatomisches Korrelat von Akupunkturpunkten eine im Vergleich zu anderen Hautarealen höhere Konzentration von Nervenendigungen bzw. glatten Muskelzellen nachweisen.

Schwieriger ist es, die Existenz von Meridianen zu prüfen, da diese histologisch nicht nachweisbar sind. Angaben von Becker (1976) lassen vermuten, daß Akupunkturpunkte und Meridiane ein primitives Übermittlungs- und Kontrollsystem darstellen, welches auf der Basis von elektrischen Gleichstromsignalen arbeitet. Die Meridiane sollen Informationswege darstellen und die Akupunkturpunkte als „Booster-Verstärker" die Signalstärke für die Weiterleitung über größere Entfernungen sicherstellen.

Geht man von einer nicht neuralen Informationsübertragung aus, dürfte die Leitungsgeschwindigkeit im Haut- und Unterhautfettgewebe in einer Größenordnung von 10^{-3} m/s liegen.

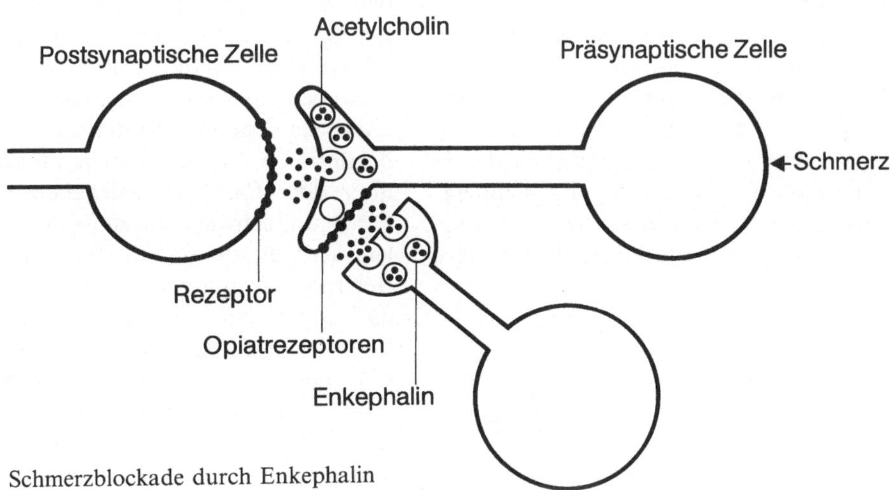

Schmerzblockade durch Enkephalin

4 Technik der Akupunktur

Zur Akupunktur verwendet man in den letzten Jahren fast ausschließlich Stahlnadeln. Gold- und Silbernadeln werden, nur noch selten, bei der Ohrakupunktur benutzt. Die Dicke der Nadeln variiert von 0,3–0,6 mm, sie wird meist in **Gauge** (26–32) angegeben:

Gauge	34	32	30	28	26
mm	0,22	0,26	0,32	0,38	0,45.

Meist verwendet man 0,3–0,4 mm dicke Nadeln. Bei der sedierenden Behandlung, „Xie", werden dickere Nadeln genommen und nur kurze Zeit im Körper belassen (5–15 min). Zur Tonisierung, „Bu", benutzt man dünne Nadeln und zieht die Nadeln erst nach 15–30 min.

Die Länge der Nadeln variiert zwischen 1 und 10 cm. Die Stichrichtung und Stichtiefe wird bei der Beschreibung der Punkte angegeben, jedoch sind die Angaben nur Richtwerte und hängen von der individuellen Konstitution und Lokalisation ab. So ist die Einführungstiefe bei leptosomen Patienten geringer als bei Patienten mit athletischer Konstitution.

Die Akupunkturnadeln werden zwischen Daumen, Zeige- und Mittelfinger gehalten, dabei kann der Ringfinger zur zusätzlichen Führung der Nadel benutzt werden (s. folgende zwei Abb.). Die Nadelspitze wird 0,5–1 cm freigelassen. Wichtig für eine schmerzarme Akupunktur ist die schnelle Perforation der Nadel durch die Kutis. Die weitere

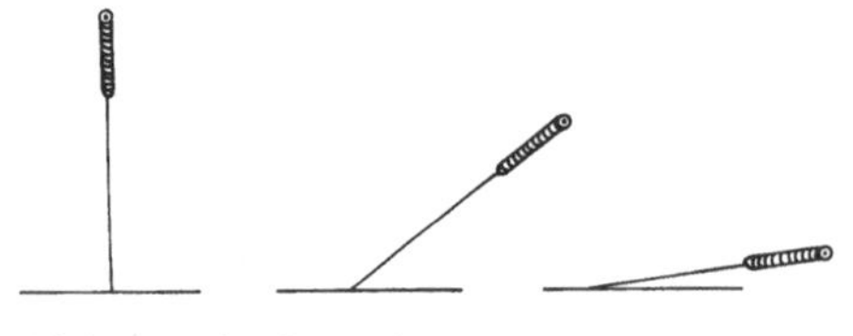

Richtung der Insertion

Einführung der Nadel in die Tiefe kann dann langsamer erfolgen. Während des Verweilens für 10–20 min müssen die Nadeln schmerzfrei liegen. Typische Empfindungen, wie Taubheitsgefühl, Druck, Schweregefühl, Kribbeln, Hitzegefühl, Kältegefühl, werden als „**De Qi**"-Sensation bezeichnet und sind charakteristisch für eine richtig durchgeführte Akupunktur.

De Qi ist ein unabhängig vom Hautschmerz auftretendes, in der Tiefe des Gewebes empfundenes Gefühl, das manchmal so stark ist, daß es Schmerzcharakter hat und als dumpfer Druck, dumpfes Ziehen oder ähnlich einer kleinen Elektrisierung beschrieben wird. Für verschiedene Stellen ist das De Qi verschieden intensiv und von unterschiedlichem Gefühlscharakter, je nach der Gewebemenge und Innervierungsdichte des Gewebes. Besonders intensiv ist es daher in bestimmten Muskelarealen auszulösen. Bei über dem Knochen gelegenen Punkten ist De Qi nur schwach auszulösen. In vielen Fällen wird es als wichtig für den Erfolg der Behandlung angesehen, oft stellt man fest, daß es nur bei sehr genauer Punktlokalisation, Stichrichtung und -tiefe gefunden wird. Um hierfür ein Gefühl zu bekommen, empfiehlt es sich für den angehenden Akupunkteur, sich von Erfahrenen akupunktieren zu lassen und sich auch selbst Nadeln zu setzen.

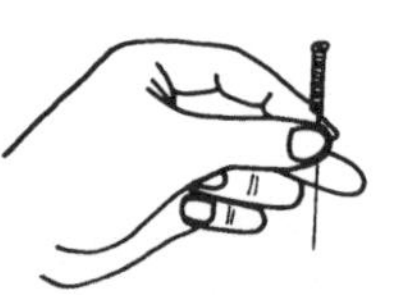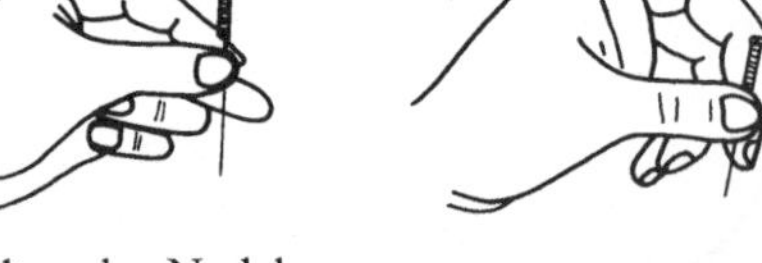

Halten der Nadeln

Bei starken Schmerzen, z.B. Migräne, sowie zur Sedierung, stimuliert man die Nadeln manuell.

Dabei gibt es drei Möglichkeiten:

1) Das Drehen der Nadeln um die Längsachse um 90–180°, aber nicht weiter, da sich sonst Gewebe um die Nadel wickelt.
2) Das Anheben und Senken der Nadeln.
3) Kombination der Rotation mit Heben und Senken.

Treten während der manuellen Stimulation neben der De Qi-Empfindung Schmerzen auf, muß die Manipulation unterbrochen werden.

Nach der traditionellen chinesischen Medizin können zwei Methoden der Nadelung angewendet werden:

1) **Tonisierung**, **Bu**, wird bei Erkrankungen vom „Yin-Typ" – **Xu-Erkrankungen** – angewendet.
   „Yin-Erkrankungen", **Xu**, sind in der traditionellen Sicht auf „Schwäche der vitalen Energie – Qi –" zurückzuführen, sind also durch Kälte, Mangeldurchblutung, Pulsschwäche, Hypofunktion der Organe gekennzeichnet. Degenerative Erkrankungen gehören in diese Gruppe.
   Tonisierung, **Bu**, wird durch vorsichtige, wenig schmerzhafte Nadelung, dünne Nadeln, Stichrichtung der Nadeln im Meridianverlauf und lange Verweildauer, fehlende oder allenfalls milde Stimulation erreicht. Auch das langsame Entfernen der Nadeln ist von Bedeutung.
   Moxibustion, d.h. die Anwärmung von Akupunkturpunkten, ist auch eine Methode der Tonisierung und findet bei Erkrankungen vom Yin-Charakter häufig Anwendung.

2) **Sedierung** oder Dispersion, **Xie**, wird bei Erkrankungen vom Yang-Typ – **Shi-Erkrankungen** – „also Fülle der vitalen Energie", Hitze, Hyperämie, „voller Puls", Hyperfunktion der Organe angewendet. Entzündliche Erkrankungen werden auch zu Yang-Erkrankungen gezählt. Die Methode der Sedierung ist gekennzeichnet durch kräftige Stimulation, Stichrichtung gegen den Meridianverlauf, Drehung der Nadeln und kurze Verweildauer der Nadeln.

Diese Differenzierung zwischen kräftiger, Xie und fehlender bis milder, Bu Stimulation ist klinisch von erheblicher Bedeutung. Elektrostimulation mit niedriger Frequenz wird in der laufenden Forschung eine tonisierende, während hohen Frequenzen (bis 2000 Hz) eine sedierende Wirkung zugeschrieben wird. Neuere Forschungsergebnisse geben Hinweise, daß kräftige Stimulation eine inhibitorische Wirkung auf das ZNS ausübt, während milde Stimulation eine Aktivierung bewirkt.

Die Position des Patienten während der Akupunktur soll bequem sein. So kann der Patient auf einem Stuhl mit Rückenlehne sitzen oder auf dem Rücken liegen, wenn Fernpunkte, Ohrpunkte und Punkte an der Ventralseite des Körpers angewendet werden. Bei der Nadelung von Punkten auf der Dorsalseite liegt der Patient auf dem Bauch.

Die Sterilisation der Nadeln erfolgt entweder durch Heißluftsterilisation bei 180° C oder durch Sterilisation in Autoklaven. Eine Desinfektion der Nadeln durch Kochen oder Einlegen in Alkohollösungen ist unzureichend und als Kunstfehler zu werten. Mikroskopische Untersuchungen haben gezeigt, daß das Abwischen der Haut mit Alkohol oder Desinfektionslösungen nur einen kosmetischen Effekt darstellt und die Keimzahl auf der Haut nicht signifikant reduziert. So ist das Abtupfen der Haut mit Alkohol nicht notwendig.

Akupunktur ist eine sehr sichere, effektive und ökonomische Methode. Und doch gibt es auch hier Möglichkeiten für Komplikationen:

1) Lokale *Infektionen* bei unsachgemäßer Sterilisation oder durch unzureichendes Nadelmaterial übermäßige Traumatisierung der Haut. Jedoch sind solche Infektionen extrem selten, da offenbar die Abwehrkraft des Gewebes gegenüber einer glatten, geschlossenen Metallnadel hoch ist.

Das Ohr ist wegen seiner geringen Durchblutung und dem Fehlen von subkutanem Bindegewebe besonders infektionsgefährdet, was bei der Behandlung mit Ohrdauernadeln besonders beachtet werden muß. Deshalb bevorzugen wir die Anwendung von Ohrkügelchen, die ihre Wirkung durch Druck auf die Haut, ohne Perforation derselben, ausüben.

In über 30000 Fällen wurden nur 3 solcher lokaler Infektionen beschrieben.

In der Literatur wird immer wieder die Verbreitung der Hepatitis erwähnt, jedoch ist dies nur bei unzureichender Sterilisation der Nadeln möglich.

2) *Kollaps* und Ohnmacht während der Akupunktursitzung werden vor allem bei psychisch labilen und kreislaufschwachen Patienten bei Anwendung der Akupunktur in sitzender Haltung beobachtet. Sie tritt in ca. 5% der Fälle bei sitzenden Patienten in den ersten Behandlungstagen auf. Zur Vermeidung dieser häufigsten Komplikation sollten die Patienten vor allem am Anfang liegend behandelt werden.

3) *Schmerzempfindung* während der Akupunktur ist auf mangelhaftes Nadelmaterial (stumpf, verbogen) und auf eine ungeschickte Nadelanwendung zurückzuführen. Schmerzen können auch durch Muskelbewegung des Patienten ausgelöst werden, deshalb sollte sich der Patient während der Behandlung nicht bewegen.

4) *Verletzung von Organen* (Rückenmark, Gallenblase, Augen) sind in der Literatur beschrieben. Jedoch treten solche Verletzungen nur bei unzureichender anatomischer Kenntis oder grob fahrlässiger Anwendung auf und stellen schwere Kunstfehler dar.

Ende der fünfziger Jahre wurde als Ergänzung der manuellen Stimulation die Elektrostimulation der Akupunkturnadeln eingeführt. Dabei werden Ströme mit unterschiedlichen Impulsmustern (z.B. Rechteckimpulse) an jeweils zwei Akupunkturnadeln angeschlossen. Elektrostimulationsgeräte wurden entwickelt, die Impulsfrequenzen von 2–2000 Hz sowie eine Veränderung der Stromstärke zulassen.

Elektrostimulation wird vor allem in der Akupunkturanästhesie sowie bei chronischen Schmerzzuständen und bei Lähmungen appliziert.

5 Einführung in die Systematik der Meridiane

Der Körper wird nach traditioneller chinesischer Sicht von einem Netzwerk von Linien überzogen, auf denen die Akupunkturpunkte liegen. Diese Linien, im Chinesischen „**Jing Luo**" oder auch „**Mai**", wurden von den europäischen Ärzten mit dem Meridiansystem der Erde verglichen und Meridiane genannt. Die englischsprachige Literatur spricht von „**channel**".

Nach den alten Vorstellungen fließt durch dieses System von Meridianen die Lebensenergie „**Qi**" und reguliert die Körperfunktionen. Über die Akupunkturpunkte gelingt es, einen direkten therapeutischen Einfluß auf die Meridiane und somit auf die Körperfunktionen zu gewinnen.

Punkte mit ähnlichen Wirkungen wurden zusammengefaßt, und so ergab sich in der Antike das Konzept der Meridiane.

Es gibt **14 wichtige Meridiane**, von denen 12 paarig und 2 unpaarig sind:

- **12 paarige Hauptmeridiane**, die nach inneren Organen benannt sind,

- **2 unpaarige Meridiane** in der Körpermittellinie – „**Du Mai**" dorsal und „**Ren Mai**" ventral.

Die unpaarigen Meridiane Ren Mai und Du Mai gehören zu der Gruppe der 8 außerordentlichen Meridiane. Man unterscheidet neben Ren Mai und Du Mai noch 6 weitere **außerordentliche Meridiane**, die Kollateralen der Hauptmeridiane bilden und keine eigenen Akupunkturpunkte aufweisen.

Weiterhin kennt man **12 tendinomuskuläre Meridiane**, die die Hauptmeridiane begleiten, und **12 Sondermeridiane**.

Jeweils 4 Hauptmeridiane sind kreisförmig hintereinander zu einem **Umlauf** oder Kreislauf zusammengeschaltet.

Der erste Umlauf wird vom Lungen-, Dickdarm-, Magen- und Milz-Pankreas Meridian gebildet (s. folgende Abb.).

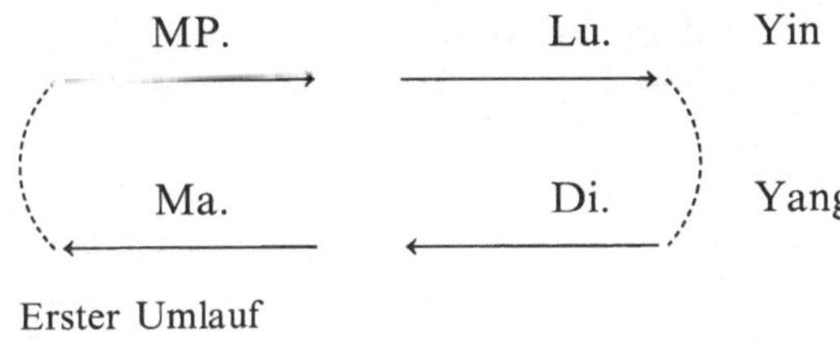

Erster Umlauf

Der Lungenmeridian beginnt an der Thoraxwand und läuft zum Nagelwinkel des Daumens. Er verläuft palmar, also innen, und wird der Polarität Yin zugeordnet.

Vom Zeigefinger zieht der Dickdarmmeridian dorsal, also außen, zum Gesicht und wird der Polarität Yang zugeordnet.
Hier wird eine einfache Regel erkennbar: Yin-Meridiane verlaufen innen, also palmar oder medial, Yang-Meridiane verlaufen außen, d.h. dorsal oder lateral.

Vom Gesicht verläuft der Magenmeridian ventral zur zweiten Zehe. Er entspricht der Polarität Yang.

Schließlich zieht der Milz-Pankreas Meridian zur Thoraxwand zurück und schließt so den ersten Umlauf der Meridiane. Der Milz-Pankreas Meridian verläuft am Bein innen und entspricht der Polarität Yin.

Ähnlich wie die Meridiane des ersten Umlaufs sind auch die Meridiane des zweiten und dritten Umlaufs angeordnet, wie Tabelle 5 zeigt.

Tabelle 5. Drei Umläufe der Meridiane

	Yin	Yang	Yang	Yin
1. Umlauf	Lunge	Dickdarm	Magen	Milz-Pankreas
2. Umlauf	Herz	Dünndarm	Blase	Niere
3. Umlauf	Perikard	Sanjiao	Gallenblase	Leber

Der erste Umlauf liegt an der Ventralseite des Körpers, der zweite an der Dorsalseite und der dritte an der Lateralseite.

Es erscheint uns besonders wichtig, sich den Verlauf der Meridiane in ihren systematischen Zusammenhängen als Netzwerk, als „Meridianlandschaft" einzuprägen, und nicht nur Punkte zu lernen.

Zu jedem Yin-Meridian gehört ein parenchymatöses Organ oder Speicherorgan, das „**Zang-Organ**" (Lunge, Herz, Milz-Pankreas, Niere, Leber). Jedem Yang-Meridian wird ein Hohlorgan, „Fu-Organ", zugerechnet (Dickdarm, Dünndarm, Sanjiao, Magen, Blase, Gallenblase). Jeweils ein Zang- und ein Fu-Organ sind zu einem inneren Organpaar zusammengefaßt. Die **Zang- und Fu-Organpaare** (z.B. Lunge und Dickdarm) entsprechen einem **Funktionszusammenhang**, dessen Berücksichtigung in dem System der chinesischen Pathologie eine wichtige Rolle spielt.

Jeweils ein **Yin- und Yang-Meridian** bilden dementsprechend ein **gekoppeltes Meridianpaar**. Die Meridianpaare, z.B. Lunge und Dickdarmmeridian, verlaufen an der Extremität parallel und sind auch in ihrer Funktion eng verbunden. Es gibt eine äußere Verbindung, die Luo-Gefäße, die die beiden Meridiane peripher miteinander verkoppelt. Weiterhin besteht eine Verbindung zwischen den inneren Organen, die zu den Meridianen gehören.

Jeweils zwei Yang- oder zwei Yin-Meridiane in einem Umlauf bilden miteinander eine **Meridianachse**.

Die Yang-Achse, z.B. Dickdarmmeridian und Magenmeridian → **Yang Ming**, ziehen von der Hand über den Kopf zum Fuß.

Die Yin-Achsen, z.B. Milz-Pankreas Meri-

Tabelle 6. Meridianachsen

Tai Yin – Größerer Yin
Milz-Pankreas- und Lungenmeridian

Shao Yin – Kleinerer Yin
Nieren- und Herzmeridian

Jue Yin – Absoluter Yin
Leber- und Perikardmeridian

Yang Ming – Sonnenlicht Yang
Dickdarm- und Magenmeridian

Tai Yang – Größerer Yang
Dünndarm- und Blasenmeridian

Shao Yang – Kleinerer Yang
Sanjiao- und Gallenblasenmeridian

dian und Lungenmeridian → **Tai Yin**, verlaufen vom Fuß über den Thorax zur Hand.

Es gibt **sechs Meridianachsen**: drei Yin und drei Yang (Tabelle 6). In der chinesichen Literatur werden die Meridiane oft nach den Meridianachsen benannt; so spricht man z.B. beim Dickdarmmeridian vom **Hand Yang Ming** und beim Magenmeridian vom **Fuß Yang Ming**.

Nach traditioneller Vorstellung gibt es einen oberflächlichen und einen tiefen Meridianverlauf. Auf dem oberflächlichen Meridianverlauf, der sich in unterschiedlicher Tiefe unter der Haut befindet, liegen die Akupunkturpunkte der Meridiane. Der tiefe Verlauf verbindet die Oberfläche des Körpers mit den inneren Organen. Auf diesem Meridianabschnitt liegen keine Punkte.

Die Oberfläche des Körpers (chinesisch **Biao**) wird der Polarität Yang zugeordnet, gegenüber dem Inneren, den Organen, die in diesem Zusammenhang Yin sind.

Die Körperoberfläche, „**Biao**", wird in fünf Schichten unterteilt: Haut, Subkutis mit Gefäßen, Muskulatur, Sehnen und Bänder, Knochen und Gelenke. Jeder Schicht wird ein inneres parenchymatöses Organ, Zang-Organ, und dessen gekoppeltes Hohlorgan, Fu-Organ, zugeordnet; diese entsprechen ihrerseits den fünf Wandlungsphasen (Tabelle 7).

Tabelle 7. Beziehung der Körperschichten zu den Organen

Körperschicht	Zang-Organ	Fu-Organ	Wandlungsphase
Haut	Lunge	Dickdarm	Metall
Subkutis und Gefäße	Herz, Perikard	Dünndarm, Sanjiao	Feuer
„Fleisch, Fettgewebe, Muskulatur	Milz-Pankreas	Magen	Erde
Sehnen, Bänder, Muskulatur	Leber	Gallenblase	Holz
Knochen, Gelenke	Niere	Blase	Wasser

Diese Zuordnungen spielen in der Therapie eine wesentliche Rolle, so werden z.B. Hauterkrankungen über Punkte des Lungen- und Dickdarmmeridians behandelt. Außerdem richtet sich die Stichtiefe nach der Tiefe der Schicht, die man behandeln will. So sticht man bei Hauterkrankungen oberflächlich, während man bei Gelenkerkrankungen und Erkrankungen der inneren Organe eher tiefer stechen würde.

Die Meridiane haben auch in der Diagnostik eine große Bedeutung, weil Schmerzen oft in ihrem Verlauf projiziert werden. Häufigstes Beispiel ist die Projektion von Herzschmerzen auf die Innenseite des Armes im Verlauf des Herzmeridians.

Die Schmerzen werden in ihrer Charakteristik und Lokalisation genau analysiert und den Meridianen zugeordnet, worauf eine ge-zielte Auswahl von Punkten der betreffenden Meridiane erfolgen kann. Dabei spielen verschiedene Kategorien von Punkten eine entscheidende Rolle.

Der distale oberflächliche Teil der Meridiane ist den wechselnden klimatischen Einwirkungen ausgesetzt. Klimatische „biopathogene Energien", wie **Hitze, Kälte, Trockenheit, Feuchtigkeit** oder **Wind**, dringen nach traditioneller Vorstellung besonders in diese peripher von Ellbogen und Knie gelegenen Meridianteile ein.

Auf diesen Meridianabschnitten liegen die „Antiken Punkte":

Jing Well	**Ying**	**Yuan**	**Jing**	**He**
Ting	**Yong**	**Yu, Yunn**	**King**	**Ho**
Shu I.	Shu II.	Shu III.	Shu IV.	Shu V.

Auf den Yin-Meridianen liegen fünf, auf den Yang-Meridianen sechs „**Antike Punkte**", auch fünf Shu- oder Shü-Punkte genannt.

Die Antiken Punkte entsprechen den fünf Wandlungsphasen und den fünf chinesischen Jahreszeiten. Deshalb bezeichnet man sie auch als Elementpunkte.

Auf den Yang-Meridianen sind der Wandlungsphase Holz jeweils zwei Antike Punkte (Yu und Yunn) zugeordnet.

Bedeutung der Antiken Punkte in der traditionellen chinesischen Medizin (Tabelle 8):

Jing Well, Ting – „Quelle des Wassers" – ist der am meisten distal gelegene Punkt der Meridiane. Hier tritt die Energie bei den Yang-Meridianen ein und fließt bei den Yin-Meridianen aus dem Meridian.

Jing-Punkte werden nach der modernen chinesischen Akupunktur bei akuten Notfällen angewendet. Neben den zwölf Jing-Punkten der zwölf Hauptmeridiane ist der Punkt **Du 26 Renzhong**, einer der wirksamsten Jing-Punkte, unter der Nasenwurzel gelegen.

Ying, Yong, Jong – „Bach" – ist der zweite Antike Punkt und liegt im Bereich der Hand oder des Fußes. Die Energie, die vom Jing-Punkt kommt, wird hier aktiviert und fließt weiter zum Yuan-Punkt. Durch Stechen des Ying-Punktes wird die Energie des Meridians beschleunigt und so „gestärkt"; auch regt man beim Yang-Meridian die Kälte,

Tabelle 8. Antike Punkte und ihre Entsprechungen

Ying-Meridiane

Jing	Ying	Yuan	Jing	He
Früh-ling	Sommer	Spät-sommer	Herbst	Winter
Holz	Feuer	Erde	Metall	Wasser
Wind	Hitze	Feuchtig-keit	Trok-ken-heit	Kälte

Yang-Meridiane

Jing	Ying	Yuan Yu Yunn	Jing	He
Herbst	Winter	Frühling	Sommer	Spät-sommer
Metall	Wasser	Holz	Feuer	Erde
Trocken-heit	Kälte	Wind	Hitze	Feuch-tig-keit

beim Yin-Meridian die Wärme an. (Siehe Zuordnung der antiken Punkte zu den Wandlungsphasen.)

Yu, ist nur bei den Yang-Meridianen vorhanden, hier kann die klimatische biopathogene Energie verstärkt in die Meridiane eindringen.

Yuan, Yunn – „Fluß" – wird auch **Quellpunkt** genannt und liegt im Bereich des Handgelenks oder des oberen Sprunggelenks. Hier endet das **transversale Luo-Gefäß**, das vom **Luo-Punkt** des gekoppelten Meridians kommt (z.B. Luo ≙ Lu. 7→Yuan ≙ Di. 4).

Beim Stechen des Yuan-Punktes zieht man die Energie des gekoppelten Meridians an. Den Yuan- und Luo-Punkten wird eine wichtige regulierende Funktion bei Störungen der Energie der gekoppelten inneren Organe zugeschrieben. Die Yu- und Yunn-Funktionen sind beim Yin-Meridian in einem Punkt vorhanden.

Jing, King, „Delta – Abzweigung" – ist der vierte Antike Punkt der Meridiane. Hier kann die Abwehrenergie des Yin-Meridians in die Umgebung abgeleitet werden, während sie beim Yang-Meridian zum He-Punkt weiterfließt.

He, Ho – „See" – „Vereinigung" ist der proximalste Antike Punkt und liegt im Bereich des Ellbogens und des Knies. Hier geht der oberflächliche Verlauf des Meridians in den tiefen Verlauf über. So stellt der He-Punkt die Verbindung zwischen dem oberflächlichen, peripheren Verlauf und dem tiefen und proximalen Meridianverlauf her und ist deshalb in der Therapie der inneren Organe von großer Bedeutung. Viele wichtige Fernpunkte zur Behandlung innerer Organe sind He-Punkte, z.B. Di. 11, Ma. 36, MP. 9, Bl. 40, Gb. 34, Le. 8.

Auf dem distal von Ellbogen und Knien gelegenen Meridianteil liegt auch der **Luo** (Lo) oder **Durchgangspunkt**. Er ist nach traditioneller Vorstellung der Ausgangspunkt für das **transversale Luo-Gefäß**, eine Anastomose, die diesen Punkt mit dem Yuan- oder Quellpunkt des gekoppelten Meridians verbindet. Weiterhin geht vom Luo-Punkt das **longitudinale Luo-Gefäß** aus, das vom Luo-Punkt in der Tiefe zum inneren Zang- oder Fu-Organ des Meridians zieht. Die Luo-Punkte sind in der Behandlung von Erkrankungen der inneren Organe von ausschlaggebender Bedeutung, z.B. Lu. 7, Ma. 40, MP. 4, SJ. 5, Gb. 37.

Die Organe – und damit auch die jeweiligen Meridiane – entsprechen den fünf Elementen (z.B. Lunge ≙ Metall). Zusätzlich noch – als Substrukturierung – sind auf jedem Meridian die Antiken Punkte wieder den Elementen zugeordnet. Dabei gibt es systematische Muster. So entsprechen die Jing-Punkte der Yang-Meridiane dem Element Metall (s. Tabelle 8), bei den Yin-Meridianen aber dem Element Holz (s. Tabelle 8). Es gibt dabei jeweils einen Antiken Punkt, der demselben Element zugeordnet ist wie der ganze Meridian (engl: hourary point).

Der Tonisierungspunkt des Meridians ist nun jeweils der in der Reihe der Antiken Punkte vorhergehende – der also dem „Mutterelement" zugeordnet ist, im Fall des Lungenmeridians dem Element Erde.

Der Sedierungspunkt ist dagegen der nachfolgende, der dem „Sohnelement" entspricht, beim Lungenmeridian also dem Wasser (s. Tabelle 9).

Tabelle 9. Tonisierungs- und Sedierungspunkte

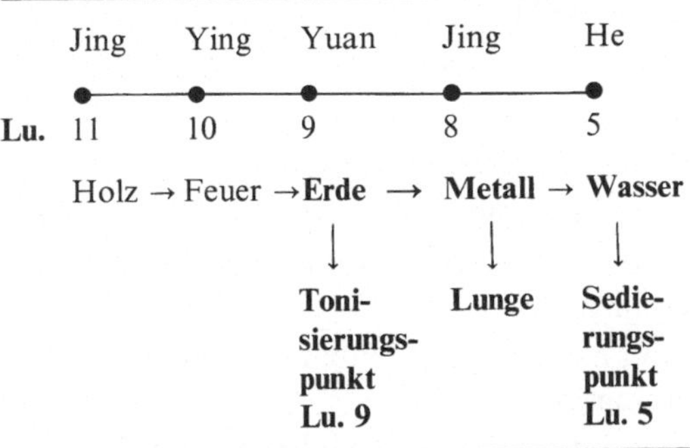

Neurophysiologische Untersuchungen konnten zeigen, daß durch Nadelung der Tonisierungspunkte das elektrische Potential an den Jing-Punkten ansteigt und bei Nadelung der Sedierungspunkte abfällt.

Xi-Cleft-Punkte – Tsri (chin.: Xi = Spalt) – sind spezifische Punkte, die distal von Ellenbogen und Knie liegen und bei akuten Erkrankungen des entsprechenden Organs angewendet werden.

Mu, Mo – Alarmpunkte – liegen an der Ventralseite des Körpers. Jedem Meridian bzw. inneren Organ entspricht ein Mu-Punkt. Bei Erkrankungen des entsprechenden Organs wird dieser Punkt druckempfindlich oder verändert seine tastbare Konsistenz.

Shu, Yu – Zustimmungspunkte – liegen auf dem medialen Ast des Blasenmeridians segmental angeordnet. Jedem inneren Organ entspricht ein Zustimmungspunkt.

Die **Mu-** und **Shu-Punkte** spielen in der Behandlung von Erkrankungen der inneren Organe eine wichtige Rolle.

Die **Schlüsselpunkte,** Kardinalpunkte oder Konfluenzpunkte verbinden die 8 außerordentlichen Meridiane mit den Hauptmeridianen und „schalten" die außerordentlichen Meridiane ein.

5.1 Methoden der Punktlokalisation

Es gibt mehrere Methoden zur Lokalisation von Akupunkturpunkten. Bei jedem Akupunkturpunkt erfolgt die Lokalisation nach der eigenen spezifischen Methode dieses Punktes. Einige Punkte können nach zwei oder mehreren Methoden aufgesucht werden.

5.1.1 Anatomische Anhaltsstellen

Anatomische Gegebenheiten, wie Augenbrauen, Haarlinien, Gelenkbeugefalten, Dornfortsätze, Mamillen, Nabel, Symphysenoberrand usw. werden zur Punktlokalisation herangezogen.

Beispiele:
Ren 12 Zhongwan liegt in der Mitte zwischen Xiphoidspitze und Nabel.
Du 13 Taodao liegt zwischen den Dornfortsätzen Th 1 und Th 2.

5.1.2 Proportionale Messung mit Hilfe des relativen Cun-Maßes (Cun-Messung)

Das Cun oder der chinesische „Körperzoll" ist ein relatives Maß. Es ist die Entfernung zwischen den Beugefalten des mittleren Gliedes des Mittelfingers bei geringer Beugung des Patientenfingers (s. folgende Abb.). Auch die Breite des distalen Daumengliedes entspricht 1 Cun.

Die Breite der Hand in Höhe der proximalen Fingergelenke ist 3 Cun (4 Finger = 3 Cun). Die Breite des Zeige- und Mittelfingers entspricht 1,5 Cun.

Wenn die Proportionen des Arztes mit denen des Patienten übereinstimmen, kann mit dem Cun des Arztes gemessen werden. Bei deutlicher Diskrepanz, z.B. bei der Behandlung von Kindern, ergeben sich jedoch Schwierigkeiten bei der Abschätzung.

In Sri Lanka wurde ein neues Hilfsmittel, das **Cunometer,** entwickelt, das die genaue Cun-Messung ermöglicht. Es ist ein scherenförmiges Instrument mit 4 Scherenarmpaa-

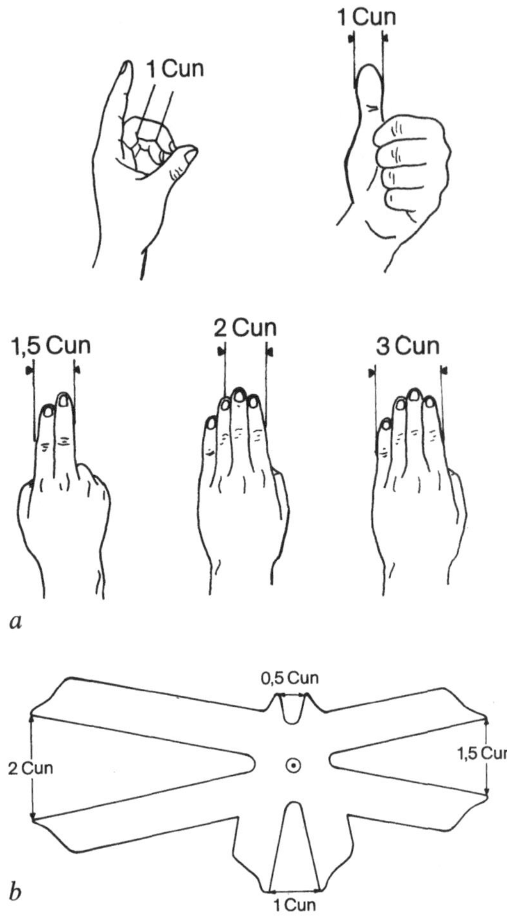

a Cun-Messung, *b* Cunometer

ren, deren Längen in einem festen Verhältnis zueinander stehen. Als Verhältnis wurde 1:2:3:4 verwendet. Abhängig von den Scherenarmen, an denen das Cun abgegriffen wird, lassen sich alle Maße von 0,25 bis 4 Cun einstellen und dann abmessen.

So ermöglicht das Cunometer eine exakte Messung der individuellen Cun-Größe, die besonders für die Pädiatrie und für das Anfängerstadium nützlich ist.

Beispiele für die Cun-Messung:
Ren 5 Shimen liegt 2 Cun unter dem Nabel in der Körpermittellinie.
Die Magenmeridianpunkte im Bereich des Abdomens liegen 2 Cun paramedian, während die Nierenmeridianpunkte 0,5 Cun von der Mittellinie entfernt sind.

5.1.3 Proportionale Messung

Die Proportionen der Körperteile, z.B. Unterarm, Oberarm, Oberschenkel usw., stehen in einem festen Verhältnis zueinander, der in Cun ausdrückbar ist.

Vordere zur hinteren Haarlinie in der Mittellinie . . . . 12 Cun

Augenbrauen, Haaransatzabstand . 3 Cun

Dorsale Haarlinie zur Prominenz . 3 Cun

Abstand der beiden Mamillen . . 8 Cun

Rippenabstand . . . . 1 Cun

Abstand zwischen Nabel und Xiphoidspitze . . . . 8 Cun

Abstand zwischen Nabel und Symphysenoberrand . . . . 5 Cun

Abstand zwischen Axillarfalte und Ellbogenbeugefalte . . . . 9 Cun

Abstand zwischen Ellbogen und Handgelenksbeugefalten . . . . . 12 Cun

Abstand zwischen Trochanter major und Patellamitte . . . . 19 Cun

Abstand zwischen Patellamitte und lateralem Malleolus . . . . 16 Cun

5.1.4 Lokalisation durch Einnehmen einer besonderen Lage

Der Patient wird aufgefordert, eine besondere Lage einzunehmen, die zur Punktlokalisation günstig ist.

Beispiele:
Di. 4 Hegu wird bei adduziertem Daumen am höchsten Punkt des entstehenden Muskelwulstes gefunden.
Di. 11 Quchi wird bei rechtwinklig gebeugtem Ellenbogen am lateralen Ende der Beugefalte lokalisiert.

5.1.5 Lokalisation mit Hilfe von Punktoskopen

Viele, vor allem peripher gelegene Akupunkturpunkte weisen einen erniedrigten Hautwiderstand gegenüber der Umgebung auf. Mit handelsüblichen Punktoskopen, die den

Hautwiderstand akustisch oder mit einem Zeigerausschlag darstellen, gelingt es, Akupunkturpunkte mit erniedrigtem Widerstand genau zu lokalisieren. Diese Methode wird auch häufig zur Überprüfung und Präzisierung der Punktlokalisation nach anderen Methoden herangezogen. Sie sei vor allem wenig geübten Akupunkteuren empfohlen. In der Ohrakupunktur kommt dieser Methode eine besondere Bedeutung zu.

5.1.6 Lokalisation, indem man andere Punkte als Ausgangspunkt wählt

Beispiele:
Ex. 6 Sishencong wird 1 Cun vor, neben und hinter Du 20 Baihui lokalisiert.

Ma. 40 Fenglong und Ma. 38 Tiaokou wird ausgehend vom Punkt Ma. 36 Zusanli gefunden.

5.1.7 Kombination von mehreren der angegebenen Methoden

5.1.8 Aufsuchen von Punkten, die schmerzhaft sind oder eine Veränderung ihrer tastbaren Konsistenz aufweisen

Diese Punkte werden Ah-Shi-Punkte (locus dolendi) genannt und gehören nicht notwendigerweise zu den systematisierten Akupunkturpunkten.

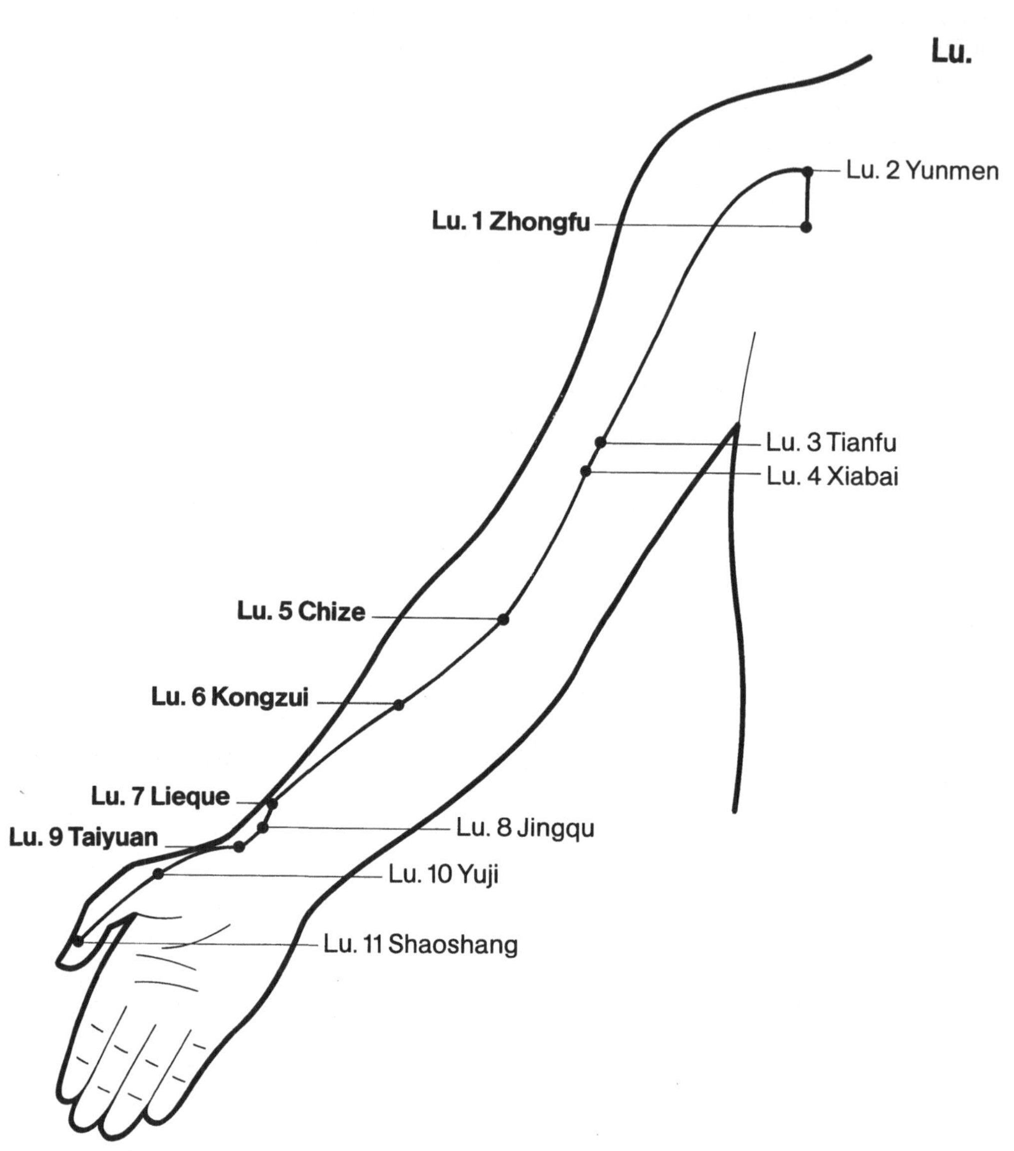

Lungenmeridian

6 Systematik der Meridiane

6.1 Lungenmeridian (Lu.)

Der Lungenmeridian ist ein **Yin**-Meridian. Er verläuft an der Innenseite des Armes und ist mit dem Dickdarmmeridian (Yang) gekoppelt (Yin = innen.)

Wandlungsphase: Metall

Mit dem Milz-Pankreas Meridian bildet er die **Tae Yin** Meridianachse. Nach der traditionellen chinesischen Medizin entspricht dem Lungenmeridian das Organ Lunge und die Respirationsfunktion. Außerdem sind dem Lungenmeridian die Haut und Körperhaare zugeordnet.

Verlauf: Der Lungenmeridian beginnt an der Vorderwand des Thorax im lateralen Anteil des 1. ICR und verläuft radial an der Vorderseite des Armes zum Nagelwinkel des Daumens (Abb.: Lungenmeridian).

Klinische Anwendung: Punkte des Lungenmeridians werden hauptsächlich zur Behandlung von Erkrankungen des Respirationstraktes und von Erkrankungen entlang des Meridianverlaufs verwendet.

Die wichtigsten Punkte sind 1, 5, 6, 7, 9, 11.

Lu. 1 Zhongfu	Mitten im Amtssitz
	Alarmpunkt
	Mu-Lunge

Lokalisation: An der Vorderwand des Thorax im 1. ICR, 6 Cun lateral der Mittellinie.

Indikationen: Erkrankungen der Atmungsorgane, wie Asthma bronchiale, Bronchitis, Bronchiektasen und deren Begleitsymptome, wie Husten, Dyspnoe, Thoraxschmerzen.
Schmerzen im Bereich des vorderen Schultergürtels und der lateralen Thoraxwand.

Art der Nadelung: Schräg (ca. 45°) zur Lateralseite des Thorax gerichtet, ca. 1 cm. Schräge Nadelrichtung, um eine Verletzung der Pleura (Pneumothorax) zu vermeiden.

Der Punkt **Lu. 1 Zhongfu** veranschaulicht mehrere wichtige Prinzipien der Akupunktur, und zwar:

1) Akupunkturpunkte haben eine lokale und eine Fernwirkung.
2) Meridianpunkte wirken auf Erkrankungen entlang des Meridianverlaufs und auf Erkrankungen des zugehörigen Organs (Lunge).
3) Nach der traditionellen chinesischen Medizin ist dieser Punkt der **Alarmpunkt, Mu,** der Lunge. Bei Erkrankungen der Lunge kann dieser Punkt druckempfindlich oder schmerzhaft werden. Alarmpunkte werden deshalb sowohl diagnostisch als auch therapeutisch angewendet.
4) Einzelne Akupunkturpunkte werden wegen ihrer anatomischen Lokalisation als „gefährliche" Punkte bezeichnet, da bei unvorsichtiger Nadelung gefährliche Schäden verursacht werden können. Gefährliche Punkte dürfen manuell nicht stimuliert werden.

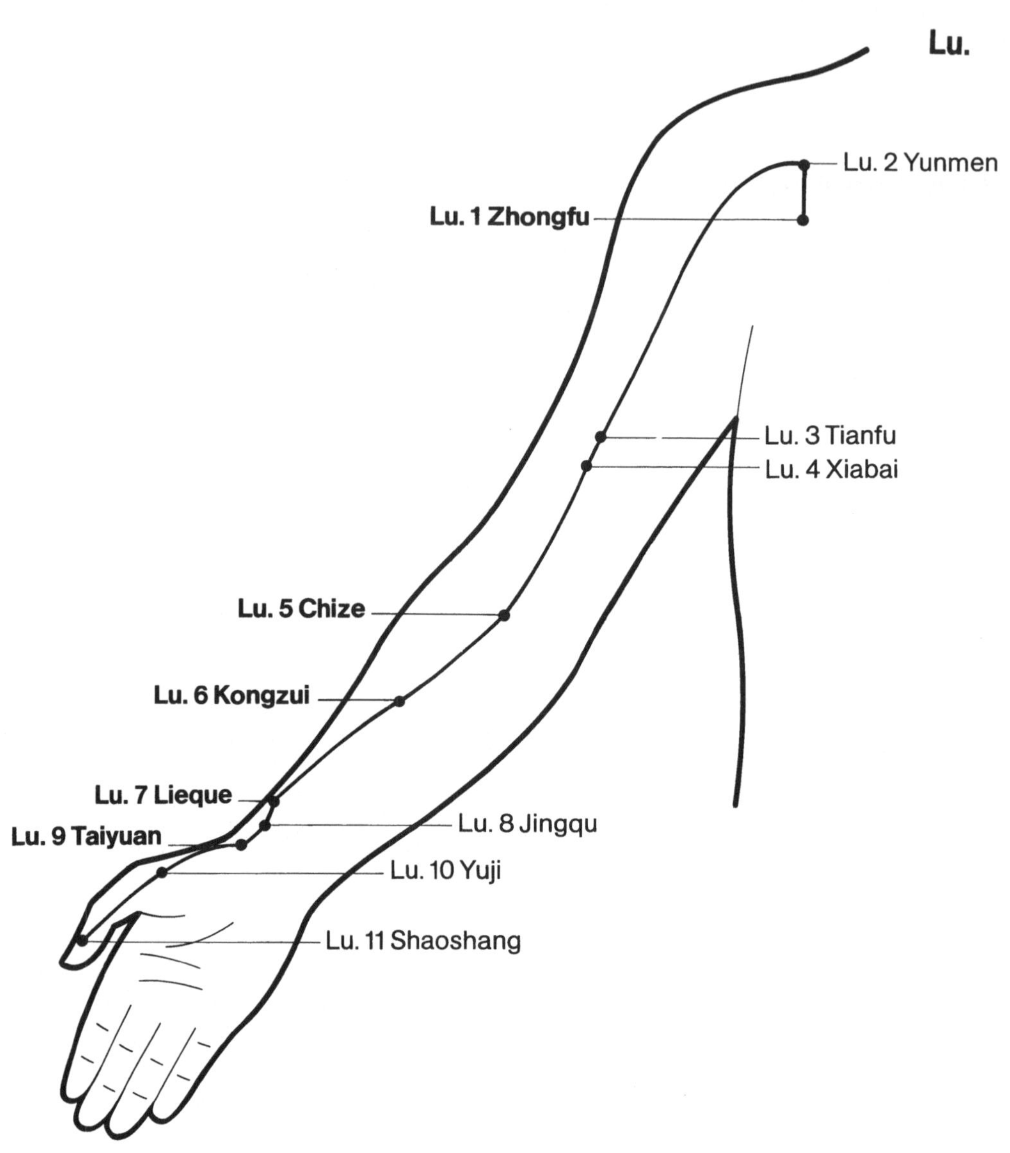

Lungenmeridian (Wiederholung)

Lu. 2 Yunmen   Wolkentor
Lu. 3 Tianfu   Himmlischer Amtssitz
Lu. 4 Xiabai   Edles Weiß

Lu. 5 Chize   Teich der Elle   **He**
Sedierungspunkt

Lokalisation: Auf der Beugefalte des Ellenbogens, lateral der Bizepssehne.

Indikationen: Arthritis des Ellenbogengelenks.
Lungenerkrankungen.
Lähmungen des Armes.
Bei Psoriasis kann das Blutenlassen dieses Punktes die Erkrankung bessern.

Art der Nadelung: Senkrecht, 1–2 cm tief.

Lu. 5 Chize ist der He-Punkt des Lungenmeridians; er gehört zu den 5 antiken Punkten.

Lu. 6 Kongzui Deutliches Loch **Xi-Cleft**

Lokalisation: An der radialen Seite des Unterarmes, 7 Cun proximal der Beugefalte des Handgelenkes, auf der Verbindungslinie zwischen Lu. 5 und Lu. 9.

Indikationen: Da dieser Punkt nach der traditionellen chinesischen Medizin ein **Xi-Cleft-Punkt** ist, wird er bei akuten Erkrankungen des zugehörigen Organs, der Lunge z.B. bei akuter asthmoider Bronchitis, angewendet. Auch bei der Akupunkturanästhesie wird dieser Punkt eingesetzt.

Art der Nadelung: Senkrecht, 1–2 cm tief.

Lu. 7 Lieque   Fehler in der Reihe
Luo → Di. 4
Schlüsselpunkt Ren Mai

Lokalisation: An der radialen Seite des Unterarmes auf der Radialiskante, 1,5 Cun proximal der Beugefalte des Handgelenks.

Indikationen: Lokale Erkrankungen, wie Arthritis des Handgelenks.
Erkrankungen der Atmungsorgane wie Bronchitis, Asthma bronchiale, Bronchiektasen.
Schmerzen des Nackens, des Hinterkopfes, HWS-Syndrom, Verspannungen und Myogelosen der Nackenmuskulatur.
Kopf-, Zahnschmerzen sowie Fazialisparese. Lähmung und Bewegungseinschränkung der oberen Extremität, Morbus Parkinson.
Hauterkrankungen.

Art der Nadelung: Schräge Nadelführung, 1–2 cm tief.

Der Punkt **Lieque** ist einer der sechs wichtigen Fernpunkte. Lu. 7 Lieque ist der Luo-Punkt des Lungenmeridians und somit der Ausgangspunkt für das transversale und longitudinale Luo-Gefäß. Das transversale Luo-Gefäß verbindet diesen Punkt mit dem gekoppelten Dickdarmmeridian, und zwar mit dem Yuan-Punkt Di. 4 Hegu. So können über diesen Punkt auch Störungen des Dickdarmmeridians z.B. Zahnschmerzen, Fazialisparesen, behandelt werden.
Das longitudinale Luo-Gefäß zieht zum Organ Lunge und ermöglicht so eine direkte Beeinflussung des Organs.
Als **Schlüsselpunkt** (Kardinalpunkt) schaltet Lu. 7 Lieque den außerordentlichen Meridian Ren Mai ein.

Lu. 8 Jingqu Der hindurchgehender Meridian

Lu. 9 Taiyuan   Großer Abgrund **Yuan**
Tonisierungspunkt
Meisterpunkt der Blutgefäße

Lokalisation: Am radialen Ende der Beugefalte des Handgelenks, lateral von der A. radialis.

Indikationen: Erkrankungen der Atmungsorgane, Arteriosklerose und andere Gefäßerkrankungen.

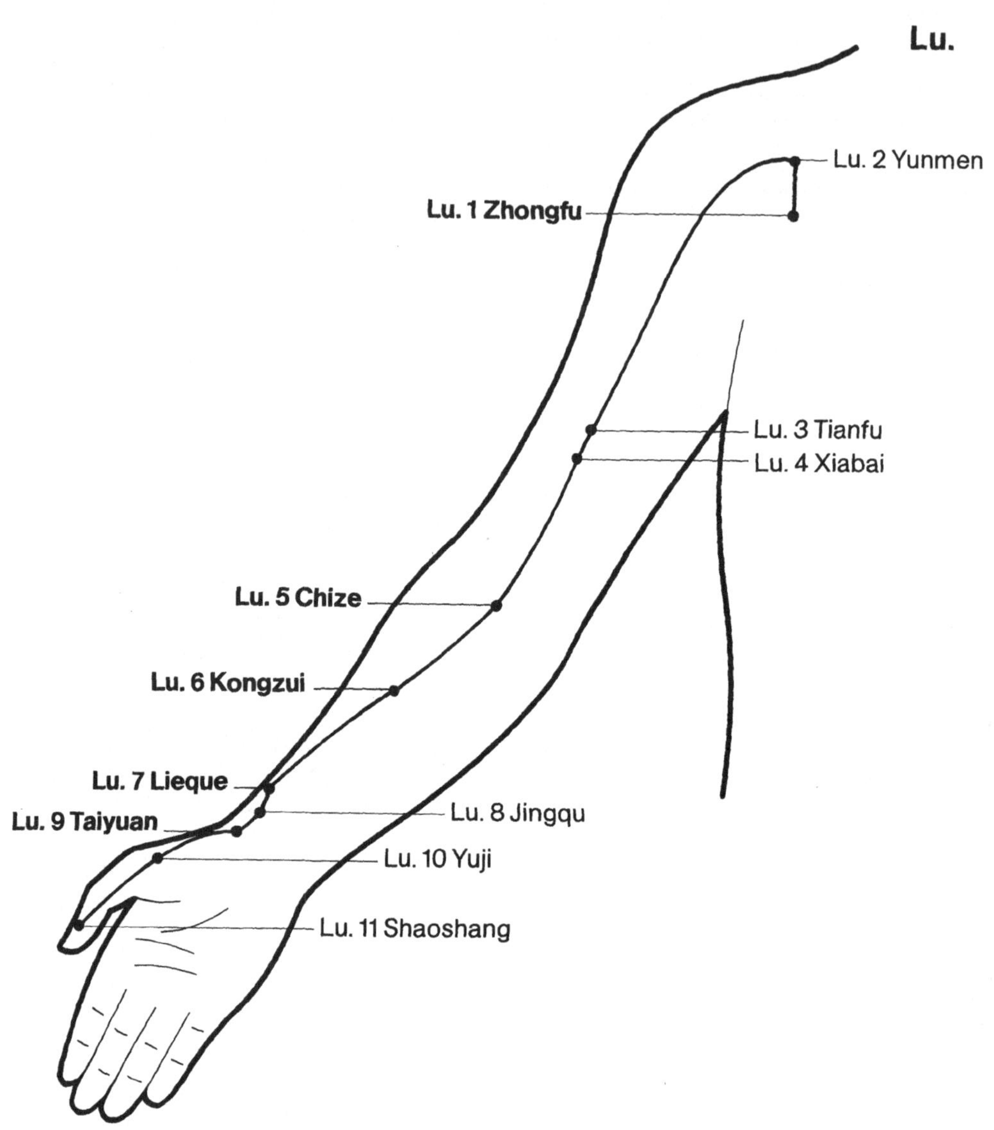

Lungenmeridian (Wiederholung)

Schmerzen im Bereich des Handgelenks sowie Polyneuropathie der oberen Extremität.

Art der Nadelung: Senkrecht, 0,5–1 cm tief.

In der traditionellen chinesischen Medizin wird Lu. 9 Taiyuan zu den 8 **Meisterpunkten** („influential points") gerechnet.
Meisterpunkte wirken spezifisch bei Erkrankungen bestimmter Gewebe bzw. Organe. Dieser Punkt ist der Meisterpunkt für Erkrankungen des Gefäßsystems, z.B. Arteriosklerose, Claudicatio intermittens, Endarteriitis, Varikose.
Lu. 9 Taiyuan ist der Quellpunkt, Yuan-Punkt, des Lungenmeridians; hier endet das transversale Luo-Gefäß, das vom Luo-Punkt des Dickdarmmeridians, Di. 6, kommt. Er ist außerdem der Tonisierungspunkt des Meridians.

Lu. 10　Yuji　Fischähnliche Grenze　**Ying**

Lokalisation: Auf der Handfläche, über der Mitte des Os metatarsale I, am Übergang zwischen der Haut der Handfläche und des Handrückens.

Indikationen: Schmerzen, Taubheit der Hand infolge von peripheren Gefäßerkrankungen, Arthrose des Daumengrundgelenkes, Polyneuropathie, Erkrankungen der Atemwege.

Art der Nadelung: Senkrecht, 0,5–1 cm tief.

Lu. 11　Shaoshang　Kleiner 2. Ton **Jing**
(Shang)
Man unterscheidet 5 Töne, die den 5 Wandlungsphasen zugeordnet sind. Der zweite Ton, Shang, entspricht dem Element Metall, also auch der Lunge.

Lokalisation: Am radialen Nagelwinkel des Daumens, 3 mm proximal vom radialen Nagelwinkel.

Indikationen: Behandlung von akuten Notfällen wie Ohnmacht, Kreislaufkollaps, epileptische Anfälle, hohes Fieber, Fieberkrämpfe, kardiale und respiratorische Notfälle.
Einsatz der Akupunktur neben anderen spezifischen therapeutischen Maßnahmen.

Art der Nadelung: Schräge Nadelführung in proximaler Richtung ca. 2 mm.

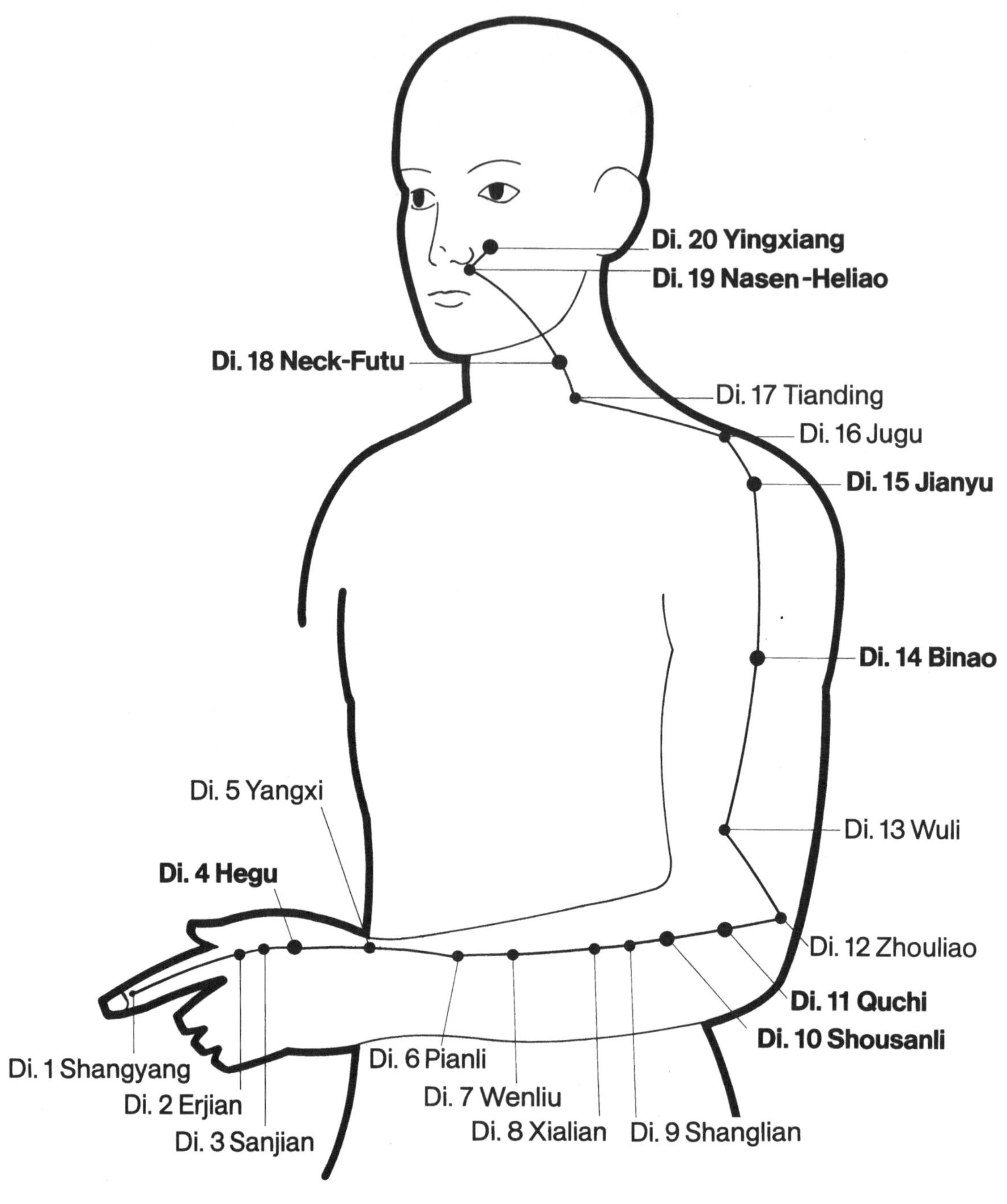

Dickdarmmeridian

6.2 Dickdarmmeridian (Di.)

Der Dickdarmmeridian ist ein Yang-Meridian, mit dem Lungenmeridian (Yin) gekoppelt.

Wandlungsphase: Metall

Mit dem Magenmeridian bildet er die **Yang Ming** Meridianachse.

Verlauf: Der Dickdarmmeridian verläuft vom radialen Nagelwinkel des Zeigefingers über die Tabatiere und den radialen Abschnitt der Dorsalseite des Unterarmes und erreicht den Ellbogen am radialen Ende der Beugefalte. Von hier zieht er an der anterolateralen Seite des Oberarmes über die Schulter und die seitliche Halspartie zum Gesicht und endet am Nasenflügel der Gegenseite im Punkt Di. 20 (Abb.: Dickdarmmeridian).

Klinische Anwendung: Punkte des Dickdarmmeridians werden bei Erkrankungen im Verlauf des Meridians angewendet.

Außerdem ist der Punkt Di. 4 Hegu der wirksamste analgetische Akupunkturpunkt. Er wird zur Behandlung von Schmerzen im ganzen Körper benutzt.

Einer der meistverwendeten Punkte ist weiterhin Di. 11 Quchi, wegen seiner homöostatischen und immunstimulierenden Wirkung.

Die wichtigsten Punkte sind 4, 10, 11, 15, 18, 20.

Di. 1 Shangyang Yang des 2. Tons **Jing**
Shang, der 2. Ton entspricht Metall und dessen Yang-Anteil dem Dickdarm.

Lokalisation: 3 mm proximal vom radialen Nagelwinkel des Zeigefingers.

Indikationen: Akute Notfälle, wie Ohnmacht, Kreislaufkollaps, epileptische Anfälle, hohes Fieber, Apoplex, akute Schmerzen und Schwellungszustände im Rachen.

Art der Nadelung: Senkrecht, 1–2 mm tief.

Di. 2 Erjian Zwei Zwischenräume **Ying**

Di. 3 Sanjian Drei Zwischenräume

Lokalisation: An der radialen Seite des Zeigefingers, proximal vom Köpfchen des Os metacarpale II.

Indikationen: In der Akupunkturanästhesie bei Zahnextraktionen sowie bei Zahnschmerzen.

Art der Nadelung: Senkrecht, 0,5–1 cm oder in Richtung Di. 4 Hegu.

Di. 4 Hegu Geschlossenes Tal **Yuan**

Lokalisation: Zur Lokalisation dieses wichtigen Punktes gibt es drei Möglichkeiten:
1) An der höchsten Stelle des M. adductor pollicis, wenn der Daumen am Zeigefinger anliegt.
2) Auf der Mitte der Winkelhalbierenden zwischen Os metacarpale I und II bei abgespreiztem Daumen.
3) Auf gleicher Höhe an der Radialseite des zweiten Metacarpalknochens, über dem ersten M. interosseus. Diese Lage wird häufig in der Akupunkturanästhesie angewendet.

Indikationen: Schmerzzustände; insbesondere durch Stimulation lassen sich Schmerzen im ganzen Körper beseitigen. Erkrankungen im Kopfbereich, vor allem im Gesicht, in der Nackengegend und an den Zähnen.
Übermäßiges Schwitzen, Fieber.

Art der Nadelung: Senkrecht 1–2 cm tief in Richtung Pe. 8 Laogong.

Di. 5 Yangxi Yang-Bach **Jing**

Lokalisation: Zwischen den Sehnen des M. extensor pollicis longus und des M. extensor pollicis brevis, in der Tabatiere, am radialen Ende der dorsalen Seite des Handgelenks. Dieser Punkt sollte in Extensionsstellung des Handgelenks lokalisiert werden.

Indikationen: Arthritis des Handgelenks, Augenerkrankungen, übermäßiges Schwitzen.

Art der Nadelung: Senkrecht, 0,5 cm tief.

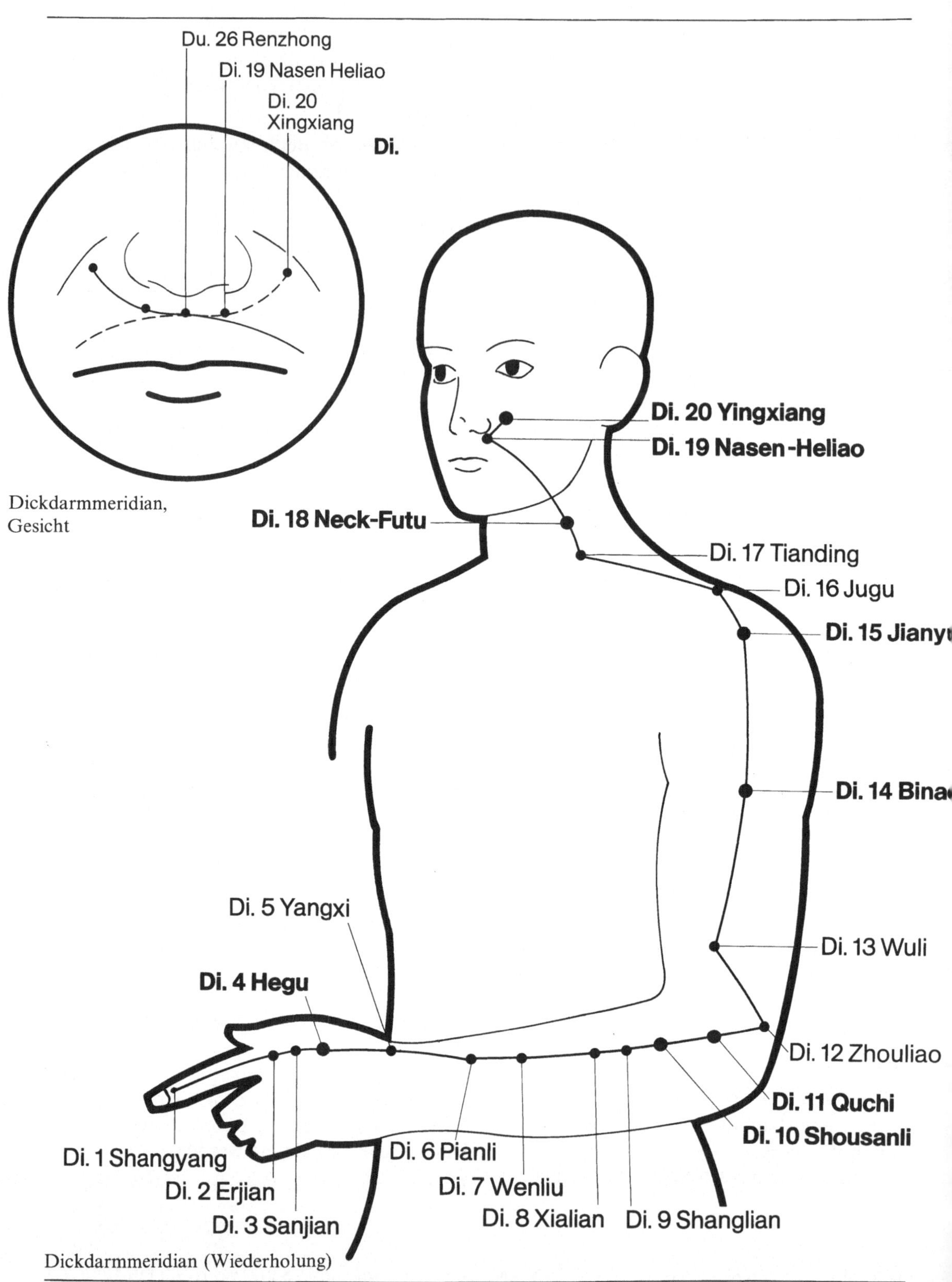
Du. 26 Renzhong
Di. 19 Nasen Heliao
Di. 20 Xingxiang
Di.
Dickdarmmeridian, Gesicht
Di. 20 Yingxiang
Di. 19 Nasen-Heliao
Di. 18 Neck-Futu
Di. 17 Tianding
Di. 16 Jugu
Di. 15 Jianyu
Di. 14 Binao
Di. 5 Yangxi
Di. 13 Wuli
Di. 4 Hegu
Di. 12 Zhouliao
Di. 11 Quchi
Di. 10 Shousanli
Di. 1 Shangyang
Di. 6 Pianli
Di. 2 Erjian
Di. 7 Wenliu
Di. 3 Sanjian
Di. 8 Xialian
Di. 9 Shanglian
Dickdarmmeridian (Wiederholung)

Di. 6 Pianli Seitlicher Verlauf **Luo**

Lokalisation: An der radialen Dorsalseite des Unterarms, 3 Cun proximal von Di. 5 Yangxi.

Indikationen: Als Luo-Punkt ist er der Durchgangspunkt zum Lungenmeridian (Lu. 9 Taiyuan) und zur Behandlung von Störungen der beiden gekoppelten Meridiane Lu. und Di. (z.B. Tonsillitis und Nasenbluten) geeignet.

Art der Nadelung: Senkrecht oder schräg, 0,5–2 cm tief.

Di. 7	Wenliu	Warmes Gleiten **Xi-Cleft**
Di. 8	Xialian	Unter der Kante
Di. 9	Shanglian	Über der Kante

Di. 10 Shousanli Drei Meilen der Hand

Lokalisation: Am Unterarm 2 Cun distal von Di. 11 Quchi.

Indikationen: Lähmungen, Tremor, Epikondylitis, Tennisellbogen, Arthrose.

Art der Nadelung: Senkrecht, 2–3 cm tief.

Di. 11 Quchi Gebogener Graben **He**
Tonisierungspunkt

Lokalisation: Am Ende der lateralen Beugefalte des Ellbogens bei rechtwinkliger Beugung.

Indikationen: Homöostatisch und immunstimulierend wirkender Punkt bei allergischen und infektiösen Erkrankungen. Hauterkrankungen, endokrine Störungen, Hypotonie, Hypertonie, Schwächezustände, Erkrankungen des Ellbogens.

Art der Nadelung: Senkrecht, 2–3 cm tief.

Di. 12	Zhouliao	Ellbogenknochenspalt
Di. 13	Wuli	Fünf Meilen

Di. 14 Binao Oberarm

Lokalisation: An der Lateralseite des Oberarmes, am Vorderrand des V-förmigen mittleren Schenkels des M. deltoideus.

Indikationen: Neuralgien des Armes, Periarthritis der Schulter.

Art der Nadelung: Senkrecht, 1–2 cm tief.

Di. 15 Jianyu Schulterschlüsselbein

Lokalisation: Auf der Schulter in der vorderen Grube, die sich vor der Sehne des M. biceps bildet, bei abduziertem Arm.

Indikationen: Lähmung des Armes, Schulter-Arm-Syndrom.

Art der Nadelung: Senkrecht, 1–2 cm tief.

Di. 16	Jugu	Großer Knochen
Di. 17	Tianding	Himmlischer Kessel

Di. 18 Hals-Futu Unterstützung für den Abzug

Lokalisation: 3 Cun lateral von der Spitze des Schildknorpels.

Indikationen: Struma, Heiserkeit, Husten, Dysphagie.

Art der Nadelung: Flach, 0,5 cm.

Di. 19 Nasen-Heliao Schmaler, langer Knochenspalt

Lokalisation: Unter der Nase, 0,5 Cun lateral von Du. 26 Renzhong (Abb.: Dickdarmmeridian, Gesicht).

Indikationen: Rhinitis, Erkältung, Nasenbluten, Fazialisparese, Trigeminusneuralgie, Zahnschmerzen.

Di. 20 Yingxiang Den Geruch willkommen heißen

Lokalisation: Zwischen Nasenflügel und Nasolabialfalte.

Indikationen: Rhinitis, Erkältung, Nasenbluten, Fazialisparese, Trigeminusneuralgie, Zahnschmerzen.

Art der Nadelung: Schräg, 0,2–0,5 cm tief.

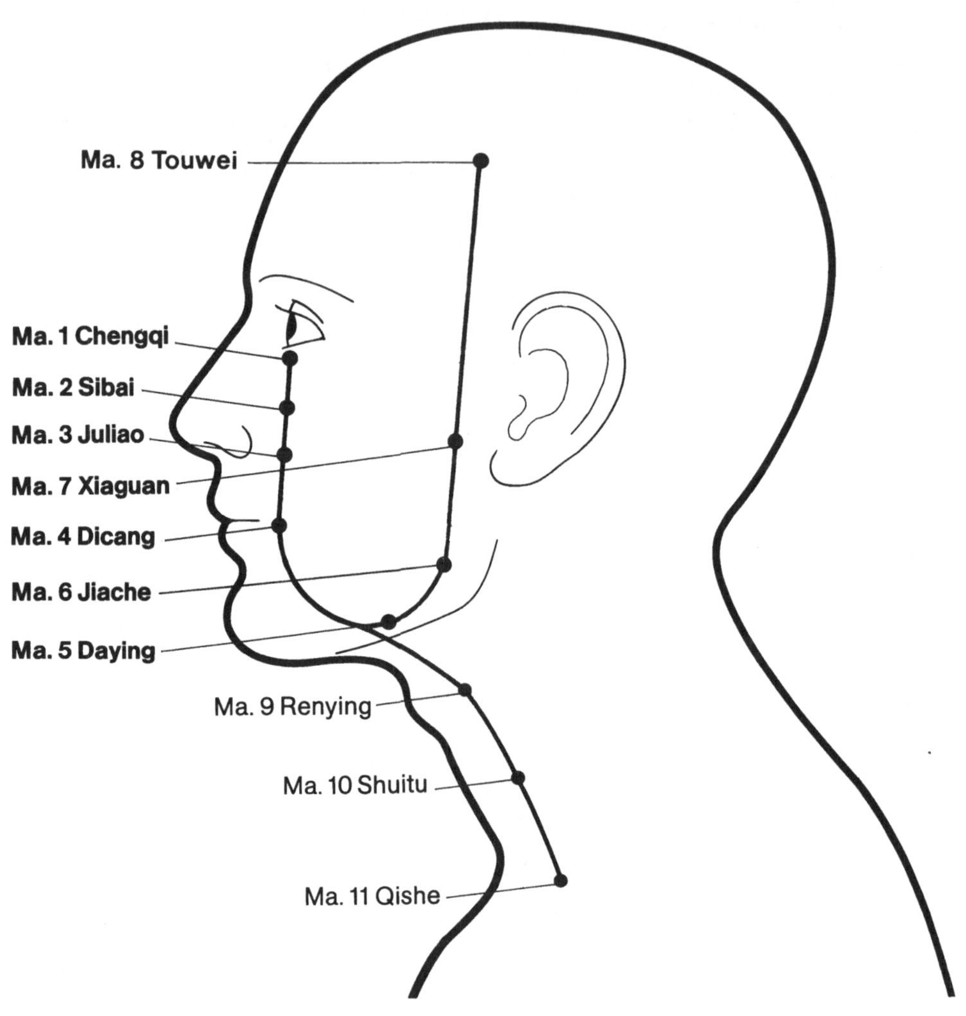

Magenmeridian, Gesicht

6.3 Magenmeridian (Ma.)

Der Magenmeridian ist ein Yang-Meridian, mit dem Milz-Pankreas Meridian gekoppelt.

Wandlungsphase: Erde

Mit dem Dickdarmmeridian bildet er die **Yang Ming** Meridianachse.

Verlauf: Der Magenmeridian verläuft vom Kopf über die Vorderseite des Körpers zum Fuß. Er entspringt am unteren Augenrand und verläuft U-förmig im Gesichtsbereich. Vom tiefsten Punkt der U-Form aus, verläuft er weiter über Brust, Bauch, Ober- und Unterschenkel, um am lateralen Winkel der 2. Zehe zu enden. Im Brustbereich liegt der Meridian 4 Cun, im Abdominalbereich 2 Cun lateral der Mittellinie.

Klinische Anwendung: Die Punkte im Gesichtsbereich werden für Erkrankungen in dieser Region angewendet, z.B. Augenerkrankungen, Migräne, Fazialisparese, Trigeminusneuralgie und Zahnschmerzen.
Die Punkte im Thoraxbereich des Meridians dienen zur Behandlung von Brustschmerzen und Erkrankungen der Brustdrüse. Die abdominellen Punkte werden bei Magen- und Darmerkrankungen angewendet sowie bei Erkrankungen im Beckenbereich. Punkte der unteren Extremität werden zur Behandlung von Paresen und Gelenkerkrankungen herangezogen. Punkte unterhalb des Knies sind Fernpunkte bei Erkrankungen des Abdomens, der Schulter und des Gesichts.
Die wichtigsten Punkte sind 1–8, 21, 25, 29, 31, 32, 34–40, 43, 44.

Ma. 1   Chengqi   Tränen halten

Lokalisation: Unterhalb des Augapfels, über der Mitte des unteren Randes der Orbita (Abb.: Magenmeridian, Gesicht).

Indikationen: Erkrankungen des Auges.

Art der Nadelung: Senkrecht, 0,1–0,8 cm tief. Nadelung entlang des unteren Orbitalbodens.
Alle Punkte im Orbitalbereich sind gefährliche Punkte. Die ersten vier Punkte auf dem Magenmeridian liegen in einer senkrechten Linie unterhalb von Ma. 1.

Ma. 2   Sibai   Vier Weiß

Lokalisation: Auf dem Foramen infraorbitale. 0,7 Cun unterhalb von Ma. 1 Chengqi.

Indikationen: Augenerkrankungen, Trigeminusneuralgie, Fazialisparese.

Art der Nadelung: Senkrecht, 0,2–0,4 cm tief.

Ma. 3   Juliao   Großer Knochenspalt

Lokalisation: Unterhalb von Ma. 2 auf der Höhe des unteren Nasenflügelrandes.

Indikationen: Fazialisparese, Trigeminusneuralgie, Schnupfen, Zahnschmerzen.

Art der Nadelung: Schräg, 0,3 cm.

Ma. 4   Dicang   Speicher in der Erde

Lokalisation: 0,5 Cun lateral des Mundwinkels.

Indikationen: Trigeminusneuralgie, Fazialisparese, Hypersalivation, motorische Aphasie, Erkrankungen des Oberkiefers, Sinusitis. Für die Anästhesie bei Zahnextraktionen im Oberkieferbereich.

Art der Nadelung: Schräg, nach lateral, 1 cm.

Ma. 5   Daying   Herzlich Willkommen

Lokalisation: Am tiefsten Punkt des Masetervorderrandes.

Indikationen: Trigeminusneuralgie, Fazialisparese, Zahnschmerzen, Parotitis.

Art der Nadelung: Senkrecht, 0,5 cm tief.

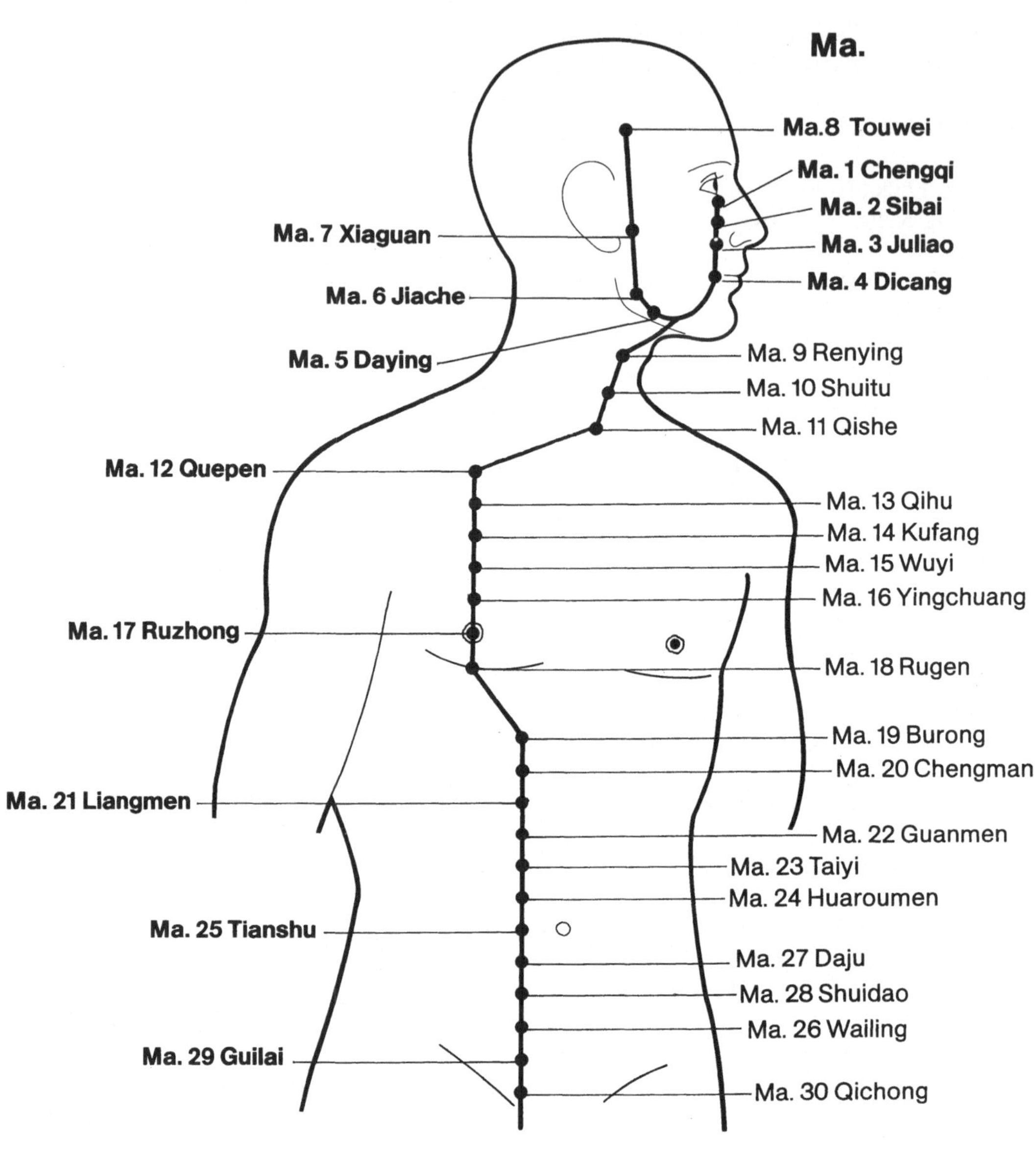

Magenmeridian, Rumpf

Ma. 6 Jiache Wangenmechanik

Lokalisation: Am höchsten Punkt des M. masseter bei geschlossenem Kiefer.

Indikationen: Trigeminusneuralgie, Fazialisparese, Zahnschmerzen, Parotitis, Trismus.

Art der Nadelung: Senkrecht, 0,5 cm tief.

Ma. 7 Xiaguan Unter dem Paß

Lokalisation: In der Vertiefung unter der Mitte des lateralen Astes des Os zygomaticum.

Indikationen: Fazialisparese, Trigeminusneuralgie, Zahnschmerzen, Arthrose des Kiefergelenks.

Art der Nadelung: Senkrecht, 0,5 cm tief.

> **Ma. 8 Touwei** Kopf binden
>
> *Lokalisation:* 0,5 Cun lateral des Winkels der frontalen Haarlinie, senkrecht über Ma. 7 an der oberen Begrenzung des M. temporalis.
>
> *Indikationen:* Migräne, Augenerkrankungen, vermehrter Tränenfluß.
>
> *Art der Nadelung:* Flach, 1 cm, nach hinten bei Kopfschmerzen, nach vorne bei Augenerkrankungen.
> Alle Punkte im Bereich der Kopfhaut werden flach genadelt.

Ma. 9	Renying	Dem Menschen willkommen
Ma. 10	Shuitu	Sprudelndes Wasser
Ma. 11	Qishe	Heim der Lebensenergie
Ma. 12	Quepen	Unvollkommenes Becken
Ma. 13	Qihu	Tür der Lebensenergie
Ma. 14	Kufang	Vorratskammer
Ma. 15	Wuyi	Raumvorhang
Ma. 16	Yingchuang	Brustfenster

Ma. 17 Ruzhong Brustmitte

Dieser Punkt ist ein verbotener Punkt für Akupunktur und Moxibustion und wird lediglich zur Orientierung verwendet: die anatomische Lage der Brustwarze entspricht dem 4. ICR. 4 Cun lateral der Mittellinie.

Ma. 18 Rugen Brustbasis

Lokalisation: Senkrecht unterhalb der Brustwarze im 5. ICR.

Indikationen: Mastitis, Laktationsschwäche, Brustschmerzen, Husten, Dyspnoe, Angina pectoris, Interkostalneuralgie.

Art der Nadelung: Schräg oder flach, 1 cm, nach auswärts gerichtet.
Dieser Punkt ist ein gefährlicher Punkt (Pneumothorax).

| Ma. 19 | Burong | Nicht dulden |
| Ma. 20 | Chengman | Vollständig halten |

Ma. 21 Liangmen Balkentor

Lokalisation: 2 Cun lateral von Ren 12 Zhongwan, 4 Cun oberhalb des Nabels (Abb.: Magenmeridian, Rumpf).

Indikationen: Akute und chronische Gastritis, Magenulkus, Erbrechen und Übelkeit.

Art der Nadelung: Senkrecht, 1–2 cm tief.
Dieser Punkt liegt in der Projektion über der Gallenblase rechts und dem Kolon links und gilt deshalb als gefährlicher Punkt.

Ma. 22	Guanmen	Paßtor
Ma. 23	Taiyi	Ursprung des Universums, hier Ursprung der Energie aus Milz-Pankreas und Magen.
Ma. 24	Huaroumen	Glattes Fleischtor

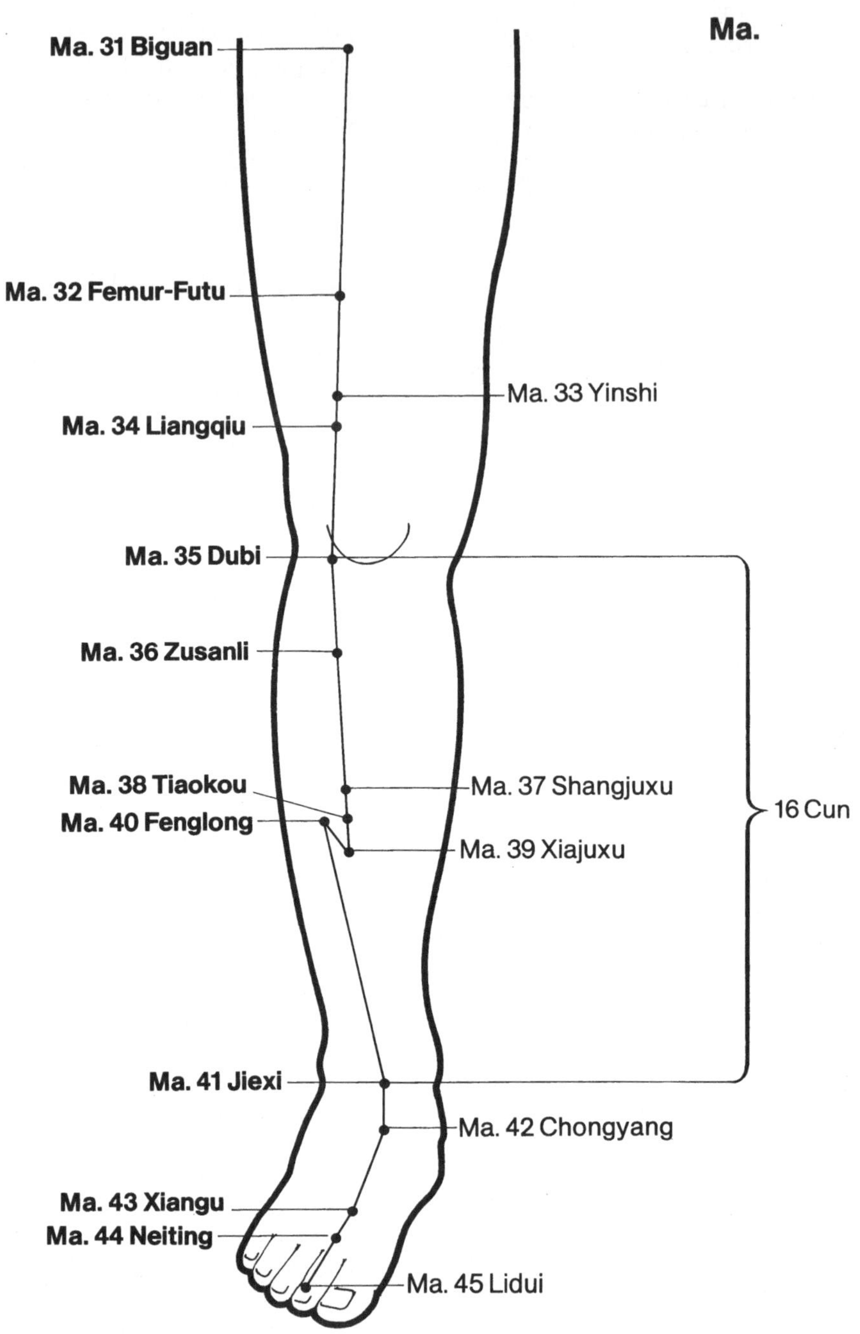

Magenmeridian, Bein

Ma. 25 Tianshu Himmlischer Drehpunkt
Mu-Dickdarm

Lokalisation: 2 Cun lateral des Nabels.

Indikationen: Akute und chronische Gastroenteritis, Diarrhö, Obstipation, Erbrechen, Übelkeit, Ulcera ventriculi et duodeni.

Art der Nadelung: Senkrecht, 1–2 cm tief.

Ma. 26 Wailing   Äußerer Grabhügel
Ma. 27 Daju   Sehr groß
Ma. 28 Shuidao   Wasserweg

Ma. 29   Guilai   Zurückkommen

Lokalisation: 4 Cun senkrecht unterhalb von Ma. 25.

Indikationen: Erkrankungen des Beckenraumes, urogenitale Erkrankungen, Erkrankungen der Harnwege, Impotenz bei Männern.

Art der Nadelung: Senkrecht, 1–2 cm tief.

Ma. 30   Qichong   Lebensenergieimpuls
                          (Lebensenergieergießen)

Ma. 31   Biguan   Oberschenkelgelenk

Lokalisation: Am Schnittpunkt einer senkrechten Linie, von der Spina iliaca anterior superior abwärts und der horizontalen Linie in Höhe des Symphysenunterrandes.

Indikationen: Paresen der unteren Extremität, Hüftgelenkserkrankungen, Koxarthrose.

Art der Nadelung: Senkrecht, 2–3 cm.

Ma. 32   Femur Futu   Versteckter Hase

Lokalisation: 6 Cun oberhalb der Mitte des oberen Patellarandes zwischen M. rectus femoris und M. vastus lateralis (Abb.: Magenmeridian, Bein).

Indikationen: Paralyse der unteren Extremitäten, Hemiplegie, Kniegelenkserkrankungen.

Art der Nadelung: Senkrecht, 2–4 cm tief, oder 3–6 cm schräg in proximale Richtung.

Ma. 33   Yinshi   Yin-Stadt

Ma. 34   Liangqiu   Balkenhügel   **Xi-Cleft**

Lokalisation: 2 Cun oberhalb des lateralen Patellaoberrandes.

Indikationen: Erkrankungen des Kniegelenks, akute gastrointestinale Erkrankungen.

Art der Nadelung: Schräg, 2 cm.

Ma. 35   Dubi   Kalbsnase
                      Auch: Lateraler **Xiyan**

Lokalisation: An der Vertiefung lateral der Patellaspitze bei leicht gebeugtem Knie.

Indikationen: Kniegelenkserkrankungen.

Art der Nadelung: Schräg nach medial, 2 cm.
  Der entsprechende Punkt auf der medialen Seite der Patellaspitze heißt **Ex. 32 Xiyan**. Beide zusammen werden Knieaugen oder Kalbsnüstern genannt und zusammen mit dem über der Mitte der Basis der Patella gelegenen **Ex. 31 Heding** zur Behandlung von Kniegelenkserkrankungen verwendet.

Ma. 36 Zusanli Drei Meilen am Fuß **He**

Lokalisation: Eine Fingerbreite lateral des Unterrandes der Tuberositas tibiae, 3 Cun unterhalb von Ma. 35 (Kniegelenksspalt).

Indikationen: Schwäche, Parese der Beine, Neuropathie.
  Fernpunkt für abdominelle Erkrankungen: Gastritis, Ulcus ventriculi et duodeni, Erbrechen, Übelkeit, Diarrhöe, Obstipation.
  Allgemeiner Tonisierungspunkt bei Schwäche, Abgeschlagenheit und Hypotonie. Homöostatische Wirkung bei Diabetes mellitus und hormonellen Erkrankungen.

Art der Nadelung: Senkrecht, 3 cm tief.

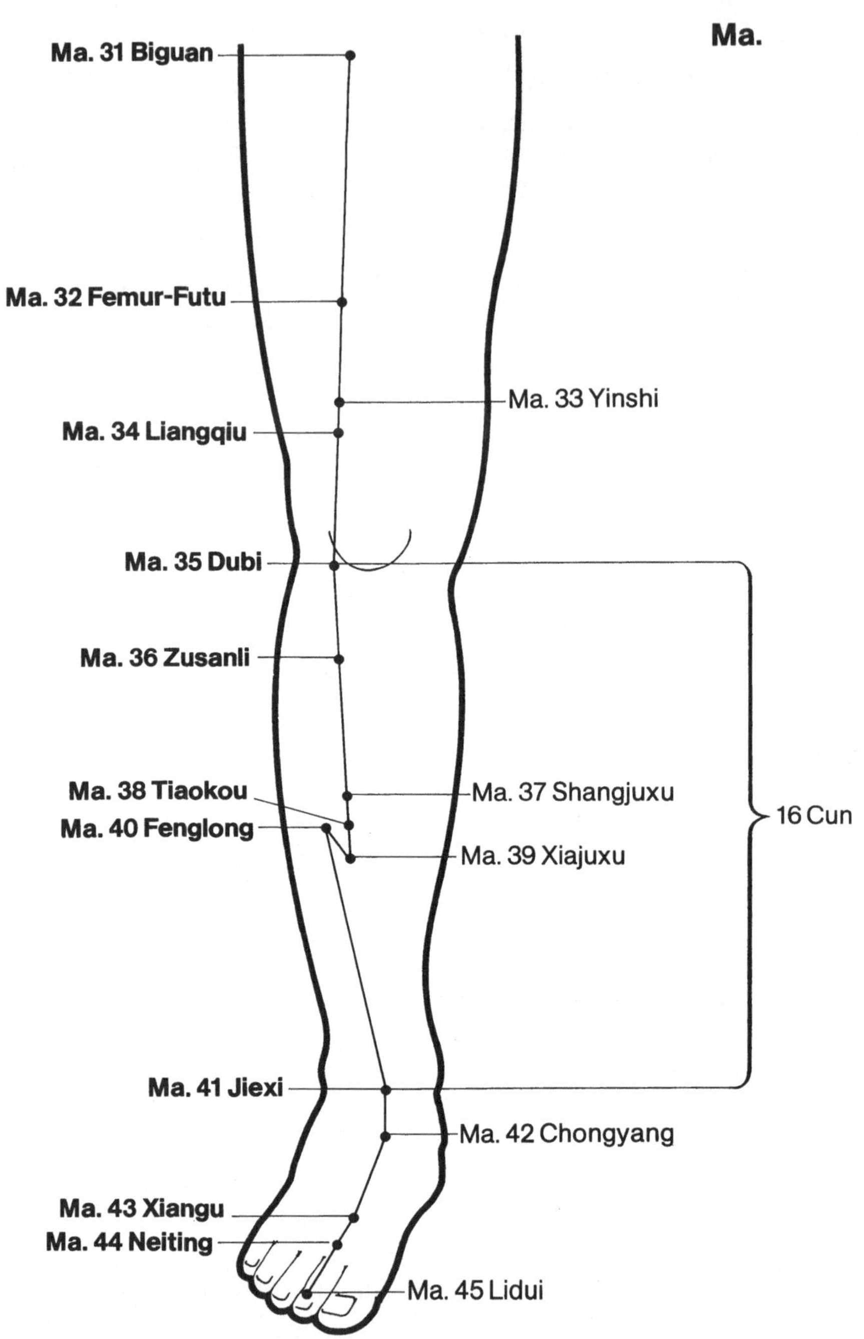

Magenmeridian, Bein (Wiederholung)

Ma. 37 Shangjuxu Oberhalb des großen Erdhügels

Lokalisation: 3 Cun unterhalb von Ma. 36 Zusanli und eine Fingerbreite lateral der vorderen Tibiakante.

Indikationen: Diarrhöe, Dickdarmerkrankungen, Parese der unteren Extremität. Dieser Punkt wird als zusätzlicher He-Punkt für den Dickdarm beschrieben.

Art der Nadelung: Senkrecht, 3 cm tief.

Ma. 38 Tiakou Lange Öffnung

Lokalisation: 5 Cun unterhalb von Ma. 36 Zusanli, eine Fingerbreite lateral der vorderen Tibiakante.

Indikationen: Periarthritis humeroscapularis.

Art der Nadelung: Senkrecht, 3 cm tief, in Richtung auf Bl. 57 Chengsan bis zur Provokation eines Deqi-Gefühls.
   Dieser Punkt wird manuell stimuliert, wobei der Patient aufgefordert wird, den Arm im Schultergelenk zu bewegen, um die Wirkung zu kontrollieren, die oft innerhalb von Sekunden eintritt.

Ma. 39 Xiajuxu Unterhalb des großen Erdhügels

Lokalisation: 6 Cun unterhalb von Ma. 36 Zusanli.

Indikationen: Paresen der unteren Extremität, Polyneuropathie, Dünndarmerkrankungen, akute Diarrhöe.
   Dieser Punkt wird als zusätzlicher He-Punkt des Dünndarms bezeichnet.

Art der Nadelung: Senkrecht, 3 cm tief.

Ma. 40 Fenglong Aufblühend **Luo→MP.3**

Lokalisation: Eine Fingerbreite lateral von Ma. 38 Tiaokou, zwei Fingerbreiten lateral der Tibiakante.

Indikationen: Bronchitis, Auswurf, Epilepsie.

Art der Nadelung: Senkrecht, 3 cm tief.

Ma. 41 Jiexi Löst den Stau **Jing
Tonisierungspunkt**

Lokalisation: Auf der Mitte der vorderen Beugefalte des oberen Sprunggelenks.

Indikationen: Erkrankungen des Sprunggelenks, Parese der unteren Extremität. Abdominelle Erkrankungen.

Art der Nadelung: Senkrecht, 0,5 cm tief.

Ma. 42 Chongyang Yang Impuls Yuan
(von MP. 4)

Ma. 43 Xiangu Ins Tal fallen

Lokalisation: In einer Vertiefung zwischen der Basis des 2. und 3. Os metatarsale.

Indikationen: Einer der wirksamsten analgetischen Punkte.

Art der Nadelung: Senkrecht, 1 cm tief, starke Stimulation.

Ma. 44 Neiting Innere Halle **Ying**

Lokalisation: 0,5 Cun proximal des Schwimmhautrandes zwischen der 2. und 3. Zehe.

Indikationen: Fernpunkt bei Zahnschmerzen, Kopfschmerzen. Zusammen mit Ma. 43 allgemeiner analgetischer Punkt.

Art der Nadelung: Senkrecht, 1 cm tief oder schräg.

Ma. 45 Lidui Mehrfacher Austausch **Jing**

Lokalisation: Am lateralen Nagelwinkel der 2. Zehe, 0,1 Cun proximal.

Indikationen: Akute Notfälle wie bei allen Jing-Punkten.

Art der Nadelung: Senkrecht, 0,1 cm tief.

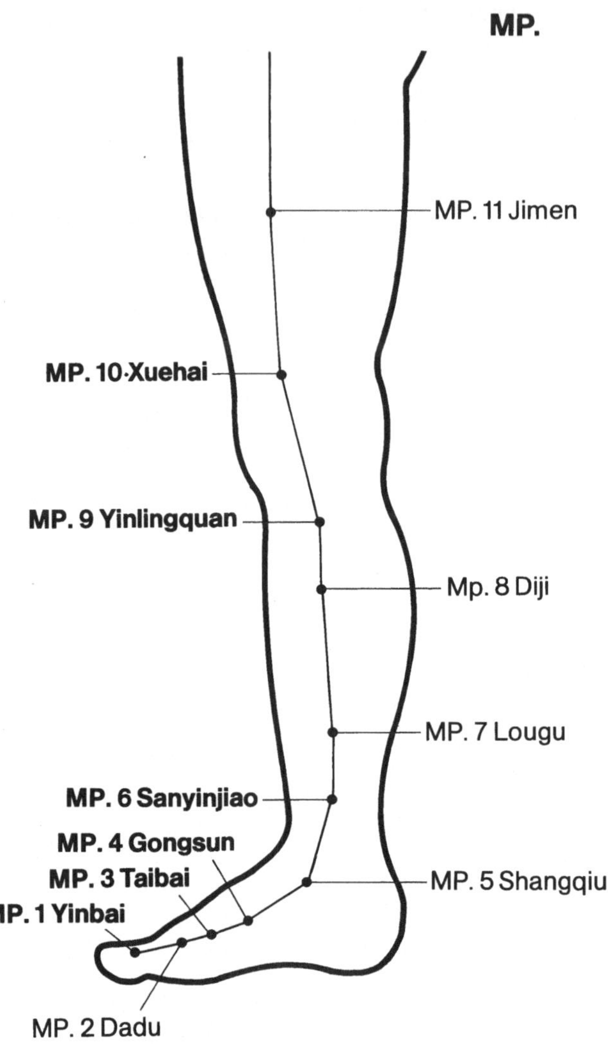

Milz-Pankreas Meridian, Bein

6.4 Milz-Pankreas Meridian (MP.)

Der Milz-Pankreas Meridian ist ein Yin-Meridian, mit dem Magenmeridian gekoppelt.

Wandlungsphase: Erde

Mit dem Lungenmeridian bildet er die **Tae Yin** Meridianachse.

Verlauf: Der Milz-Pankreas Meridian beginnt am medialen Nagelwinkel der Großzehe, zieht an der medialen Seite des Fußes und dann an der Innenseite des Beines zum Abdomen, wo er 4 Cun neben der Mittellinie zum Thorax läuft. Im oberen Thoraxbereich biegt der Meridianverlauf nach unten und lateral ab und endet in der Axillarlinie im 6. ICR.

Klinische Anwendung: Bei Störungen der Verdauungsfunktion, bei urogenitalen Erkrankungen, Hauterkrankungen, Aszites und Ödemen werden Punkte des Milz-Pankreas Meridians angewendet.

Der Milz-Pankreas Meridian repräsentiert nach der traditionellen chinesischen Medizin die Funktionseinheit der Organe Pankreas und Milz einschließlich der Funktion des retikuloendothelialen Systems. Dies schließt Funktionen der Verdauung, der Wasser- und Blutverteilung ein, übt einen Einfluß auf die Skelettmuskulatur der Extremitäten aus und „ernährt" die Lippen und die Zunge.
Die wichtigsten Punkte sind 3, 4, 6, 9, 10, 15.

MP. 1 Yinbai Verborgenes Weiß **Jing**

Lokalisation: 0,1 Cun proximal vom medialen Nagelwinkel der Großzehe.

Indikationen: In akuten Notfällen wie Ohnmacht.

Art der Nadelung: Senkrecht, 1–2 mm tief.

MP. 2 Dadu Große Stadt **Ying**
Tonisierungspunkt

Lokalisation: An der medialen Seite der Großzehe, distal vom 1. Metatarsophalan-

gealgelenk, am Übergang der Haut des Fußrückens zur Fußsohle (Abb.: Milz-Pankreas Meridian, Bein).

Indikationen: Abdominelle Schmerzen, Völlegefühl, Hyperhydrosis.

Art der Nadelung: Senkrecht, 0,5–1 cm tief.

MP. 3 Taibai Sehr Weiß **Yuan**
(von Ma. 40)

Lokalisation: An der medialen Seite des Fußes, proximal vom Köpfchen des ersten Metatarsalknochens.

Indikationen: Oberbauchschmerzen, Blähbeschwerden, Diarrhöe, Erbrechen, Obstipation.

Art der Nadelung: Senkrecht, 0,5–1 cm tief.

MP. 4 Gongsun Name des Gelben Kaisers
Luo→Ma. 42

Lokalisation: An der medialen Seite des Fußes, in einer Vertiefung proximal vom 1. Metatarsotarsalgelenk, am Übergang der Haut der Fußsohle zum Fußrücken.

Indikationen: Von diesem Punkt zieht das transversale Luo-Gefäß zum Magenmeridian, entsprechend werden auch Magenerkrankungen, wie Gastritis und Dyspepsie, aber auch Diarrhöe und Obstipation mit diesem Punkt behandelt.

Art der Nadelung: Senkrecht, 1–2 cm tief.

MP. 5 Shangqiu Hügel-Shang (2. Ton)
Jing
Sedierungspunkt
Shang entspricht Metall. MP. 5 ist der antike Punkt, der dem Metall entspricht.

Lokalisation: Am Schnittpunkt der Linien, die von der unteren und vorderen Seite des Malleolus medialis tangential gezogen werden.

Indikationen: Arthritis, Distorsion des Sprunggelenks, Gastritis, Enteritis.

Art der Nadelung: Senkrecht, 0,5–0,8 cm tief.

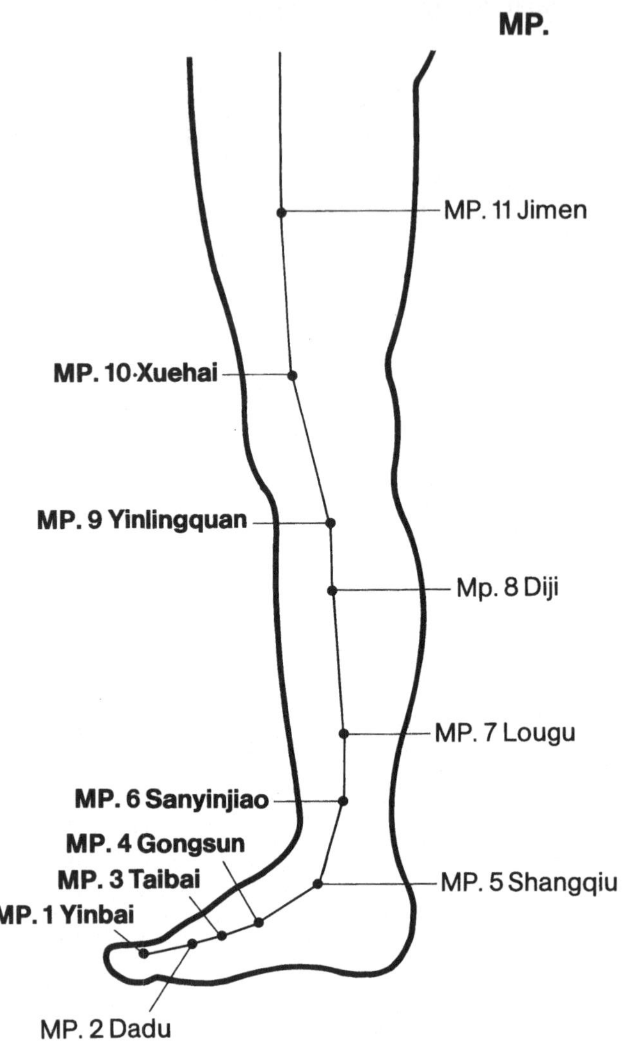

Milz-Pankreas Meridian, Bein (Wiederholung)

MP. 6 Sanyinjiao Kreuzung der drei Yin

Lokalisation: An der medialen Seite des Unterschenkels, 3 Cun oberhalb des medialen Malleolus, dorsal der Tibiahinterkante.

Indikationen: Gastrointestinale Störungen, wie Diarrhöe, Völlegefühl, Blähbeschwerden.

Urogenitale Erkrankungen und Störungen, wie Dysurie, vermehrter Harndrang, Restharn, Impotenz, Orchitis, Dysmenorrhöe, Amenorrhöe.

Störungen der unteren Extremitäten, wie Polyneuropathie, Lähmungen, Durchblutungsstörungen, Phlebitis, Lymphangitis, chronische Ulcera cruris.

Hauterkrankungen.

Erkrankungen der Organe Niere, Leber und Pankreas.

Endokrine Erkrankungen wie Diabetes mellitus.

Als allgemeiner Tonisierungspunkt bei chronischer Müdigkeit, in der Rekonvaleszenz und bei Hypotonie.

Allergische und immunologische Erkrankungen.

In der Akupunkturanästhesie bei Eingriffen im kleinen Becken und zur Geburtserleichterung.

Dieser Punkt wird als Kreuzungspunkt der drei Yin-Meridiane MP., Le., Ni. der unteren Extremität angesehen (San-yin-jiao, San = 3, Jiao = Kreuzung).

Art der Nadelung: Senkrecht, 1–3 cm tief.

MP. 7 Lougu Rinne

MP. 8 Diji Kraft der Erde **Xi-Cleft**

Lokalisation: An der medialen Seite des Beines, 3 Cun unterhalb von MP. 9 Yinlingquan, an der hinteren Tibiakante.

Indikationen: Menorrhagie, Menstruationsstörungen, sonstige urogenitale Störungen. Als Xi-Cleft-Punkt des Milz-Pankreas Meridians indiziert bei akuten Erkrankungen des Meridians und Organs.

Art der Nadelung: Senkrecht, 2–3 cm tief.

MP. 9 Yinlingquan Quelle am Yin-Grabhügel **He**

Lokalisation: An der medialen Seite des Beines, in der Vertiefung am Unterrand des medialen Condylus. Es ist die Höhe der Tuberositas tibiae.

Indikationen: Ödeme, Aszites und Schwellungen der unteren Extremität.

Art der Nadelung: Senkrecht, 2–3 cm tief.

MP. 10 Xuehai Meer des Blutes

Lokalisation: Der höchste Punkt auf dem M. vastus medialis, 2 Cun proximal von der Oberkante der Patella.

Indikationen: Hauterkrankungen, Allergien, urogenitale Störungen.

Art der Nadelung: Senkrecht, 2–3 cm tief.

MP. 11 Jimen Bogentor
MP. 12 Chongmen Tor der Tatkraft
MP. 13 Fushe Haus des Amtssitzes
MP. 14 Fujie Bauchknoten, Verstopfung

Die Punkte MP. 12–14 liegen 4 Cun lateral der Medianlinie am Unterbauch.

MP. 15 Daheng Große Horizontale

Lokalisation: 4 Cun lateral des Nabels, neben Ma. 25 (Abb.: Milz-Pankreas Meridian, Rumpf).

Indikationen: Diarrhöe, Obstipation, Dyspepsie, Meteorismus.

Art der Nadelung: Senkrecht, 2–3 cm tief.

MP. 16 Fuai Bauchweh
MP. 17 Shidou Nahrungshöhle

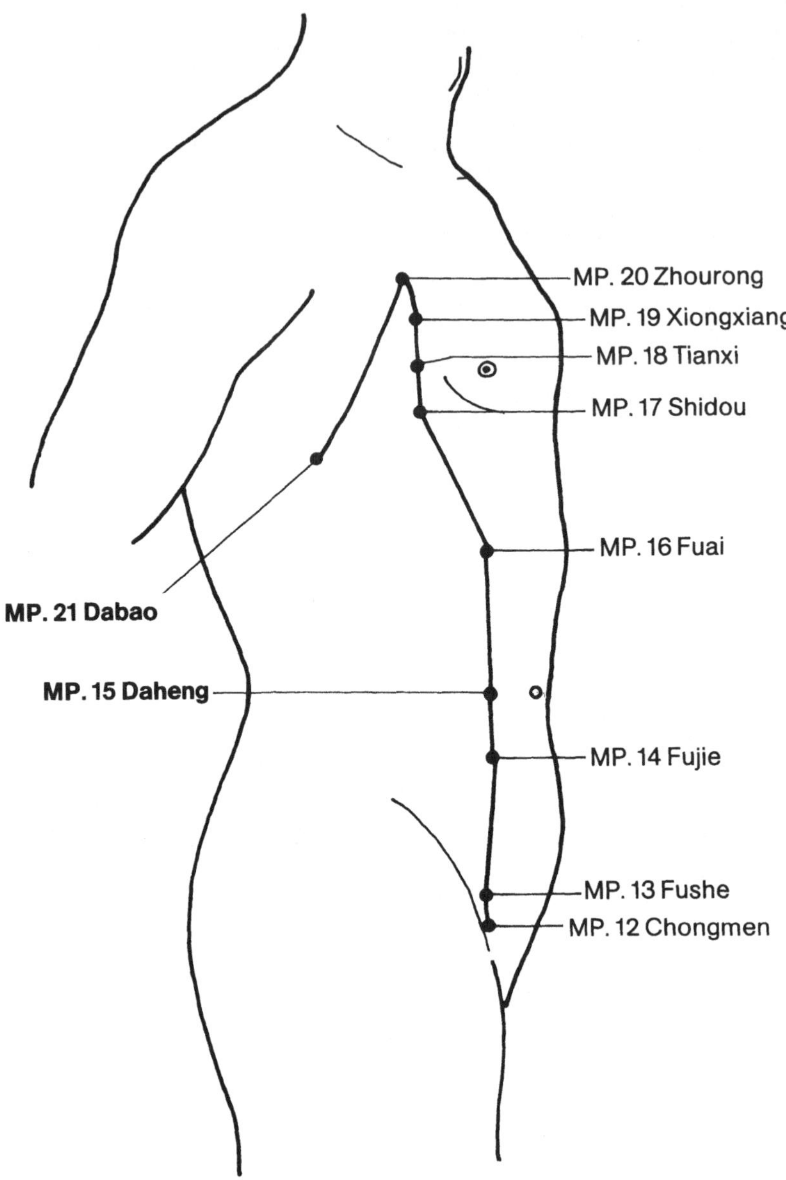

Milz-Pankreas Meridian, Rumpf

MP. 18 Tianxi   Himmlischer Bach
MP. 19 Xiongxiang   Brustland
MP. 20 Zhourong   Umgeben von Ruhm

MP. 21 Dabao Große Hülle

Lokalisation: Unter der Achselhöhle im 6. ICR auf der mittleren Axillarlinie.

Indikationen: In der traditionellen chinesischen Medizin wird dieser Punkt das „Große Luo" genannt, von dem viele Verästelungen entspringen (Großer Bündel). Anwendung bei Schmerzen im Brustkorb, Dyspnoe, Lungenerkrankungen, Verdauungsstörungen.

Art der Nadelung: Schräge Nadelführung, 1–2 cm.

6.5 Herzmeridian (He.)

Der Herzmeridian ist ein Yin-Meridian, mit dem Dünndarmmeridian (Yang) gekoppelt.

Wandlungsphase: Feuer
Mit dem Nierenmeridian bildet er die **Shao Yin** Meridianachse.

Verlauf: Der Herzmeridian beginnt in der Achselhöhle und läuft an der Volarseite des Armes zum kleinen Finger.

Klinische Anwendung: Herzerkrankungen; psychische Störungen, z.B. Schlafstörung, Agitiertheit, Epilepsie; Störungen des autonomen Nervensystems; psychosomatische Erkrankungen; Schmerzen im Verlauf des Meridians, z.B. Epikondylitis.

Funktion: Dem Herzmeridian entspricht nicht nur das Organ Herz, sondern auch die Funktion des Herzens sowie des Blutkreislaufs. Dem Meridian werden weiterhin die Funktionen des Gehirns, speziell des Bewußtseins, der Gedankenaktivität (z.B. Halluzinationen), der Gefühle zugeordnet. Nach der traditionellen chinesischen Medizin „öffnet sich das Herz zum Mund" und bestimmt so die Farbe der Zunge (z.B. Zyanose).
Die wichtigsten Punkte sind 3, 5, 6, 7, 8.

He. 1 Jiquan Äußerste Quelle

Lokalisation: In der Mitte der Achselhöhle, medial der A. axillaris (Abb.: Herzmeridian).

Indikationen: Schmerzen des Armes, Lähmungen der oberen Extremität, Herzschmerzen, Laktationsstörungen, übermäßiges Schwitzen.

Art der Nadelung: Senkrecht, 1–2 cm tief.

He. 2 Qingling Frischer Geist

He. 3 Shaohai Kleines Meer   **He**

Lokalisation: Auf der Ulnarseite des Ellenbogens, am Ende der Beugefalte, 0,5 Cun radial vom Epicondylus radii.

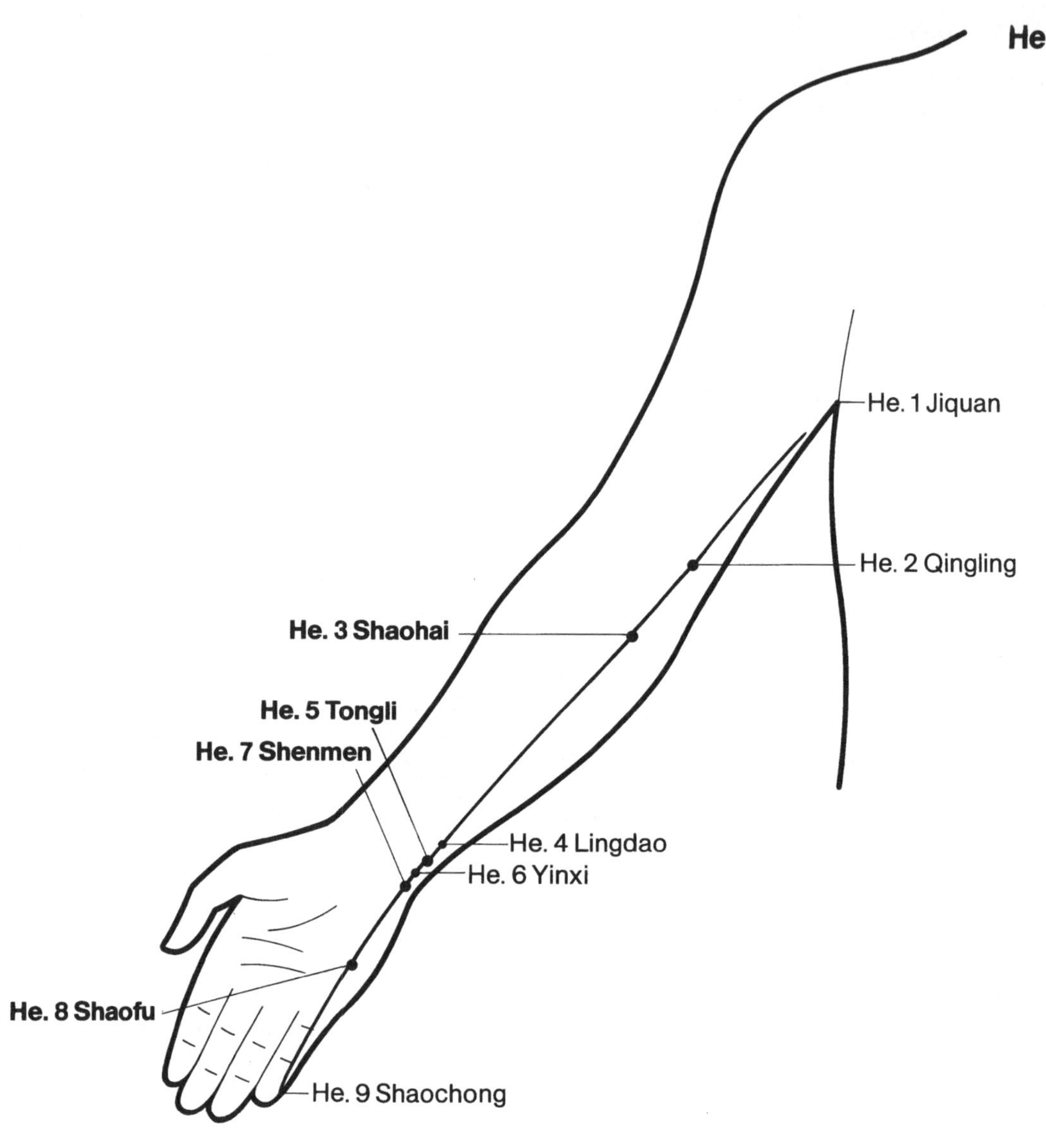

Herzmeridian

Indikationen: Arthritis des Ellenbogengelenks, Angina pectoris, Tremor.

Art der Nadelung: Senkrecht, 1–2 cm tief.

He. 4   Lingdao   Wundertätiger Weg   **Jing**

Lokalisation: An der Palmarseite des Unterarms, 1,5 Cun proximal von He. 7 Shenmen.

Indikationen: Angina pectoris, Neuralgie des N. ulnaris.

Art der Nadelung: Senkrecht, 0,5–1 cm tief.

He. 5   Tongli   Verbindung nach innen
Luo→Dü. 4

Lokalisation: 1 Cun proximal von He. 7 Shenmen.

Indikationen: Sprachstörungen, Aphasie, rauhe Stimme, Schmerzen des Handgelenks, psychische Störungen.

Art der Nadelung: Senkrecht, 0,5–1 cm tief.

He. 6   Yinxi   Yin-Spalte   **Xi-Cleft**

Lokalisation: 0,5 Cun proximal von He. 7 Shenmen.

Indikationen: Angina pectoris, Neurasthenie, Schwitzen während der Nacht.

Art der Nadelung: Senkrecht, 0,5–1 cm tief.

He. 7   Shenmen   Tor des Geistes   **Yuan**
(von Dü. 7)
Sedierungspunkt

Lokalisation: Auf der Beugefalte des Handgelenks, radial der Sehne des M. flexor carpi ulnaris.

Indikationen: Psychische Störungen, Schlaflosigkeit, Angstzustände, Epilepsie, Herzschmerzen.

Art der Nadelung: Senkrecht, 0,5–1 cm tief.

He. 8   Shaofu   Kleiner Amtssitz   **Ying**

Lokalisation: Auf der Handfläche zwischen dem 4. und 5. Metatarsalknochen. Bei geballter Faust liegt der Punkt zwischen den Fingerspitzen des Ring- und Kleinfingers.

Indikationen: Schmerzen der Hand, Raynaud-Syndrom, Enuresis, Dysurie, übermäßiges Schwitzen der Hand.

Art der Nadelung: Senkrecht, 0,5–1 cm tief.

He. 9   Shaochong   Wenig Energieimpuls
Jing
Tonisierungspunkt

Lokalisation: Am radialen Nagelwinkel des Kleinfingers.

Indikation: Als Jing-Punkt bei akuten Notfällen von Herz und Kreislauf, auch bei Apoplex und Koma.

Art der Nadelung: Senkrecht, 1–2 cm tief.

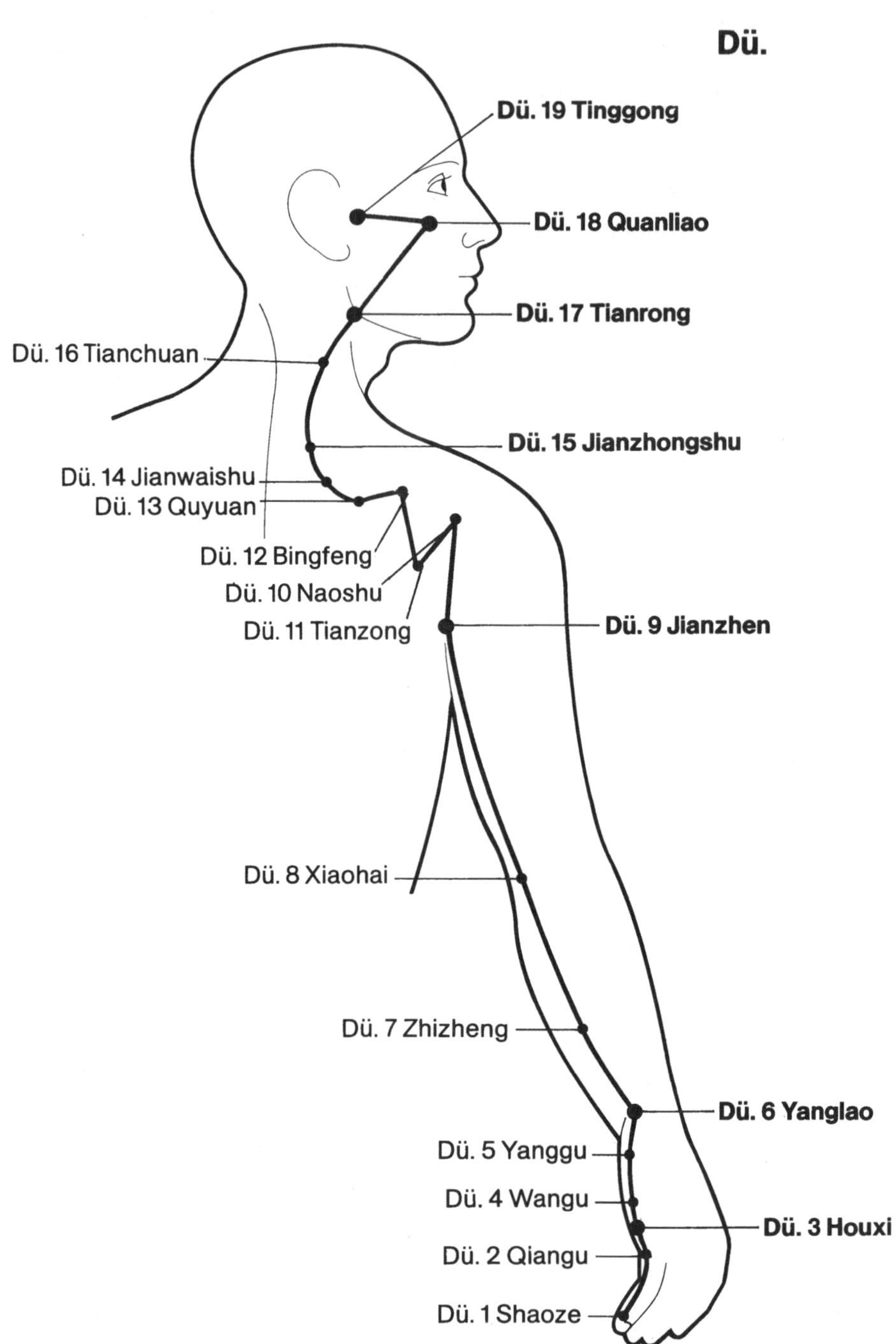

Dünndarmmeridian

6.6 Dünndarmmeridian (Dü.)

Der Dünndarmmeridian ist ein Yang-Meridian, mit dem Herzmeridian gekoppelt.

Wandlungsphase: Feuer

Mit dem Blasenmeridian bildet er die **Tae Yang** Meridianachse.

Verlauf: Der Dünndarmmeridian beginnt am ulnaren Nagelwinkel des Kleinfingers, verläuft an der ulnaren Dorsalseite des Armes zur Schulter, dann über die Lateralseite des Halses zum Gesicht und endet vor dem Ohr.

Klinische Anwendung: Eine große Anzahl von schmerzhaften Erkrankungen, die im Verlauf des Meridians lokalisiert sind.

Die wichtigsten Punkte sind 3, 6, 9, 17, 18, 19.

Dü. 1   Shaoze   Kleiner Teich   **Jing**

Lokalisation: Am ulnaren Nagelwinkel des Kleinfingers (Abb.: Dünndarmmeridian).

Indikationen: Akute Notfälle.

Art der Nadelung: Senkrecht, 2 mm tief.

Dü. 2   Qiangu   Vorderes Tal   **Ying**

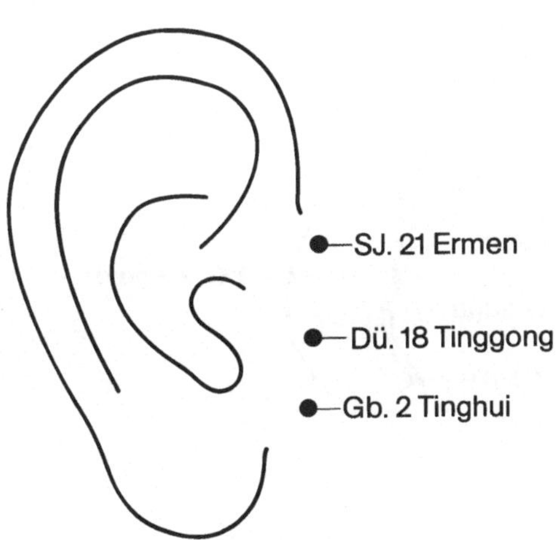

Punkte frontal vom Ohr

> **Dü. 3   Houxi**   Hinterer Bach
> **Tonisierungspunkt**
> **Schlüsselpunkt Du Mai**
>
> *Lokalisation:* Am ulnaren Rand der Hand, am ulnaren Ende der Handquerfalte.
>
> *Indikationen:* Lähmungen und periphere Neuropathie der Hand. Schmerzen, Verspannung und Bewegungseinschränkung des Nackens und der Schulterregion, z.B. Tortikollis, Spondylosis; in Fällen von schmerzhaften Bewegungseinschränkungen des Nackens führt die kräftige manuelle Stimulation dieses Punktes zu einer dramatischen Besserung.
> Tinitus, Schwerhörigkeit.
>
> *Art der Nadelung:* Senkrecht, 1–2 cm tief.

Dü. 4   Hand-Wangu   Handgelenkknochen
                          Yuan (von He. 5)

Dü. 5   Yanggu   Yang-Tal   **Jing**

Dü. 6   Yanglao   Das Alter pflegen **Xi-Cleft**

Lokalisation: In der Vertiefung, radial vom Processus styloideus der Ulna.

Indikationen: Als Xi-Cleft-Punkt Anwendung bei akuten schmerzhaften Erkrankungen entlang des Meridianverlaufs, z.B. bei schmerzhafter Bewegungseinschränkung des Nackens (kräftig manuell stimulieren).

In Fällen von akutem Status asthmaticus, bei denen der Punkt Ren 22 Tiantu zu keiner Erleichterung führt, sollte man diesen Punkt gemeinsam mit Ren 17 Shanzhong manuell stimulieren. Dü. 6 wird auch in der Akupunkturanästhesie angewendet.

Art der Nadelung: Schräge Nadelführung, 2 cm, in Richtung Pe. 6.

Dü. 7   Zhizheng   Unterstützt die Oberseite
                        Luo→He. 7

Lokalisation: An der ulnaren Seite des Unterarms, 5 Cun proximal vom Handgelenk.

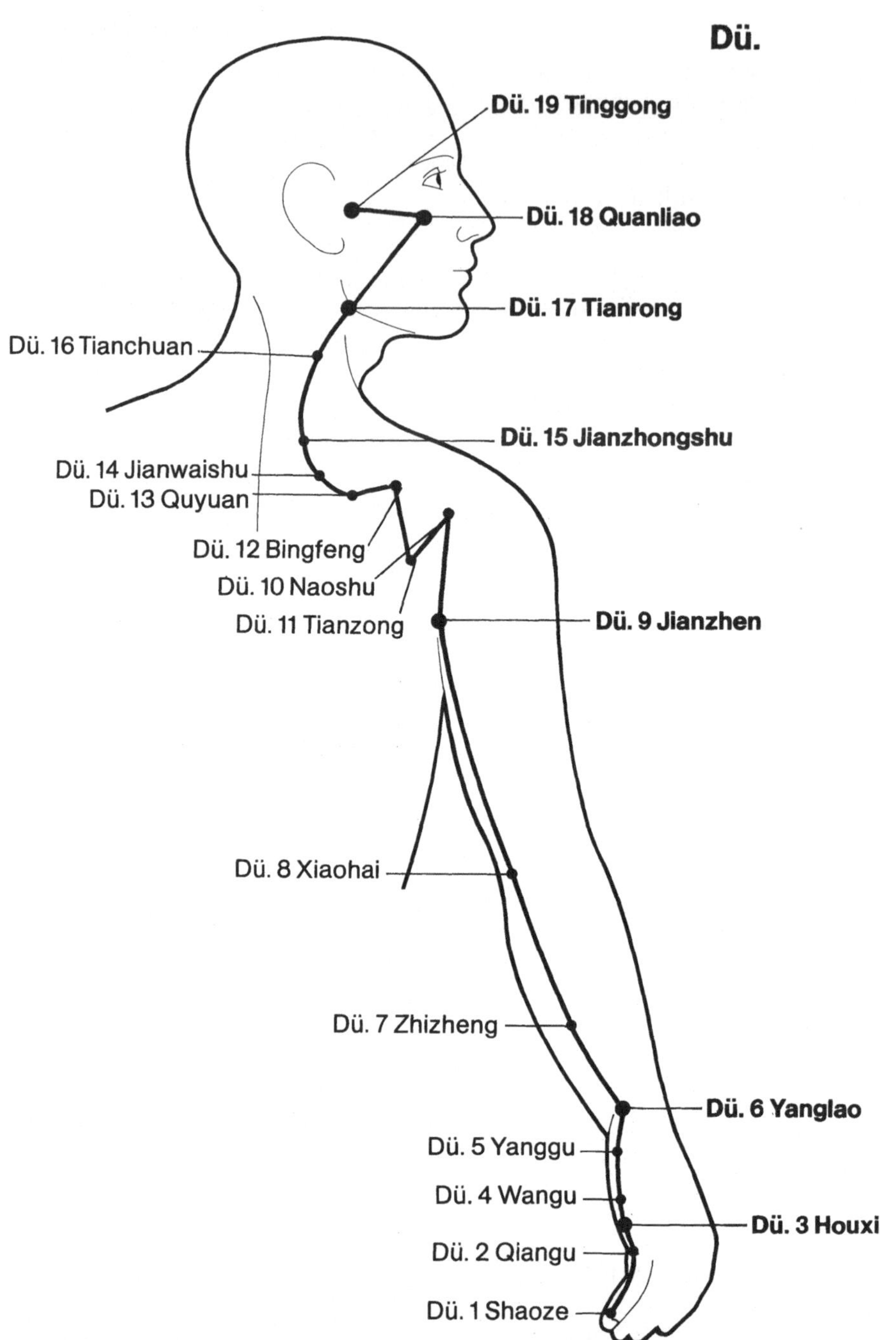

Dünndarmmeridian (Wiederholung)

Indikationen: Bewegungseinschränkung des Nackens, Schmerzen des Unterarms, psychische Störungen.

Art der Nadelung: Senkrecht, 1–2 cm tief.

Dü. 8   Xiaohai   Kleines Meer   **He**

Lokalisation: Bei gebeugtem Ellenbogengelenk zwischen dem Olecranon und dem medialen Epikondylus des Humerus.

Indikationen: Schmerzen des Ellenbogens, der Schulter und des Rückens.

Art der Nadelung: Senkrecht, 0,5–1 cm tief.

Dü. 9   Jianzhen   Standhafte Schulter

Lokalisation: Bei Adduktion des Armes, 1 Cun oberhalb der dorsalen Falte der Axilla.

Indikationen: Erkrankungen im Bereich der Schulter, Lähmungen des Armes.

Art der Nadelung: Senkrecht, 2–4 cm tief.

Die Punkte Dü. 10–13 liegen auf dem Schulterblatt und werden als Nahpunkte bei Erkrankungen und Störungen im Bereich der Schulter angewendet.

Dü. 10	Naoshu	Oberarmmuskel-Transportpunkt (Shu)
Dü. 11	Tianzhong	Himmlische Ahnherr
Dü. 12	Bingfeng	Der Windfang
Dü. 13	Quyuan	Gebogene Mauer

Dü. 14   Jianwaishu   Außenschulter-Transportpunkt (Shu)

Lokalisation: 3 Cun lateral vom Unterrand des Processus spinosus des 1. thorakalen Wirbels, lateral von Du 13 Taodao.

Indikationen: Schmerzen der Schulter, Bewegungseinschränkung im Nacken.

Art der Nadelung: Schräg, 1–2 cm tief.

Dü. 15   Jianzhongshu   Transportpunkt in der Schulter

Lokalisation: 2 Cun lateral vom Unterrand des Processus spinosus des 7. zervikalen Wirbels, der Vertebra prominens, lateral vom Du 14 Dazhui.

Indikationen: Schmerzen der Schulter, Bewegungseinschränkung im Nacken, Bronchitis, Asthma bronchiale.

Art der Nadelung: Schräg, 1–2 cm tief.

Dü. 16   Tianchuang   Himmelsfenster

Dü. 17   Tianrong   Der Himmel erlaubt es

Lokalisation: Dorsal von dem Kieferwinkel, vor dem M. sternocleidomastoideus.

Indikationen: Tonsillitis, Heiserkeit, Dysarthrie des Kiefergelenks.

Art der Nadelung: Senkrecht, 1–2 cm tief.

Dü. 18   Quanliao   Jochbeinknochenspalt

Lokalisation: Kaudal vom Arcus zygomaticus, unter dem lateralen Augenwinkel.

Indikationen: Zahnschmerzen der Oberkieferzähne, Trigeminusneuralgie, Fazialisparese, gute analgetische Wirkung.
   In der Akupunkturanästhesie bei Eingriffen im Schädelbereich und bei Zahnextraktionen.

Art der Nadelung: Senkrecht, 0,5–1 cm tief.

Dü. 19   Tinggong   Das Haus hören

Lokalisation: Bei leicht geöffnetem Mund in der Vertiefung vor dem Tragus.

Indikationen: Ohrerkrankungen,   z.B. Schwerhörigkeit, Ohrensausen, Ohrinfektionen, Ménière-Krankheit.

Dieser Punkt wird gemeinsam mit SJ. 21 Ermen und Gb. 2 Tinghui angewendet. Dabei besteht die Möglichkeit, von SJ. 21 sub-

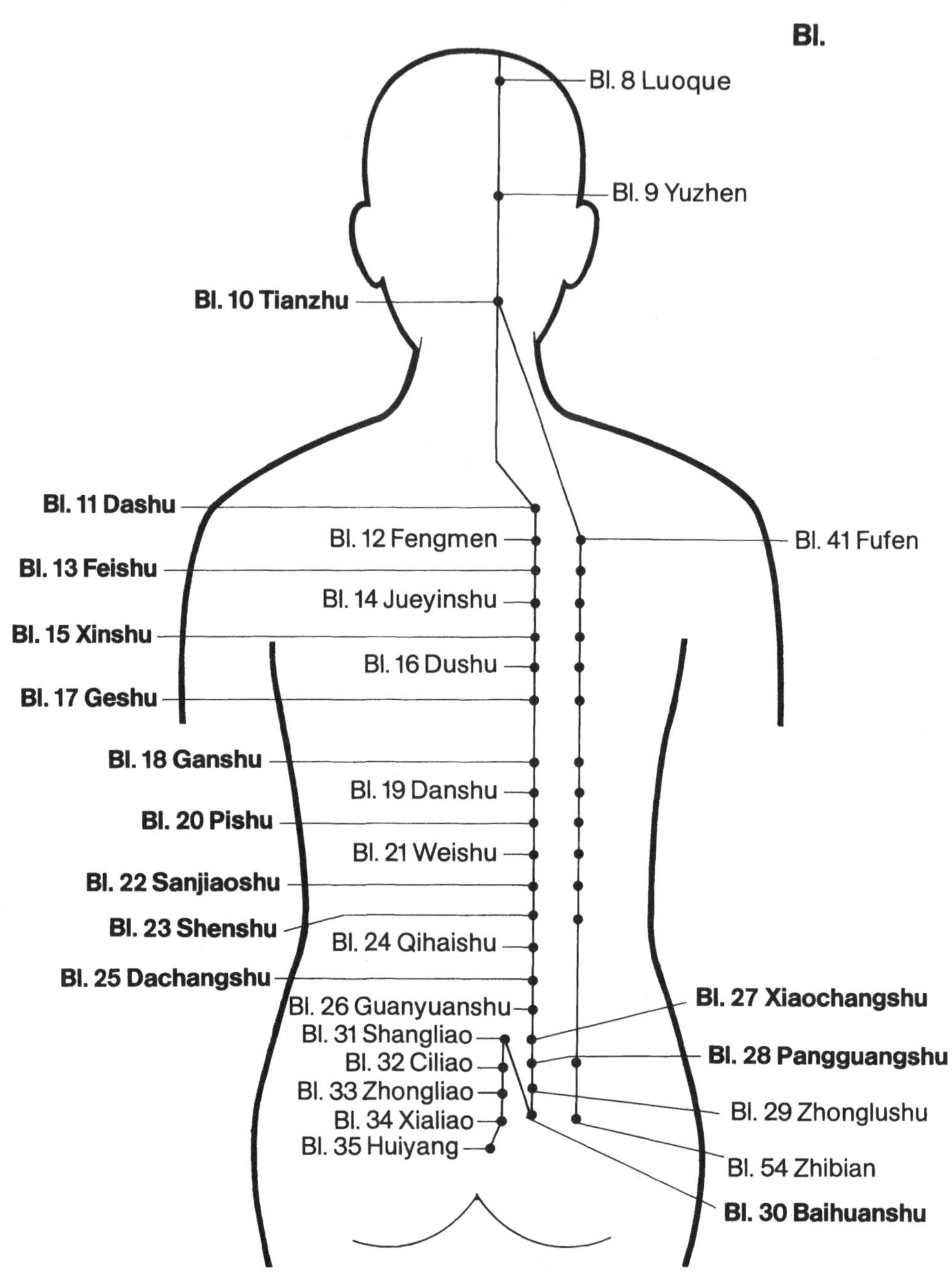

Blasenmeridian, Rücken

kutan, parallel zur Hautoberfläche, senkrecht nach unten zu nadeln und dadurch alle 3 Punkte zu erfassen (Abb.: Punkte frontal vom Ohr).

Art der Nadelung: Senkrecht, 0,5 cm tief.

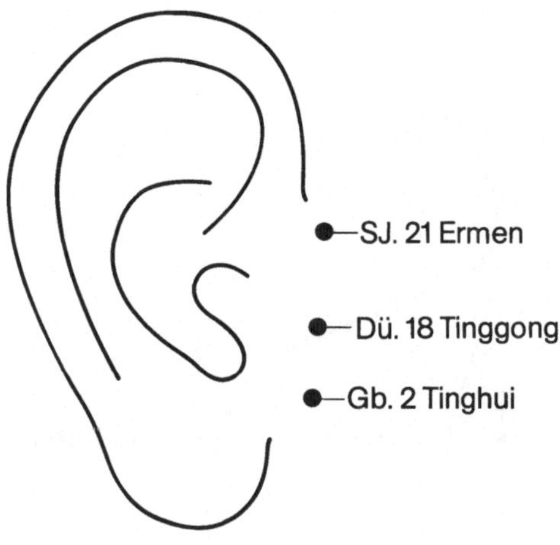

Punkte frontal vom Ohr (Wiederholung)

6.7 Blasenmeridian (Bl.)

Der Blasenmeridian ist ein Yang-Meridian und ist mit dem Nierenmeridian (Yin) gekoppelt.

Wandlungsphase: Wasser
Mit dem Dünndarmmeridian bildet er die **Tae Yang** Meridianachse.

Verlauf: Der Blasenmeridian ist der längste Meridian (67 Punkte). Er beginnt am medialen Augenwinkel, läuft lateral der Mittellinie nach dorsal über den Kopf und verzweigt sich am Nacken in zwei Äste. Der wichtigere, mediale Ast zieht 1,5 Cun lateral der Mittellinie bis zur Höhe der 4. Sakralöffnung, von hier nach oben zur ersten Sakralöffnung und dann kaudal über die Dorsalseite des Oberschenkels zur Kniekehle, wo er sich mit dem lateralen Ast verbindet. Der 2. Ast zieht 3 Cun lateral der Mittellinie bis zum Sakrum, von hier an der Dorsalseite des Oberschenkels zur Kniekehle. Von hier läuft der Blasenmeridian an der Dorsalseite des Unterschenkels hinter dem Malleolus lateralis zur Außenseite des Fußes und endet am lateralen Nagelwinkel der Kleinzehe.
Der periphere Verlauf des Blasenmeridians entspricht dem Dermatom S 1.

Klinische Anwendung: Bei Erkrankungen im Bereich des Meridianverlaufs:
Die Punkte im Gesicht bei Augenerkrankungen und bei Kopfschmerzen.
Die Punkte im Nacken bei okzipitalen Kopfschmerzen, Verspannungen der Nackenmuskulatur und HWS-Syndrom.
Auf dem medialen Ast des Blasenmeridians liegen die 12 Shu-Punkte der Organe, auch Zustimmungspunkte oder Transportpunkte genannt, die einen direkten Einfluß auf segmental zugeordnete Organe ausüben.
Bei akuten und chronischen Erkrankungen der Organe werden die Shu-Punkte druckempfindlich. Deshalb können die Zustimmungspunkte sowohl diagnostisch als auch therapeutisch bei Erkrankungen der Organe angewendet werden.

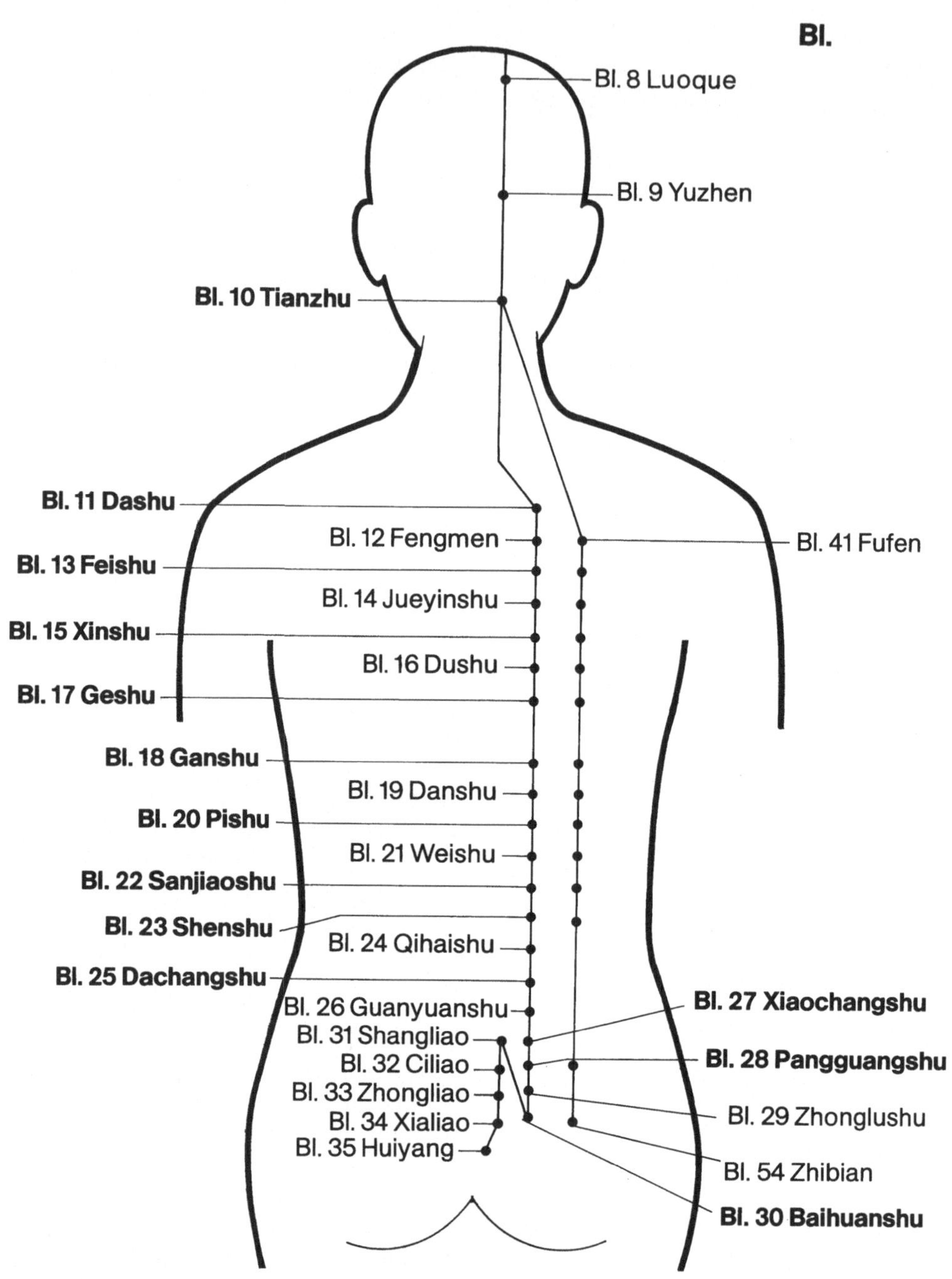

Blasenmeridian, Rücken (Wiederholung)

Die Punkte im Lumbalbereich bei Lumbalgien und Urogenitalerkrankungen.

Die peripheren Punkte bei Schmerzen der unteren Extremität, sowie als Fernpunkte für Erkrankungen im proximalen Verlauf des Meridians.

Die wichtigsten Punkte sind 2, 10, 11, 13, 14, 15, 17, 18, 19, 20, 21, 22, 23, 25, 26–30, 40, 60, 62, 67.

Bl. 1   Jingming   Strahlende Augen

Lokalisation: 0,1 Cun oberhalb des inneren Augenwinkels (Abb.: Blasenmeridian, Kopf).

Indikationen: Erkrankungen des Auges, der Tränendrüse, des Augenlids.

Art der Nadelung: Senkrecht, 1 mm.
Gefährlicher Punkt wegen der Lokalisation.

Bl. 2   Zanzhu   Mit Bambus bedeckt

Lokalisation: Am medialen Ende der Augenbraue, oberhalb des inneren Augenwinkels.

Indikationen: Augenerkrankungen, Stirnkopfschmerzen, Sinusitis.

Art der Nadelung: Senkrecht, 0,5–0,8 mm tief.

Bl. 3   Meichong   Impuls von der Augenbrauen

Lokalisation: Am Haaransatz, 0,5 cm lateral der Mittellinie.

Indikationen: Stirnkopfschmerzen, Augenerkrankungen.

Art der Nadelung: Schräg, 0,5–0,8 mm tief.

Die Punkte Bl. 4 bis Bl. 9 liegen 1,5 Cun lateral der Mittellinie und werden vorwiegend bei Kopfschmerzen und Schwindelzuständen eingesetzt.

| Bl. 4 | Quchai | Winkelförmige Abweichung |
| Bl. 5 | Wuchu | Fünfter Ort |

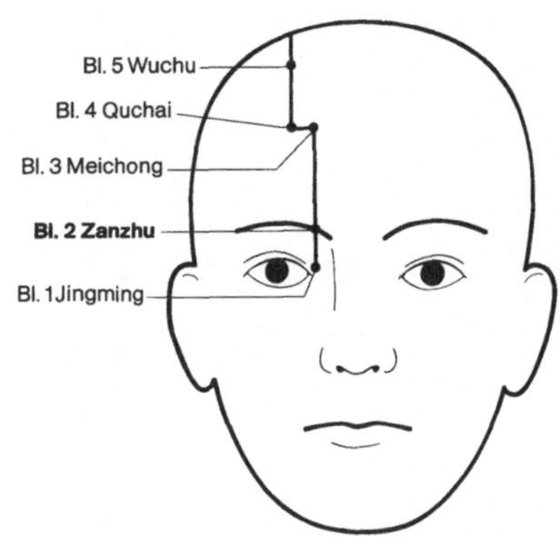

Blasenmeridian, Kopf

Bl. 6	Chengguang	Empfang des Lichts
Bl. 7	Tongtian	Zugang zum Himmel
Bl. 8	Luoque	Verbindung zur Rückseite
Bl. 9	Yuzhen	Jade auf dem Kopfkissen

Bl. 10   Tianzhu   Himmelsäule

Lokalisation: 1,3 Cun lateral von Du 15, Yamen (C 1/2), 0,5 Cun oberhalb des Haaransatzes.

Indikationen: Kopfschmerzen, Migräne, Schwindel, Sehstörungen, Nackensteifigkeit.

Art der Nadelung: Schräg, 0,5–1 cm tief.

Die Punkte des medialen Schenkels des Blasenmeridians sind von besonderer Bedeutung, weil sie inneren Organen und bestimmten Geweben zugeordnet werden. Neben den 12 Zustimmungspunkten, Transportpunkten oder **Shu**-Punkten sind auch Meisterpunkte (Bl. 11, Bl. 17) auf dem medialen Ast des Blasenmeridians gelegen. Die Zustimmungspunkte (Shu) sind bei akuten und chronischen Erkrankungen der inneren Organe indiziert.

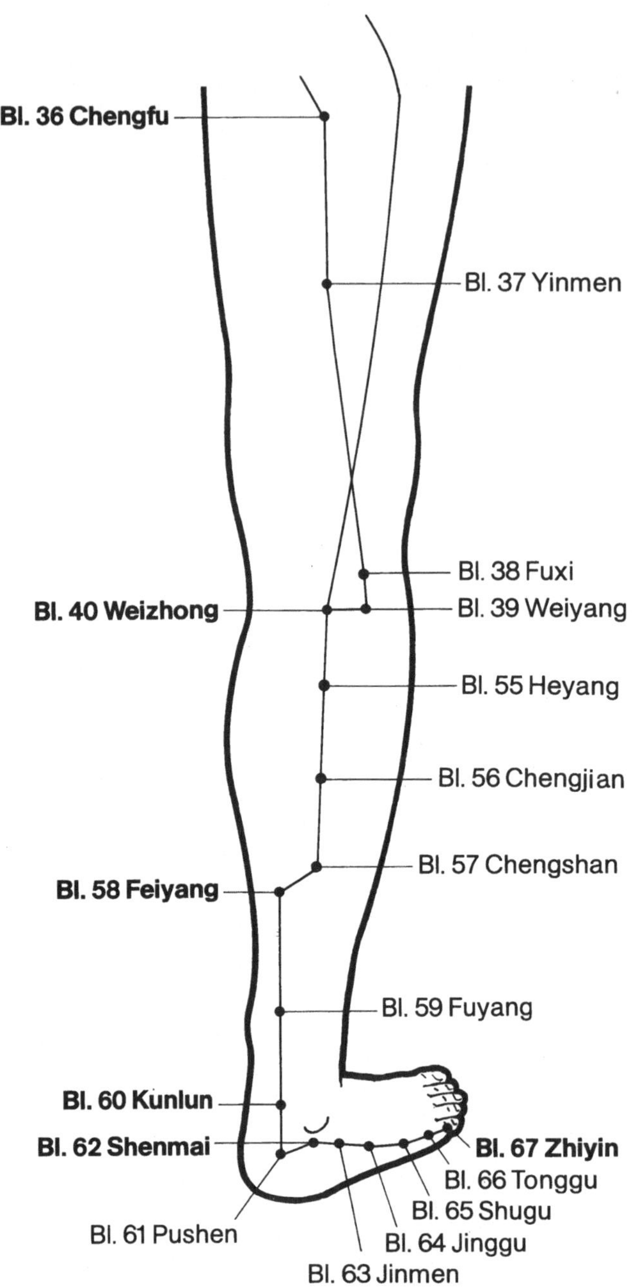

Blasenmeridian, Bein

Die Shu-Punkte liegen 1,5 Cun lateral vom unteren Rand des entsprechenden Dornfortsatzes.

„Shu" kann Transport bedeuten und wird als Punktekategorie gebraucht.

Art der Nadelung bei diesen Punkten: Senkrecht, 1–2 cm tief. Moxaanwendung ist bei einer großen Anzahl von vorwiegend chronischen Erkrankungen von besonderem Wert.

Die Punkte Bl. 29 und Bl. 30 liegen 1,5 Cun lateral der Mittellinie auf der Höhe des 3. und 4. Foramen sacrale. Die Punkte Bl. 31 bis Bl. 34 befinden sich auf den 1. bis 4. Foramina sacralia. Diese Punkte sind bei Lumbalgie, Ischialgie und bei Erkrankungen im Bereich des kleinen Beckens indiziert (Abb.: Blasenmeridian, Rücken).

Bl. 29	Zhonglushu	Transportpunkt am Rückgrat
Bl. 30	Baihuanshu	Transportpunkt am weißen Gürtel
Bl. 31	Shangliao	Oberer Knochenspalt
Bl. 32	Ciliao	Zweiter Knochenspalt
Bl. 33	Zhongliao	Mittlerer Knochenspalt
Bl. 34	Xialiao	Unterer Knochenspalt
Bl. 35	Huiyang	Vereinigtes Yang

Bl. 36 Chengfu Unterstützung

Lokalisation: Auf der Mitte der Gesäßquerfalte.

Indikationen: Ischialgie, Hämorrhoiden, Lähmungen der unteren Extremität.

Art der Nadelung: Senkrecht, 2–3 cm tief.

Bl. 37 Yinmen Blühendes Tor

Lokalisation: Auf der Verbindungslinie zwischen Bl. 36 und Bl. 40, 6 Cun distal von Bl. 36.

Indikationen: Ischialgie, Lähmungen der unteren Extremität.

Art der Nadelung: Senkrecht, 2–4 cm tief.

Bl. 38 Fuxi Oberflächlicher Spalt

Bl. 39 Weiyang Yang in der Biegung

Lokalisation: Am lateralen Ende der Beugefalte des Kniegelenks, medial der Sehne des M. biceps femoris.

Indikationen: Rückenschmerzen, Wadenkrämpfe.

Art der Nadelung: Senkrecht, 1–2 cm.

Bl. 40 Weizhong Mitten in der Biegung
He

Lokalisation: Auf der Mitte der Beugefalte des Kniegelenks (Abb.: Blasenmeridian, Bein).

Indikationen: Lumbalgie, Ischialgie, Erkrankungen im Bereich des Beckens, Impotenz, Enuresis. Bl. 40 ist einer der wichtigsten Fernpunkte der unteren Extremität und beeinflußt besonders den kaudalen Bereich des Rückens.

Art der Nadelung: Senkrecht, 1–2 cm tief.

Bl. 54 Zhibian Seitliche Reihenfolge

Lokalisation: 3 Cun lateral der Mittellinie, auf der Höhe des 4. Foramen sacrale.

Indikationen: Lumbalgien, Ischialgien, Erkrankungen des Hüftgelenks, Lähmungen der unteren Extremität, Urogenitalerkrankungen.

Art der Nadelung: Senkrecht, 1–2 cm tief.

Bl. 55	Heyang	Gemeinsames Yang
Bl. 56	Chengjin	Muskelhalten

Bl. 57 Chengshan Berg halten

Lokalisation: 8 Cun unterhalb von Bl. 40, zwischen den beiden Muskelbäuchen des M. gastrocnemius.

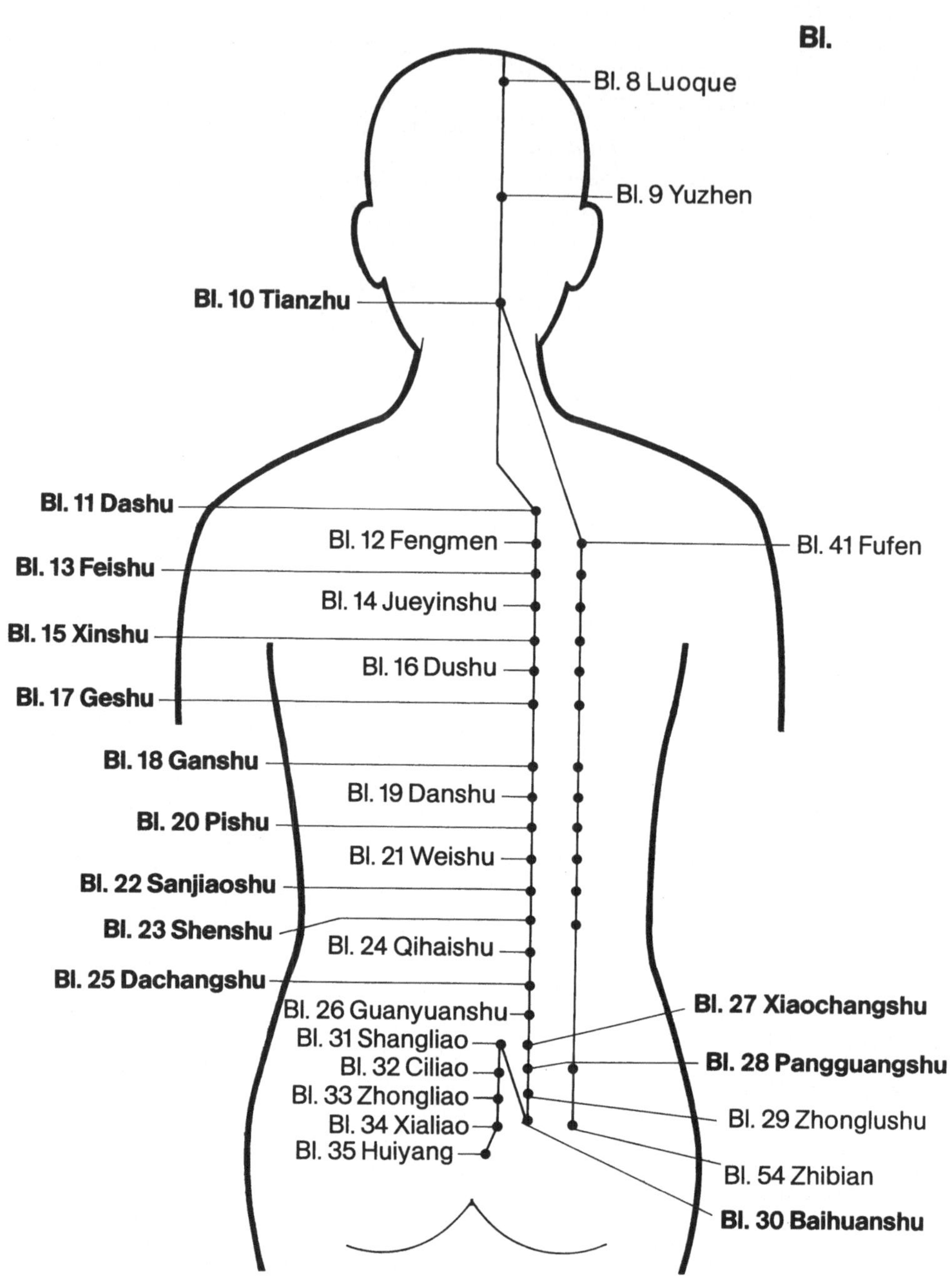

Blasenmeridian, Rücken (Wiederholung)

Punkte	Lage	Name	Funktion	Übersetzung
– Bl. 11	– Th 1	**Dashu**	**Großes Webschiffchen** (Webschiffchen entspricht dem Fortsatz des Brustwirbels)	Große Eiche
Bl. 12	Th 2	Fengmen	Keine besondere Bedeutung	Tor des Windes
– Bl. 13	– Th 3	**Feishu**	**Shu der Lunge**	Transportpunkt zur Lunge
Bl. 14	– Th 4	**Jueyinshu**	**Shu des Perikard**	Transportpunkt zum Yin
– Bl. 15	– Th 5	**Xinshu**	**Shu des Herzens**	Transportpunkt zum Herz
Bl. 16	Th 6	**Dushu**	**Shu des Du**	Transportpunkt zum Überwachungsgefäß (Du)
–Bl. 17	– Th 7	**Geshu**	**Shu des Diaphragma Meisterpunkt für Blut**	Transportpunkt zum Zwerchfell
– Bl. 18	– Th 9	**Ganshu**	**Shu der Leber**	Transportpunkt zur Leber
Bl. 19	Th 10	**Danshu**	**Shu der Gallenblase**	Transportpunkt zur Gallenblase
– Bl. 20	– Th 11	**Pishu**	**Shu des Milz-Pankreas**	Transportpunkt zur Milz
Bl. 21	Th 12	**Weishu**	**Shu des Magens**	Transportpunkt zum Magen
Bl. 22	L 1	**Sanjiaoshu**	**Shu des SJ.**	Transportpunkt zum dreiteiligen Erwärmer
– Bl. 23	– L 2	**Shenshu**	**Shu der Niere**	Transportpunkt zur Niere
Bl. 24	L 3	Qichaishu		Transportpunkt zum Meer der Energie
– Bl. 25	– L 4	**Dachangshu**	**Shu des Dickdarms**	Transportpunkt zum Dickdarm
Bl. 26	L 5	Guanyuanshu		Transportpunkt zur umschlossenen Ursprungsenergie
– Bl. 27	– S 1	**Xiaochangshu**	**Shu des Dünndarms**	Transportpunkt zum Dünndarm
– Bl. 28	– S 2	**Pangguangshu**	**Shu der Blase**	Transportpunkt zur Harnblase

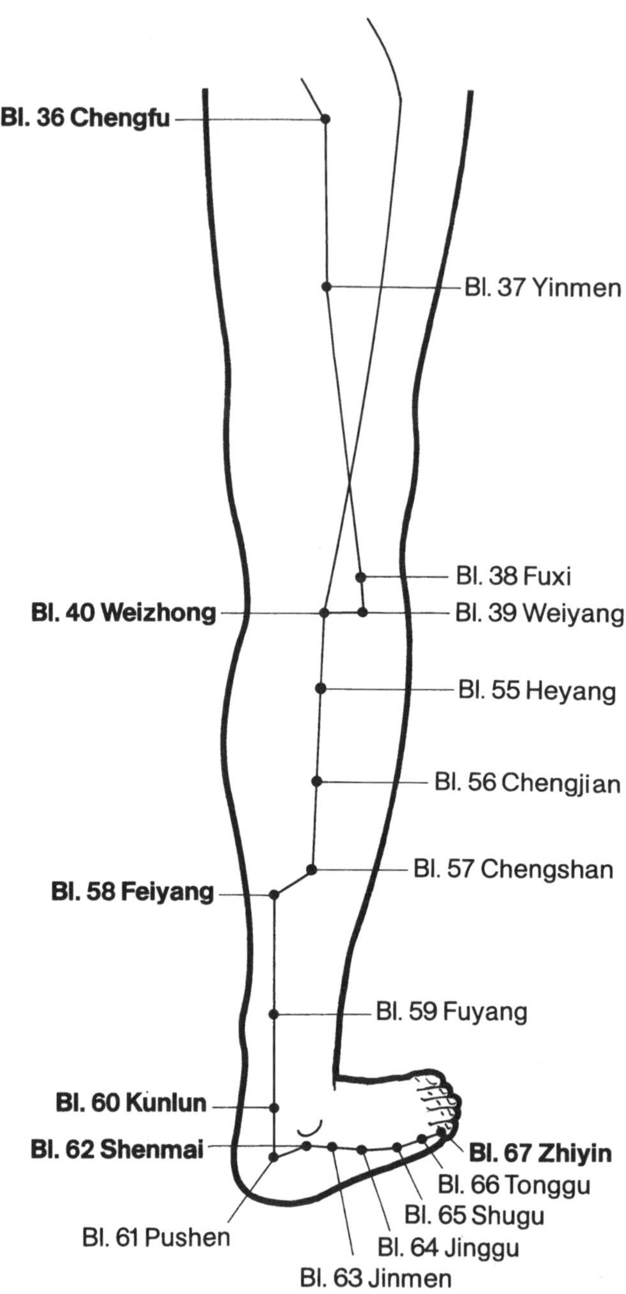

Blasenmeridian, Bein (Wiederholung)

Punkt	Lage	Name	Bedeutung	Lateral von
Bl. 41	Th 2	Fufen	Nebenliegender Punkt (Beginn des lateralen Blasenmeridianastes)	Bl. 12
Bl. 42	Th 3	Pohu	Tür der Vitalität	Bl. 13
Bl. 43	Th 4	Gaohuangshu	Sitz der edlen Organe	Bl. 14
Bl. 44	Th 5	Shentang	Halle des Geistes	Bl. 15
Bl. 45	Th 6	Yixi	Freudige Erregung	Bl. 16
Bl. 46	Th 7	Geguan	Zwerchfelltor	Bl. 17
Bl. 47	Th 9	Hunmen	Tor der Geistseele	Bl. 18
Bl. 48	Th 10	Yanggang	Yang-Regel	Bl. 19
Bl. 49	Th 11	Yishe	Hütte der Gedanken	Bl. 20
Bl. 50	Th 12	Weicang	Speicher des Magens	Bl. 21
Bl. 51	L 1	Huangmen	Tor der edlen Organe	Bl. 22
Bl. 52	L 2	Zhishi	Zimmer des Willens	Bl. 23
Bl. 53	S 2	Baohuang	Hülle der edlen Organe	Bl. 28
Bl. 54	S 4	Zhibian	Seitliche Reihenfolge	Bl. 30

Indikationen: Wadenkrämpfe, Ischialgie, Schmerzen im Bereich der unteren Extremität, Hämorrhoiden, Stirnkopfschmerzen.

Art der Nadelung: Senkrecht, 2–3 cm tief.

Bl. 58 Feiyang Im Winde wehen

Luo→Ni. 3

Lokalisation: 7 Cun genau oberhalb Bl. 60.

Indikationen: Augenerkrankungen, Lumbalgie, Ischialgie, Harnwegsentzündungen.

Art der Nadelung: Senkrecht, 2–3 cm tief.

Bl. 59 Fuyang Schritt Yang

Bl. 60 Kunlun Kunlun-Gebirge **Jing**

Lokalisation: Auf der Mitte der Verbindungslinie zwischen dem Malleolus lateralis und der Achillessehne (Abb.: Blasenmeridian, Fuß).

Indikationen: Distorsionen und Schmerzzustände des Sprunggelenks, Tendinitis der Achillessehne, Ischialgie, Lumbalgie, Lähmungen der unteren Extremität.

Art der Nadelung: Senkrecht, 1–2 cm tief.

Das Kunlun-Gebirge wird als Stütze des Himmels betrachtet.

Bl. 61 Pushen Kniende Verbeugung
Punkt wird tastbar bei kniender Verbeugung; Verbeugung war üblich, wenn der Diener den Herrn besuchte.

Bl. 62 Shenmai Puls anzeigen

Lokalisation: 0,5 Cun unterhalb des Malleolus lateralis.

Indikationen: Krämpfe, Epilepsie, Apoplexie, psychische Störungen, Suchterkrankungen.

Art der Nadelung: Senkrecht, 0,5–0,8 cm tief.

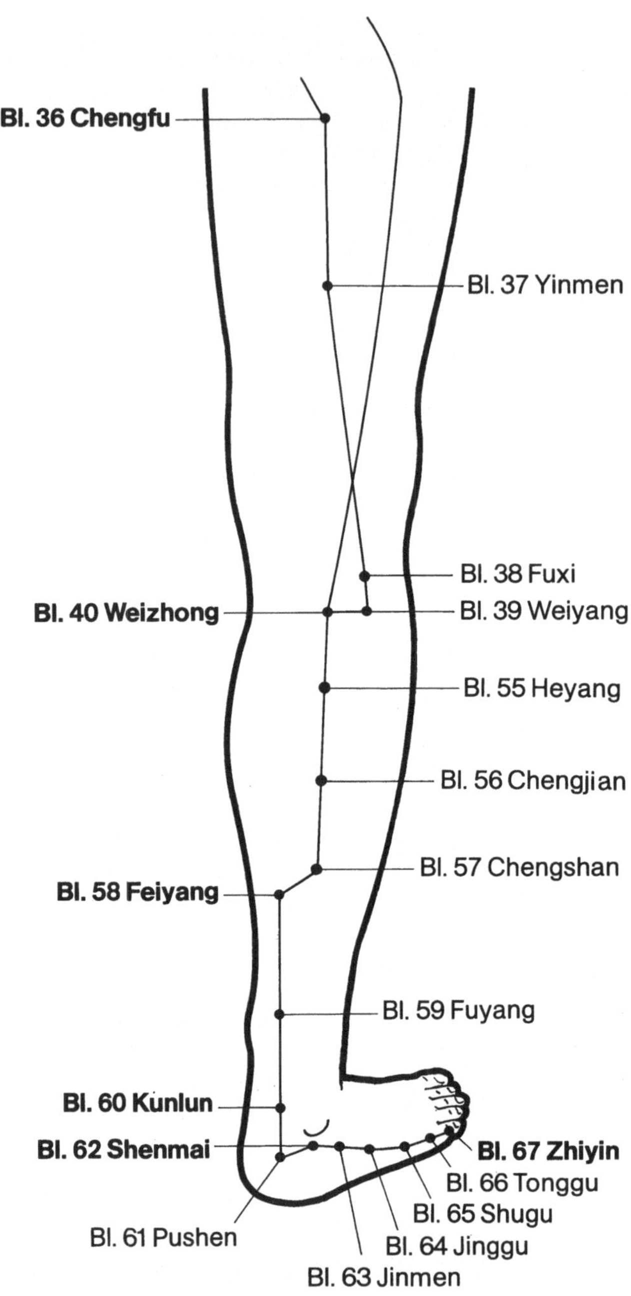

Blasenmeridian, Bein (Wiederholung)

Bl. 63	Jinmen	Goldenes Tor	
Bl. 64	Jinggu	Knochen der Hauptstadt	**Yuan** (von Ni. 4)
Bl. 65	Shugu	Knochenbündel	Sedierungspunkt
Bl. 66	Tonggu	Taldurchgang	**Ying**

Bl. 67 Zhiyin Äußerstes Yin **Jing**
Tonisierungspunkt

Lokalisation: Am lateralen Nagelwinkel der kleinen Zehe.

Indikationen: Als Jing-Punkt bei akuten Notfällen.
Spezielle Indikationen zur Unterstützung der Geburt.

Art der Nadelung: Senkrecht, 1–2 mm tief.

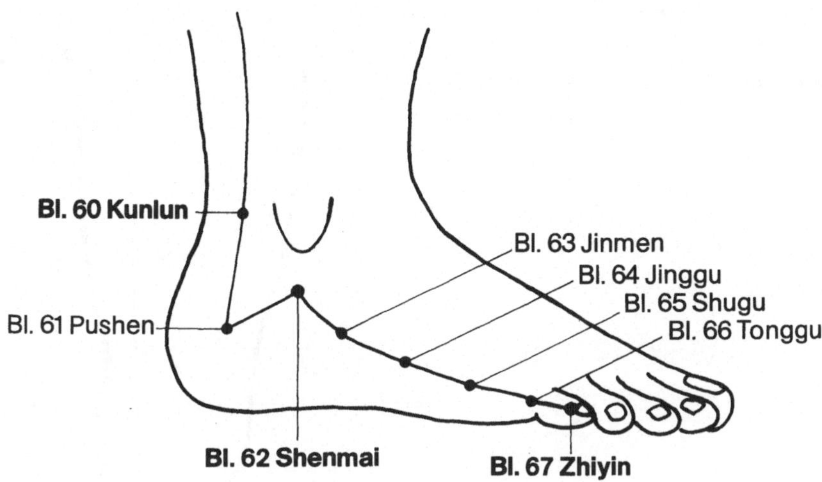

Blasenmeridian, Fuß

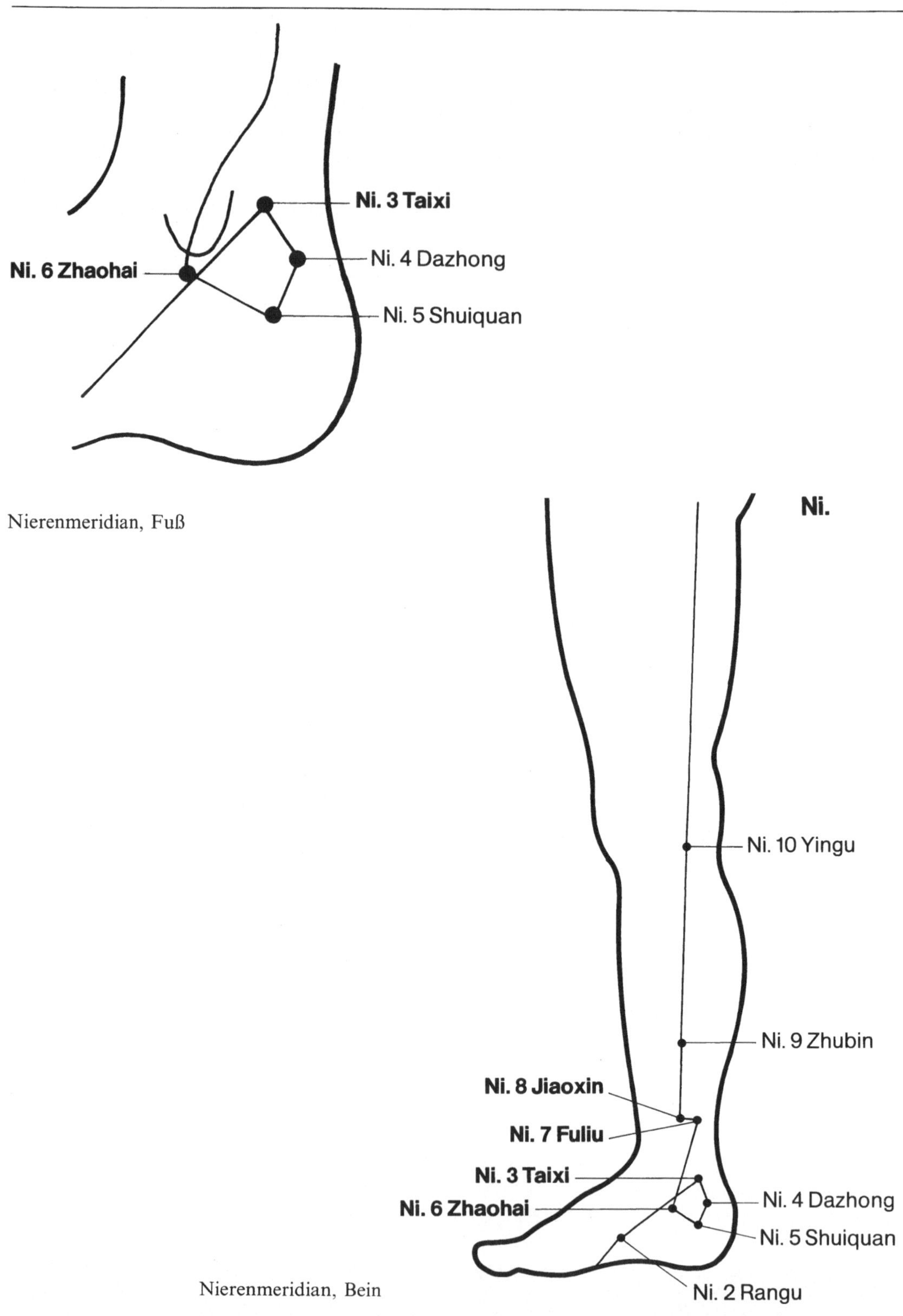

Nierenmeridian, Fuß

Nierenmeridian, Bein

6.8 Nierenmeridian (Ni.)

Der Nierenmeridian ist ein Yin-Meridian, mit dem Blasenmeridian gekoppelt.

Wandlungsphase: Wasser
Mit dem Herzmeridian bildet er die **Shao Yin** Meridianachse.

Verlauf: Von der Sohle verläuft der Nierenmeridian an der Medialseite des Beines zum Abdomen, wo er 0,5 Cun lateral der Mittellinie läuft; dann läuft er zum Thorax, hier im Abstand von 2 Cun von der Mittellinie, und endet unter der Schlüsselbeingrube mit dem Punkt Ni. 27 Shufu.

Klinische Anwendung: Urogenitalerkrankungen, Erkrankungen im Meridianverlauf.

Ni. 1 Yongquan Sprudelnde Quelle **Jing**
Sedierungspunkt

Lokalisation: Auf der Fußsohle an der Grenze zwischen dem vorderen und mittleren Drittel des Fußes, zwischen dem 2. und 3. Metatarsophalangealgelenk (Abb.: Nierenmeridian, Fuß).

Indikationen: Ni. 1 ist einer der wichtigsten Jing-Punkte im Körper: besondere Anwendung bei epileptischen Anfällen und anderen Notfällen. Kräftige Stimulation!

Art der Nadelung: Senkrecht, 0,5–1 cm tief.

Ni. 2 Rangu Natürliches Tal **Ying**

Ni. 3 Taixi Großer Bach **Yuan**
(von Bl. 58)

Lokalisation: In der Mitte zwischen dem prominentesten Punkt des Malleolus medialis und dem Hinterrand der Achillessehne (Abb.: Nierenmeridian, Fuß und Bein).

Indikationen: Urogenitalerkrankungen, Enuresis, Menstruationsstörungen, Impotenz, Zystitis, Erkrankungen des oberen Sprunggelenks.

Art der Nadelung: Senkrecht, 1–2 cm tief (Richtung Bl. 60 Kunlun).

Ni. 4 Dazhong Große Glocke **Luo→Bl. 64**
Ni. 5 Shuiquan Wasserquelle **Xi-Cleft**

Ni. 6 Zhaohai In Richtung zum Meer

Lokalisation: 1 Cun unterhalb des Vorderrandes des Malleolus medialis.

Indikationen: Menstruationsstörungen, Erkrankungen des Sprunggelenks.

Art der Nadelung: Senkrecht, 0,5–1 cm tief.

Ni. 7 Fuliu Wiederhergestelltes Fließen
Jing
Tonisierungspunkt

Lokalisation: 2 Cun oberhalb Ni. 3 Taixi am Vorderrand der Achillessehne.

Indikationen: Zystitis, Nephritis, Nachtschweiß, Diarrhöe, Lumbago, Moxibustion bei Schwächezuständen.

Art der Nadelung: Senkrecht, 1–2 cm tief.

Ni. 8 Jiaoxin Übergibt die Botschaft

Lokalisation: 2 Cun oberhalb Ni. 3 Taixi, 0,5 Cun vor Ni. 7 Fuliu.

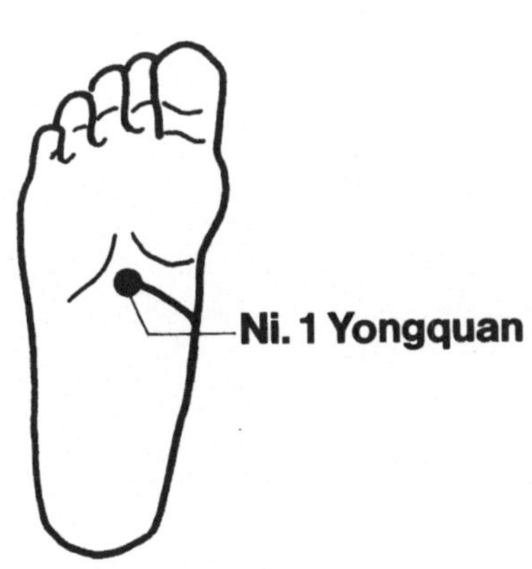

Nierenmeridian, Fuß

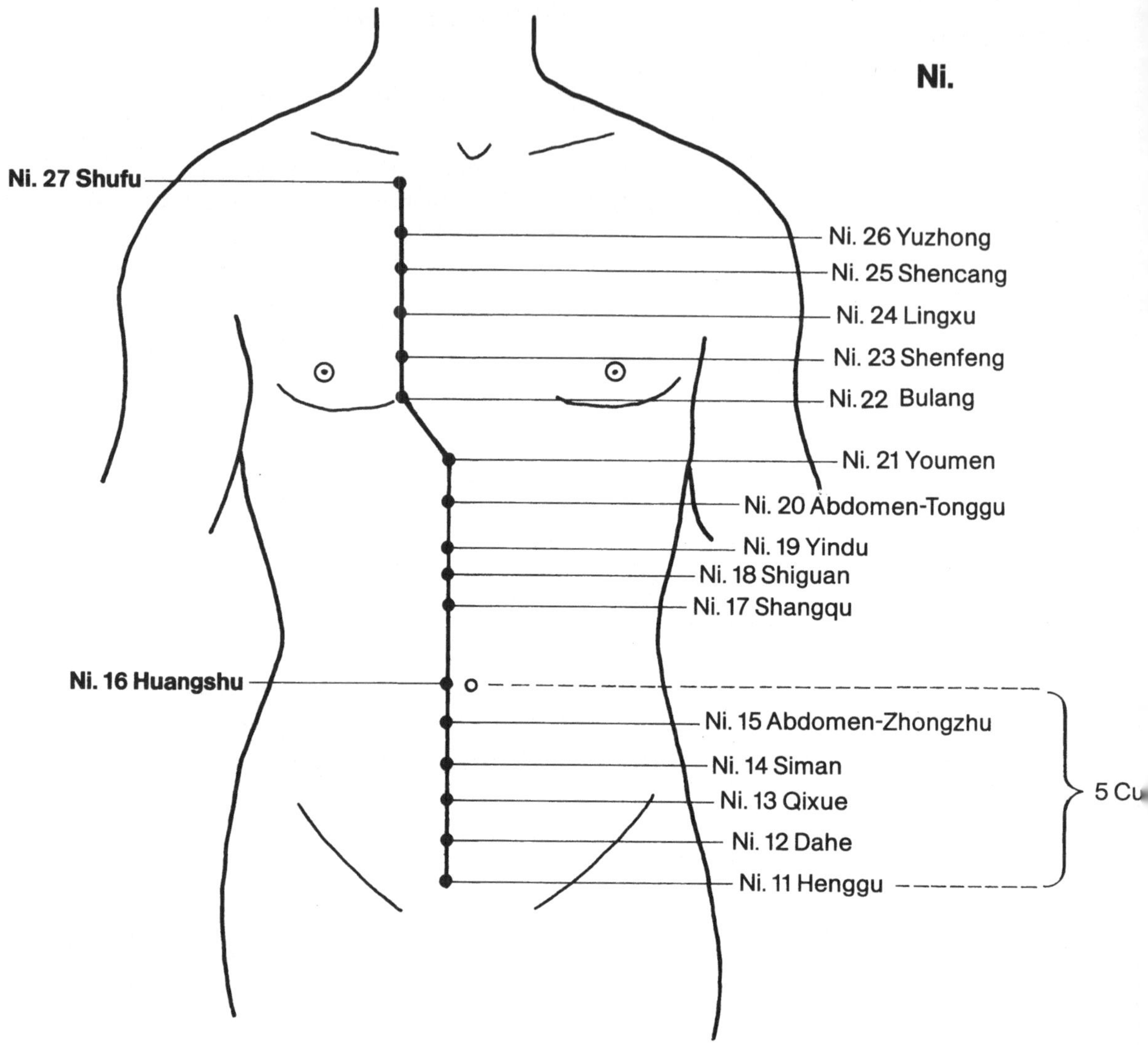

Nierenmeridian, Rumpf

Indikationen: Moxibustion bei Schwächezuständen, Urogenitalerkrankungen, Obstipation.

Art der Nadelung: Senkrecht, 1–2 cm tief.

Ni. 9	Zhubin	Gebaut für den Gast
Ni. 10	Yingu	Yin-Tal **He**

Die Punkte Ni. 11–21 liegen 0,5 Cun lateral der Mittellinie im Bereich des Abdomen (Abb.: Nierenmeridian, Rumpf).

Ni. 11	Henggu	Waagerechter Knochen
Ni. 12	Dahe	Besonders einflußreich
Ni. 13	Qixue	Punkt der Lebenskraft
Ni. 14	Siman	Überall voll
Ni. 15	Bauch-Zhongzhu	Hineinfließen

Ni. 16	Huangshu	Transportpunkt zu den edlen Organen
Ni. 17	Shangqu	Shang(2. Ton)-Bogen (Shang, 2. Ton, entspricht dem Dickdarm, also Dickdarmbogen)
Ni. 18	Shiguan	Steinpaß
Ni. 19	Yindu	Yin-Großstadt
Ni. 20	Bauch-Tonggu	Taldurchgang
Ni. 21	Youmen	Geheimes Tor

Die Punkte Ni. 22–27 liegen im Bereich der Thorax, 2 Cun lateral der Mittellinie.

Ni. 22	Bulang	Korridor durchschreiten
Ni. 23	Shenfeng	Geisteraltar
Ni. 24	Lingxu	Göttlicher Hügel
Ni. 25	Shencang	Verborgener Geist
Ni. 26	Yuzhong	Im üppigen Aussehen
Ni. 27	Shufu	Transportpunkt zum Amtssitz

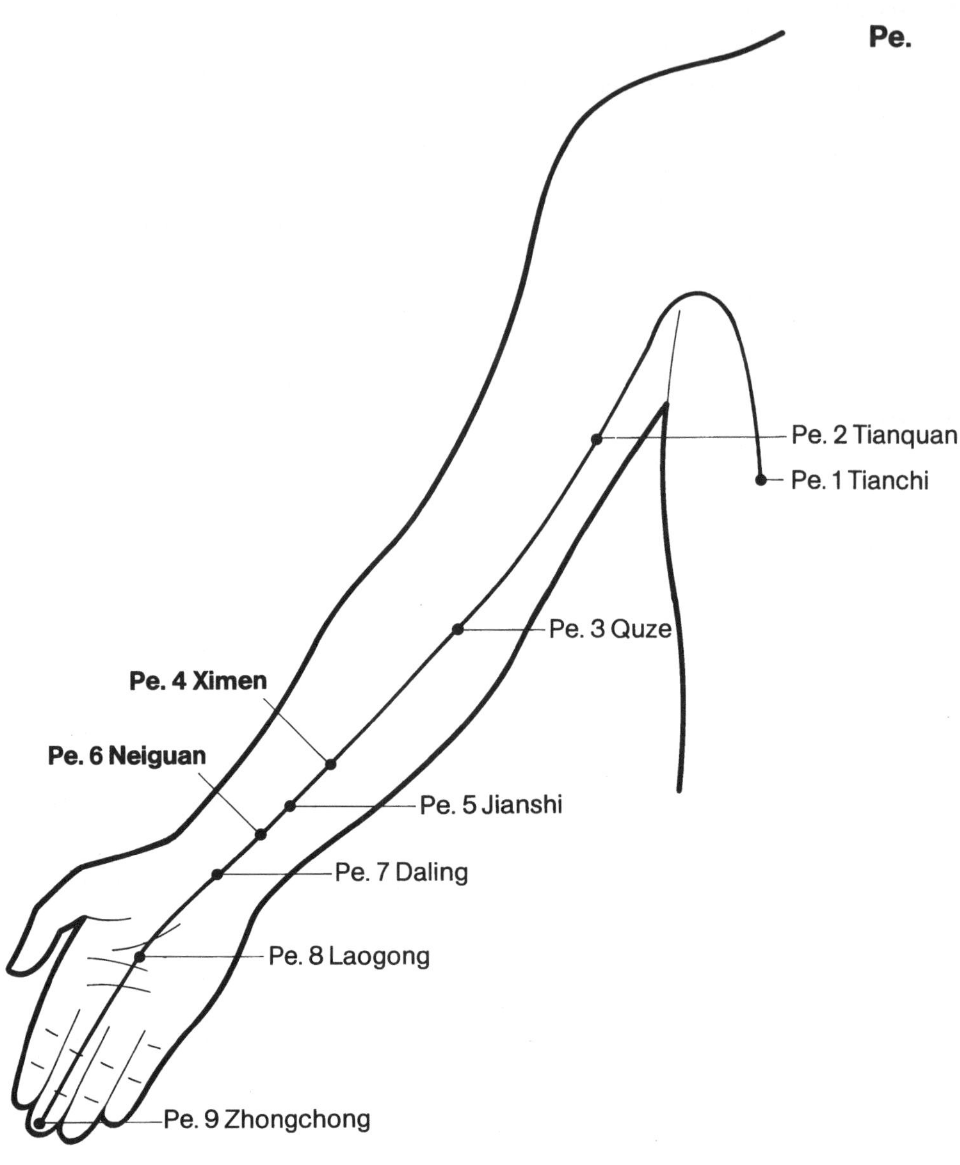

Perikardmeridian

6.9 Perikardmeridian (Pe.)

auch **Kreislauf-Sexualität (K.S.)**
oder **Meister des Herzens (M.d.H.)**
Der Perikardmeridian ist ein Yin-Meridian,
mit den Sanjiao-Meridian gekoppelt.
Mit dem Lebermeridian bildet er die **Jue Yin
Meridianachse.**

Wandlungsphase: Feuer

Verlauf: Von der lateralen Thoraxwand zieht
der Perikardmeridian an der Innenseite des
Armes zum Mittelfinger.

Klinische Anwendung: Herz- und Kreislaufer-
krankungen. In der traditionellen chinesischen Medizin wird dem Herzen und dem
Perikard das Gehirn und dessen geistige
Funktionen zugeordnet.
Die wichtigsten Punkte des Meridian sind
3, 4, 6, 7, 8.

Pe. 1   Tianchi   Himmlischer Teich

Lokalisation: 1 Cun lateral der Mamille im
4. ICR.

Pe. 2   Tianquan   Himmlische Quelle

Pe. 3   Quze   Gebogener Teich   **He**

Lokalisation: Medial der Bizepssehne in der
Beugefalte des Ellenbogengelenks (Abb.: Perikardmeridian).

Indikationen: Arthritis des Ellenbogengelenks, Angina pectoris.

Art der Nadelung: Senkrecht, 1–2 cm tief.

Pe. 4   Ximen   Spaltentor   **Xi-Cleft**

Lokalisation: Zwischen den Sehnen der Mm.
palmaris longus und flexor carpi radialis,
5 Cun proximal der Handgelenksbeugefalte.

Indikationen: Als Xi-Cleft bei akuten Erkrankungen des Herz- und Kreislaufsystems,
wie Angina pectoris, Herzrhythmusstörungen, Tachykardie.

Pleuritis, Mastitis, psychische Labilität.
Akupunkturanästhesie.

Art der Nadelung: Senkrecht, 1–2 cm tief.

Pe. 5   Jianshi   Sendbote   **Jing**

Lokalisation: Zwischen den Sehnen der Mm.
palmaris longus und flexor carpi radialis,
3 Cun proximal der Handgelenksbeugefalte.

Indikationen: Schizophrenie und andere
psychiatrische Erkrankungen, Epilepsie, Angina pectoris.

Art der Nadelung: Senkrecht, 1–2 cm tief.

Pe. 6   Neiguan   Innerer Paß **Luo→SJ. 4
Schlüsselpunkt Yinwei**

Lokalisation: Zwischen den Sehnen der
Mm. palmaris longus und flexor carpi radialis, 2 Cun proximal der Handgelenksbeugefalte.

Indikationen: Erkrankungen des Herzens,
Erkrankungen im Thoraxbereich: Angina
pectoris, Thoraxschmerzen.
Erkrankungen im Oberbauch: Ulcus
ventriculi et duodeni, Gastritis, Hiatus-
hernie, Übelkeit, Schluckauf, Erbrechen,
Sodbrennen.
Psychische und psychiatrische Störungen und Erkrankungen: Vegetative Dys-
tonie, Erregungszustände, Epilepsie.

Art der Nadelung: Senkrecht, 1–2 cm tief.
Bei der Akupunkturanästhesie Nadelung
tief in Richtung SJ. 5 Waiguan.

Pe. 6 Neiguan ist einer der wirksamsten
Fernpunkte. Sein Einflußbereich ist die
vordere Thoraxwand und der Oberbauch.
Als Luo-Punkt des Perikardmeridians
(zum SJ. 4 Yangchi führend) und als
Schlüsselpunkt für den außerordentlichen
Meridian Yinwei hat er ein weiteres Wir-
kungsspektrum.
Häufige Verwendung in der Akupunk-
turanästhesie bei Thoraxoperationen und
Eingriffen im Oberbauch.

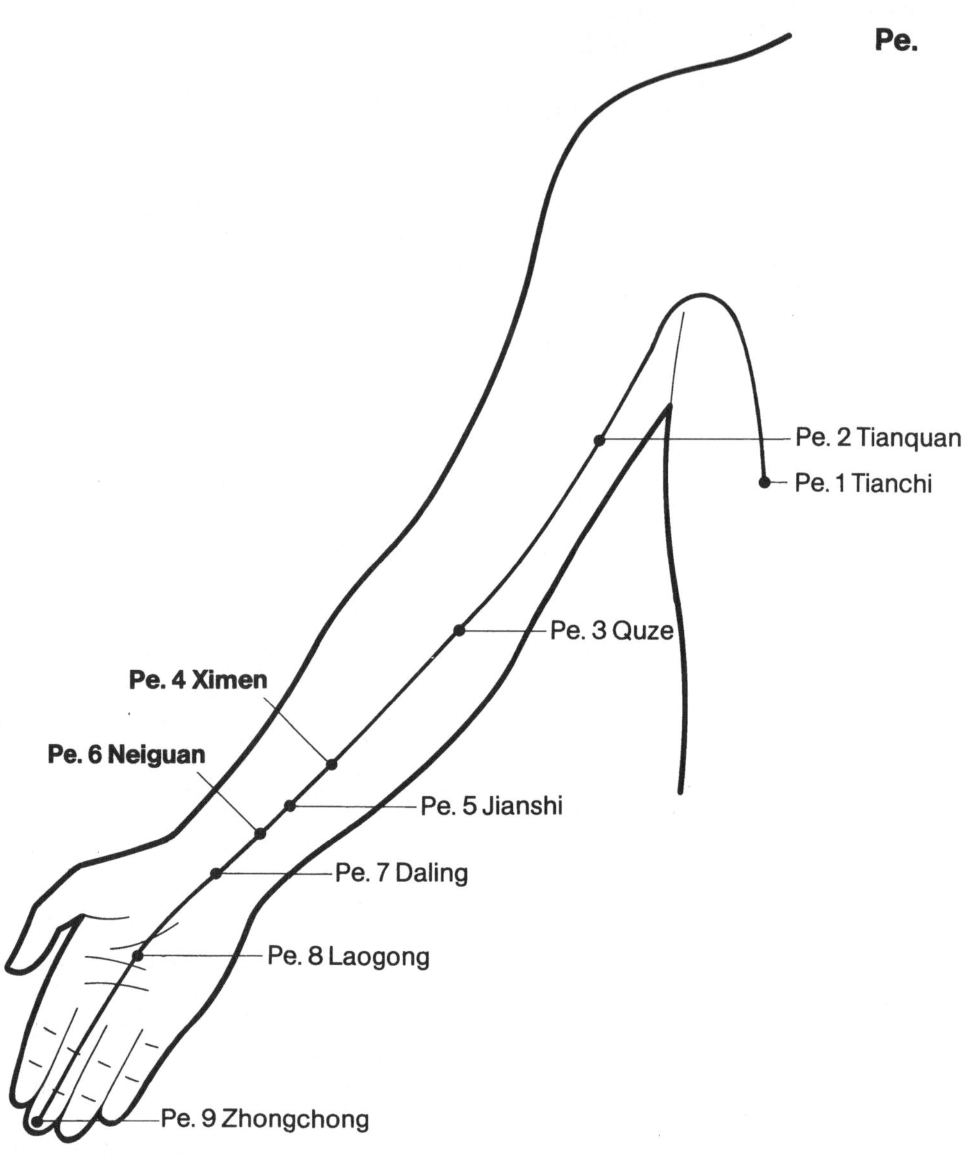

Perikardmeridian (Wiederholung)

Die nebenstehende Abbildung zeigt die drei Yin-Meridiane des Armes mit den antiken Punkten.

Pe. 7 Daling Große Gruft **Yuan**
(von SJ. 5)
Sedierungspunkt

Lokalisation: Auf der Handgelenksbeugefalte, zwischen den Sehnen der Mm. palmaris longus und flexor carpi radialis.

Indikationen: Erkrankungen des Handgelenks, Tendovaginitis, Polyneuropathie, Lähmungen.
Psychische Störungen und psychiatrische Erkrankungen, Schizophrenie, Schlaflosigkeit, Epilepsie.

Art der Nadelung: Senkrecht, 0,5–1 cm tief.

Pe. 8 Laogong Arbeitspalast **Ying**

Lokalisation: Auf der Handfläche zwischen den Fingerspitzen bei gebeugtem Mittel- und Ringfinger. Auf der „Kopflinie" an der Kreuzung des dritten Os metacarpale.

Indikationen: Lähmungen, Polyneuropathien, Hauterkrankungen der Hand. Dupuytren-Kontrakturen.

Art der Nadelung: Senkrecht, 0,5–1 cm tief.

Pe. 9 Zhongchong Mittlerer Impuls **Jing**

Lokalisation: Mitte der Fingerspitze des Mittelfingers. Medialer Nagelwinkel des Mittelfingers. (2 Lokalisationen in der Literatur.)

Indikationen: Als Jing-Punkt in akuten Notfällen, wie Kreislaufkollaps, Ohnmacht, Schockzuständen.

Art der Nadelung: Senkrecht, 0,2 mm tief.

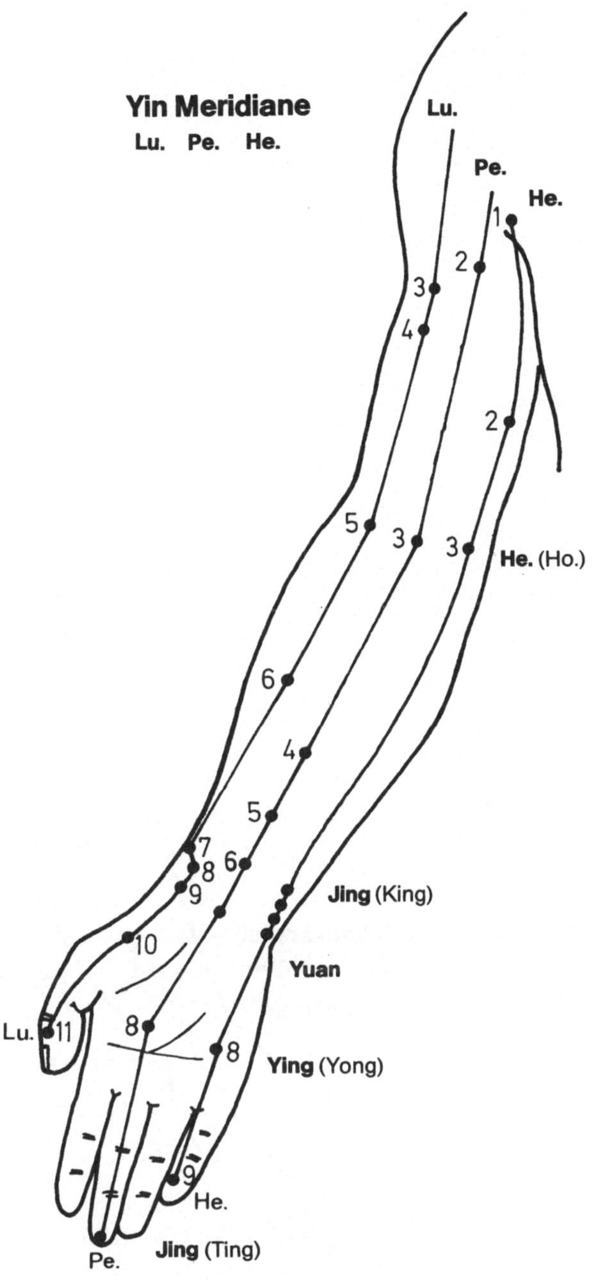

Drei Yin-Meridiane des Armes mit den Antiken Punkten

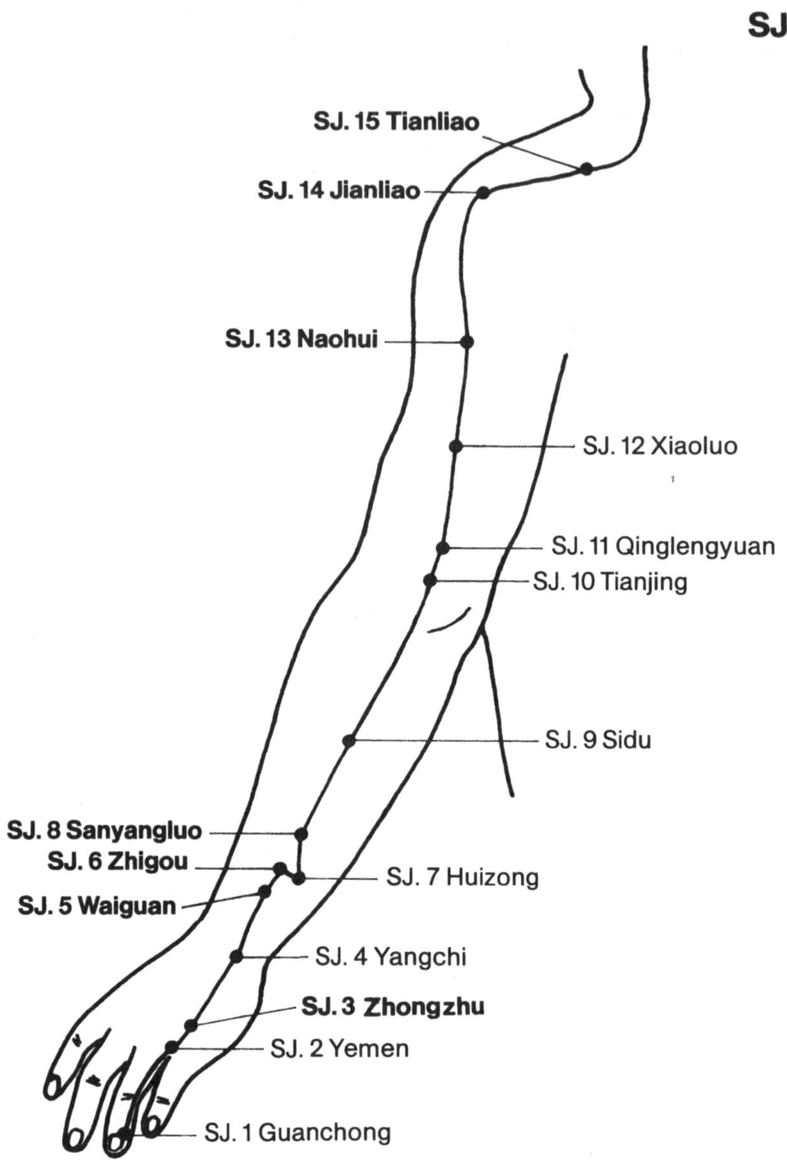

Sanjiao-Meridian, Arm

6.10 Sanjiao-Meridian (SJ.)

Dieser Meridian wird auch **Dreifacher Erwärmer (3 E.)** oder Meridian der drei Körperhöhlen genannt.

Der Sanjiao-Meridian ist ein Yang-Meridian, mit dem Perikardmeridian gekoppelt.

Wandlungsphase: Feuer

Er bildet mit dem Gallenblasenmeridian die **Shao Yang** Meridianachse.

Verlauf: Vom Ringfinger über die Dorsalseite des Armes zieht der Meridian über die Schulter zur Dorsalseite des Ohrs und endet an der Lateralseite der Augenbraue.

Der Sanjiao-Meridian ist nicht wie die anderen 11 Meridiane einem uns anatomisch bekannten Organ zugeordnet. Das Huang Di Nei Jing und andere antike Quellen beschreiben den Sanjiao als „brennende, erhitzte drei Höhlen". Jedoch werden keine anatomischen Beschreibungen gegeben, und so nimmt man an, daß die 3 Körperhöhlen gemeint sind. Der obere „Erwärmer" entspricht dem Thorax und kontrolliert die Atmung, der mittlere „Erwärmer" entspricht dem Abdomen und kontrolliert die Verdauungsfunktionen, während der untere „Erwärmer" dem kleinen Becken zugeordnet wird und somit die Urogenitalfunktionen beherrscht. Obwohl das genauere Verständnis der Lokalisation des Sanjiao fehlt, sind dem Meridian genaue physiologische Funktionen und Störungen zugeordnet.

Klinische Anwendung: Schwerhörigkeit, Ohrensausen, Schwindel; Obstipation; Lähmungen, Schmerzen und Polyneuropathien der Arme; Schulter- und Thoraxschmerzen; Augenerkrankungen.

Die wichtigsten Punkte sind 3, 5, 6, 8, 14, 15, 17, 21, 23.

SJ. 3 Zhongzhu Mitten auf der kleinen Insel **Ying Tonisierungspunkt**

Lokalisation: Auf dem Handrücken zwischen dem 4. und 5. Os metacarpale, proximal vom Metacarpophalangealgelenk (Abb.: Sanjiao-Meridian, Arm).

Indikationen: Schwerhörigkeit, Ohrensausen, Schwindel und weitere Ohrerkrankungen. Schmerzen, Lähmungen und Polyneuropathien der Hände.

Art der Nadelung: Senkrecht, 1–2 cm tief.

SJ. 4 Yangchi Yang-Teich **Yuan**

SJ. 5 Waiguan Äußerer Paß **Luo→Pe. 7**

Lokalisation: Auf der Mitte zwischen Ulna und Radius, 2 Cun proximal der Dorsalfalte des Handgelenks.

Indikationen: Tortikollis, temporale Kopfschmerzen, Erkältung, Fieber, Lähmungen, Schmerzen, Polyneuropathie der Arme. Arthritis des Handgelenks und der Fingergelenke.

Art der Nadelung: Senkrecht, 1–2 cm tief.

SJ. 6 **Zhigou** Nebenrinne **Jing**

Lokalisation: Auf der Mitte zwischen Ulna und Radius, 3 Cun proximal der Dorsalfalte des Handgelenks.

Indikationen: Obstipation, irritables Kolon. Akupunkturanästhesie bei Thoraxoperationen.

Art der Nadelung: Senkrecht, 1–2 cm tief.

Die Abbildung auf S. 74 zeigt die drei Yang-Meridiane des Armes mit den antiken Punkten.

SJ. 7 Huizong Vereinigung der Sippe

SJ. 8 Sanyangluo Verbindung der 3 Yang

Lokalisation: Zwischen Ulna und Radius, 4 Cun proximal der Dorsalfalte des Handgelenks.

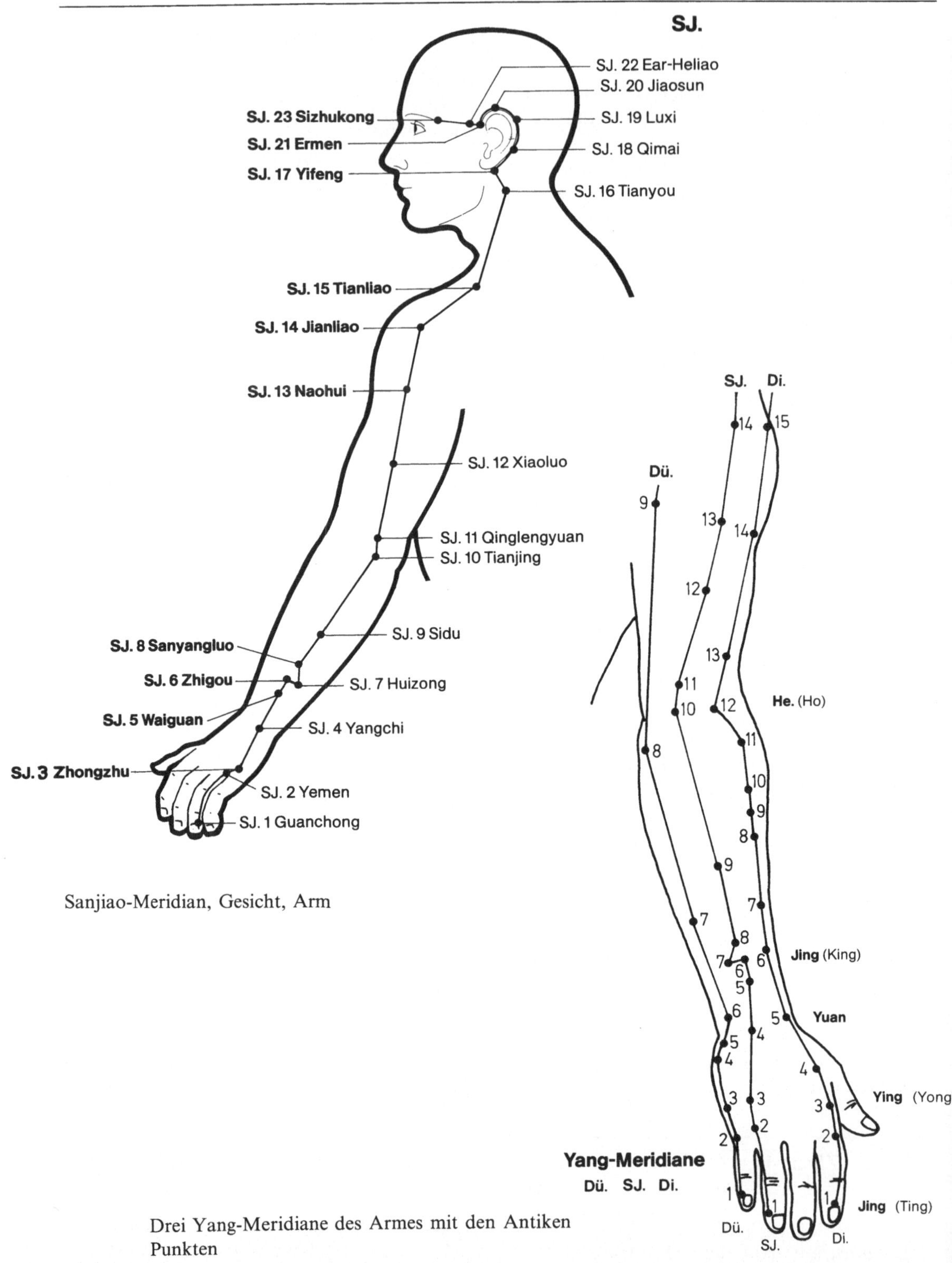

Sanjiao-Meridian, Gesicht, Arm

Drei Yang-Meridiane des Armes mit den Antiken
Punkten

Die 3-Yang-Meridiane des Armes vereinigen sich in diesem Punkt; San = drei, Yang, Luo = Gefäß.

Indikationen: Erkrankungen und Schmerzen im Bereich des Thorax.
Interkostalneuralgie, Herpes zoster, Schwerhörigkeit, Aphasie. Akupunkturanästhesie bei Thorakotomien.

Art der Nadelung: Senkrecht, 1–2 cm tief.

SJ. 9   Sidu   4 Abflüsse
SJ. 10 Tianjing   Himmlischer Brunnen **He**
SJ. 11 Qinglengyuan Kühle Tiefe
SJ. 12 Xiaoluo   Der flache Fluß
SJ. 13 Naohui   Zusammentreffen der Oberarmmuskeln

SJ. 14 Jianliao Schulterknochenspalt

Lokalisation: Bei Abduktion des Armes, die hintere der beiden Gruben, die sich auf der Schulter bilden.

Indikationen: Schmerzhafte Erkrankungen der Schulter, Periarthritis, Lähmungen des Armes.

Art der Nadelung: Senkrecht, 2–3 cm tief in Richtung He. 1 Jiquan.

SJ. 15 Tianliao Himmlischer Knochenspalt

Lokalisation: Auf der Mitte der Linie zwischen Acromion und Du 14 Dazhui, (1 Cun unterhalb von Gb. 21 Jianjing).

Indikationen: HWS-Syndrom, Schulter-Arm-Syndrom.

Art der Nadelung: Senkrecht, 1–2 cm tief.

SJ. 16 Tianyou Himmlisches Fenster

SJ. 17 Yifeng Vorhang im Wind

Lokalisation: Hinter dem Ohrläppchen zwischen Mandibularwinkel und dem Processus mastoideus (Abb.: Sanjiao-Meridian, Gesicht, Arm).

Indikationen: Schwerhörigkeit, Ohrensausen, Otitis media, Parotitis, Fazialisparese. Akupunkturanästhesie.

Art der Nadelung: Senkrecht in Richtung Du. 20 Baihui, 1–3 cm tief.

SJ. 18 Qimai Wahnsinniger Puls
SJ. 19 Luxi Schädel ausruhen
SJ. 20 Jiaosun Kleine Ecke

SJ. 21 Ermen Ohrtor

Lokalisation: In der Vertiefung vor dem Tragus, oberhalb des Processus condyloideus der Mandibula, bei geöffnetem Mund.

Indikationen: Schwerhörigkeit, Ohrensausen, Otitis media, Schwindel, Erkrankungen des Kiefergelenks.

Art der Nadelung: Senkrecht 1–2 cm tief, bei leicht geöffnetem Mund; auch Nadelrichtung nach unten, horizontal unter der Haut, dann Erfassung der Punkte Dü. 19 Tinggong, und Gb. 2 Tinghui.

SJ. 22 Ohr-Helliao Sanfter Knochenspalt

SJ. 23 Sizhukong Frei von feinem Bambus

Lokalisation: Am lateralen Ende der Augenbraue.

Indikationen: Augenerkrankungen, frontale und temporale Kopfschmerzen, Sinusitis frontalis, Migräne.

Art der Nadelung: Schräg in Richtung Gb. 8 Shuaigu, 1–2 cm.

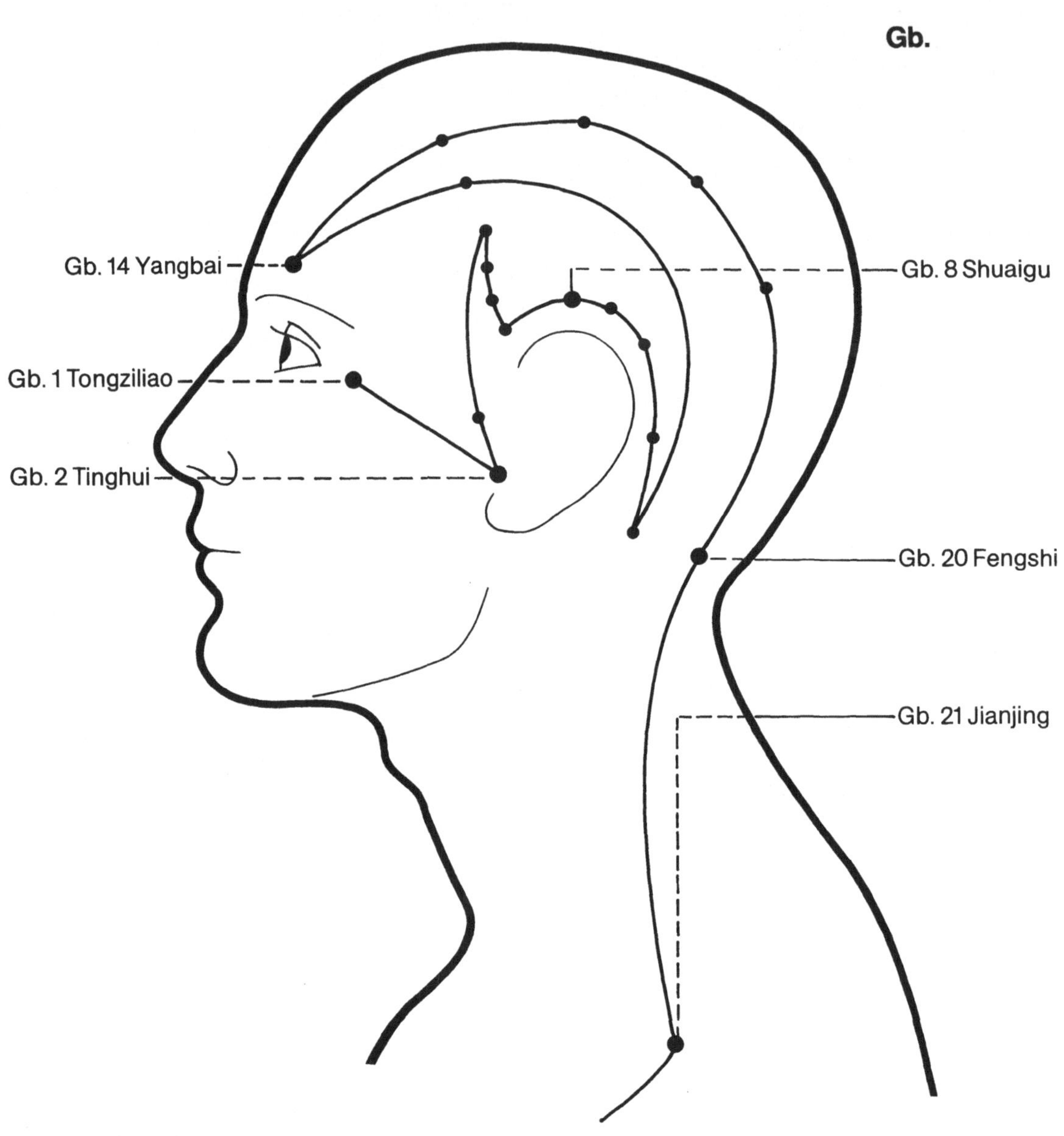

Gallenblasenmeridian, Kopf

6.11 Gallenblasenmeridian (Gb.)

Der Gallenblasenmeridian ist ein Yang-Meridian, mit dem Lebermeridian gekoppelt.

Wandlungsphase: Holz
Mit dem Sanjiao-Meridian bildet er die **Shao Yang** Meridianachse.

Verlauf: Vom lateralen Augenwinkel zieht der Gallenblasenmeridian zum Ohr, umkreist es bis zum Hinterkopf, von hier läuft er zurück zur Stirn und dann parallel der Mittellinie zum Nacken, weiter über die Schulter zur lateralen Thoraxwand, über die laterale Seite des Abdomens zur lateralen Seite des Beines und Fußes, und endet am lateralen Nagelwinkel der 4. Zehe.

Klinische Anwendung: Augenerkrankungen, Ohrerkrankungen, Kopfschmerzen und Migräne, Nackenschmerzen, Laktationsstörungen, Erkrankungen der Mamma, Leber- und Gallenerkrankungen, Kreuzschmerzen, Ischialgien, Lähmungen, psychische und psychiatrische Erkrankungen.
Die wichtigsten Punkte sind 1, 2, 8, 14, 20, 21, 25, 26, 30, 31, 34, 37, 39, 40, 41.

Gb. 1   Tongziliao   Pupillenknochenspalt

Lokalisation: 0,5 Cun lateral des äußeren Augenwinkels.

Indikationen: Augenerkrankungen, Kopfschmerzen, Trigeminusneuralgie, Fazialisparese, Tics.

Art der Nadelung: Schräg, 1–3 cm tief nach lateral.

Gb. 2   Tinghui   Hören können

Lokalisation: Vor dem Tragus, hinter dem Kondylus der Mandibula, bei geöffnetem Mund in einer Mulde (Abb.: Gallenblasenmeridian, Kopf).

Indikationen: Schwerhörigkeit, Ohrensausen, Otitis media.

Art der Nadelung: Senkrecht, 1–2 cm tief.

Gb. 3	Shangguan	Auf dem Paß
Gb. 4	Hanyan	Ermüdeter Unterkiefer
Gb. 5	Xuanlu	Hängt am Schädel
Gb. 6	Xuanli	Nur wenig aufgehängt
Gb. 7	Qubin	Bogen am Schläfenhaar

Gb. 8   Shuaigu   Dem Tal folgen

Lokalisation: 1 Cun oberhalb des höchsten Punktes der Ohrmuschel.

Indikationen: Parietale Kopfschmerzen, Migräne, Schwindel.

Art der Nadelung: Schräg, 1–2 cm nach ventral oder dorsal.

Gb. 9	Tianchong	Himmlischer Impuls
Gb. 10	Fubai	Dahinziehendes Weiß
Gb. 11	Kopf-Qiaoyin	Yin-Höhle am Kopf
Gb. 12	Kopf-Wangu	Ende des Schädelknochens
Gb. 13	Benshen	Ursprung des Geistes

Gb. 14   Yangbai   Weiße Yang

Lokalisation: 1 Cun oberhalb der Mitte der Augenbraue.

Indikationen: Augenerkrankungen, Nachtblindheit, Glaukom, frontale Kopfschmerzen, Sinusitis, Migräne, Trigeminusneuralgie.

Art der Nadelung: Schräg, 0,5–1 cm tief nach unten.

Gb. 15	Kopf-Linqi	Dem Weinen nahe
Gb. 16	Muchuang	Augenfenster
Gb. 17	Zhengyin	Geordnetes Lager
Gb. 18	Chengling	Seele empfangen
Gb. 19	Naokong	Gehirngewölbe

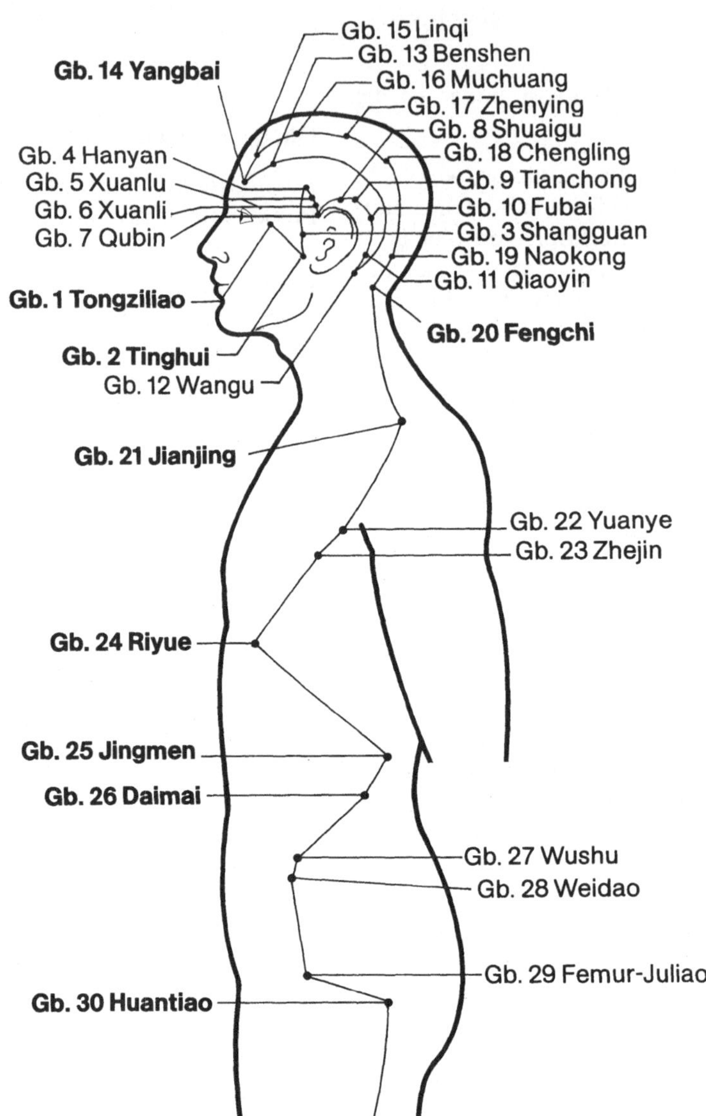

Gallenblasenmeridian, Rumpf

Gb. 20   Fengchi   Windteich

Lokalisation: Zwischen den Ursprüngen der Mm. sternocleidomastoideus und trapezius.

Indikationen: Schmerzen im Nacken, Tortikollis, HWS-Syndrom, okzipitale Kopfschmerzen, Erkältung, Schwindel, Hypertonie.

Art der Nadelung: Senkrecht, 1 cm tief.

Gb. 21   Jianjing   Schulterbrunnen
Alarmpunkt

Lokalisation: Auf der höchsten Stelle der Schulter zwischen Du 14 Dazhui und Acromion (Abb.: Gallenblasenmeridian, Rumpf).

Indikationen: Gallenblasen- und Lebererkrankungen, Schulter-Arm-Syndrom, Myogelosen, diagnostische Bedeutung bei Gallenblasenerkrankungen.

Art der Nadelung: Senkrecht, 1–3 cm tief.

Gb. 21   Jianjing. Dies ist ein zusätzlicher Alarmpunkt des Meridians – neben **Gb. 24 Riyue** und **Ex. 35 Dannang** – und kann bei Schmerzhaftigkeit diagnostische Hinweise geben. An dieser Stelle werden Schmerzen bei Gallenblasenerkrankungen projiziert; dies ist in der westlichen Medizin eine bekannte Tatsache.

| Gb. 22 | Yuanye | Vertiefung an der Achselhöhle |
| Gb. 23 | Zhenjin | Seitlich des Muskels |

Gb. 24   Riyue   Sonne und Mond
Mu-Gallenblase

Lokalisation: Auf der Mamillarlinie im 7. ICR.

Indikationen: Lebererkrankungen, Hepatitis, Cholezystitis, Gastritis, Schluckauf.

Art der Nadelung: Schräg, 1–2 cm tief.

Gb. 25   Jingmen   Tor der Hauptstadt
Mu-Niere

Lokalisation: Am Unterrand des freien Endes der 12. Rippe.

Indikationen: Erkrankungen der Leber und Gallenblase, Interkostalneuralgie. Bei Nierenerkrankungen zusammen mit Bl. 23 Shenshu (Shu-Punkt der Niere).

Art der Nadelung: Senkrecht, 0,5–1 cm tief.

Gb. 26   Daimai   Gürtelgefäß

Lokalisation: Mitte zwischen den freien Enden der 11. und 12. Rippe, auf der Höhe des Nabels.

Indikationen: Erkrankungen der Leber und Gallenblase, Interkostalneuralgie, Lumbago, Rückenschmerzen, Menstruationsstörungen, Zystitis, Endometritis, irritables Kolon, Völlegefühl im Abdomen, Akupunkturanästhesie.

Art der Nadelung: Senkrecht, 2–3 cm tief.

Gb. 27	Wushu	Fünfte Achse
Gb. 28	Weidao	Weg stützen
Gb. 29	Femur-Juliao	Liegt im Knochenspalt

Gb. 30   Huantiao   Im Kreis springen

Lokalisation: Auf der Linie vom Trochanter major zum unteren Rand des Os sacrum, an der Grenze zwischen äußerem und mittlerem Drittel dieser Strecke.

Indikationen: Ischialgien, Kreuzschmerzen, Koxarthrose, Lähmungen, Polyneuropathie der Beine.

Art der Nadelung: Senkrecht, 4–10 cm tief.

Bei langsamem Vorschieben der Nadel wird bei richtiger Lokalisation ein stechender, elektrisierender Schmerz empfunden.

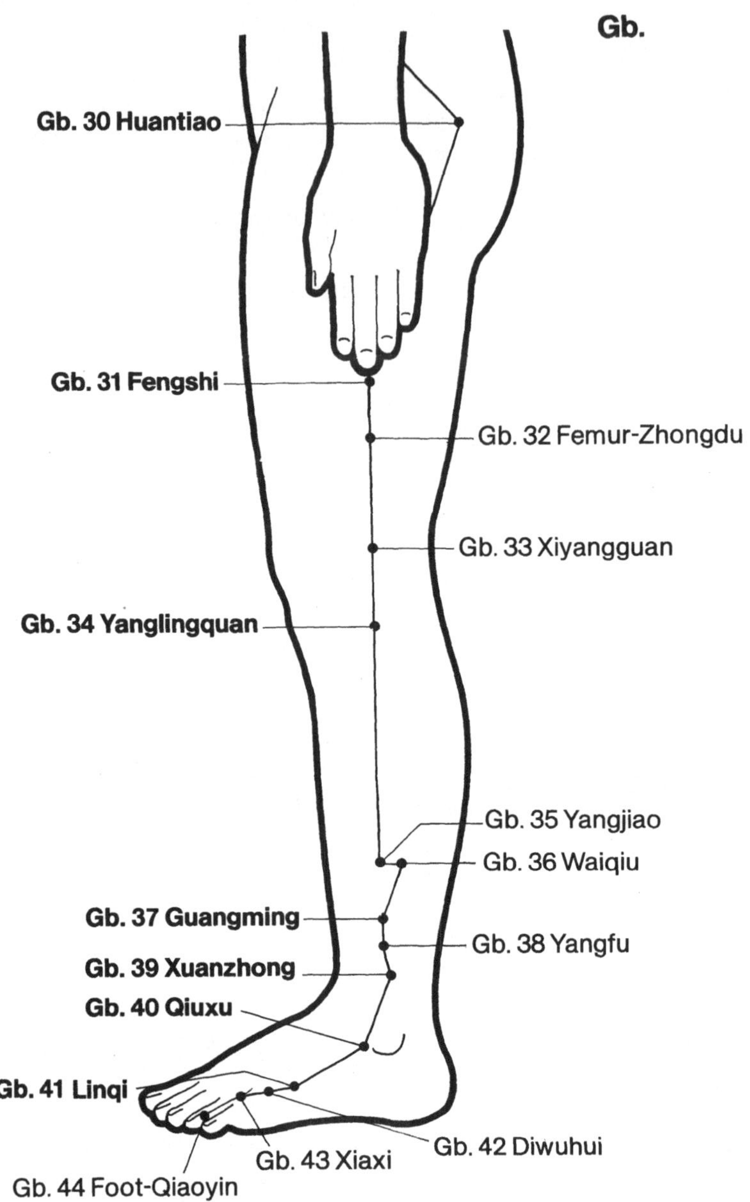

Gallenblasenmeridian, Bein

Gb. 31   Fengshi Windstadt

Lokalisation: Auf der lateralen Seite des Oberschenkels, zwischen den Mm. vastus lateralis und biceps femoris. 7 Cun oberhalb der Gelenkspalte des Knies (Abb.: Gallenblasenmeridian, Bein).
   Bei adduziertem Arm zeigt die Spitze des Mittelfingers auf diesen Punkt.

Indikationen: Kreuzschmerzen, Ischialgie, Lähmungen, Neurodermitis.

Art der Nadelung: Senkrecht, 2–5 cm tief.

Gb. 32   Femur-   Mitten im Graben
          Zhongdu
Gb. 33   Xiyangguan   Yangpaß am Knie

Gb. 34   Yanglingquan Yang-Grab-
                          Quelle   **He**
Meisterpunkt – Sehnen, Muskeln

Lokalisation: Am Schnittpunkt der Linien von der unteren und vorderen Begrenzung des Fibulaköpfchens.

Indikationen: Erkrankungen von Muskel und Sehnen – Meisterpunkt – Tendovaginitis, Muskeldystrophien, Myopathien, psychische Störungen, Kniegelenkserkrankungen.

Art der Nadelung: Senkrecht, 2–3 cm tief. Auch schräg nach vorne und unten. Kräftige Stimulation bei Lähmungen.

Gb. 35   Yangjiao   Kreuzung des Yang
Gb. 36   Waiqiu   Äußerer   **Xi-Cleft**
                      Hügel

Gb. 37   Guanming Leuchten **Luo→Le.3**

Lokalisation: Am Vorderrand der Fibula, 5 Cun proximal vom Malleolus lateralis.

Indikationen: Als Luo-Punkt bei Erkrankungen der beiden gekoppelten Organe Leber und Gallenblase. Verwendung bei

---

Augenerkrankungen   als   Fernpunkt. Psychische Störungen.

Art der Nadelung: Senkrecht, 1–3 cm tief.

Gb. 38   Yangfu   Yang hilft   **Jing**
                                  Sedierungspunkt

Gb. 39   Xuanzhong Aufhängung der
                       Glocke
Meisterpunkt – Knochenmark

Lokalisation: Zwischen dem Hinterrand der Fibula und der Sehne der Mm. peroneus longus und brevis, 3 Cun proximal vom Malleolus lateralis.

Indikationen: Als Meisterpunkt bei Erkrankungen des Knochenmarks bei Blutkrankheiten.
Wichtiger Fernpunkt für Tortikollis.

Art der Nadelung: Senkrecht, 1–2 cm tief.

Gb. 40   Qiuxu Kahler Hügel   **Yuan**
                                      (von Le. 5)

Lokalisation: Vor und unterhalb des Malleolus lateralis; auf der Kreuzung der Linie vom unteren und vorderen Rand des Malleolus gezogen.

Indikationen: Arthritis, Distorsionen des Sprunggelenks, Ulcus cruris, Thoraxschmerzen.

Art der Nadelung: Senkrecht, 0,5–1 cm tief.

Gb. 41   Fuß-Linqi Am Fuß dem
                       Weinen nahe
Schlüsselpunkt Dai Mai

Lokalisation: Distal des Gelenks des Os metatarsale 4 und 5.

Indikationen: Schlüsselpunkt für das Gürtelgefäß Dai Mai. Wichtiger Fernpunkt für Schwerhörigkeit, Mastitis, Störungen der Laktation und Dysmenorrhöen.

Art der Nadelung: Senkrecht, 1–2 cm tief.

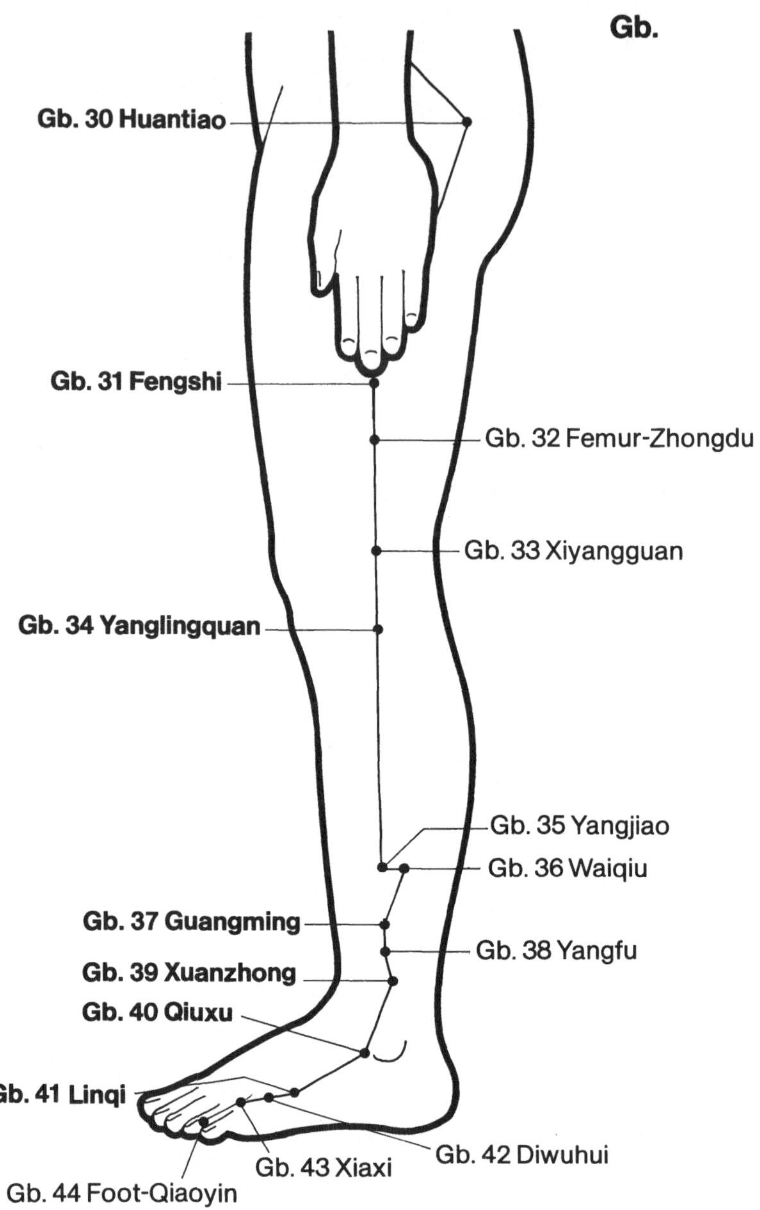

Gallenblasenmeridian, Bein (Wiederholung)

Gb. 42   Diwuhui   5 Zusammenkünfte auf der Erde

Gb. 43   Xiaxi   Dazwischenliegender Bach
Ying

Tonisierungspunkt

Gb. 44   Fuß-Qiaoyin   Yin-Höhle am Fuß
Jing

Lokalisation: Am lateralen Nagelwinkel der 4. Zehe.

Indikationen: Als Jing-Punkt in akuten Notfällen, bei Kopfschmerzen, Pleuritis, Asthma bronchiale.

Art der Nadelung: Senkrecht, 1–3 mm tief.

Der **Extraktpunkt 35 Dannang** liegt auf dem Gallenblasenmeridian 1 Cun unterhalb von Gb. 34 und ist neben Gb. 21 ein weiterer Alarmpunkt der Gallenblase. Bei Erkrankungen der Gallenblase und Leber wird dieser Punkt druckschmerzhaft.

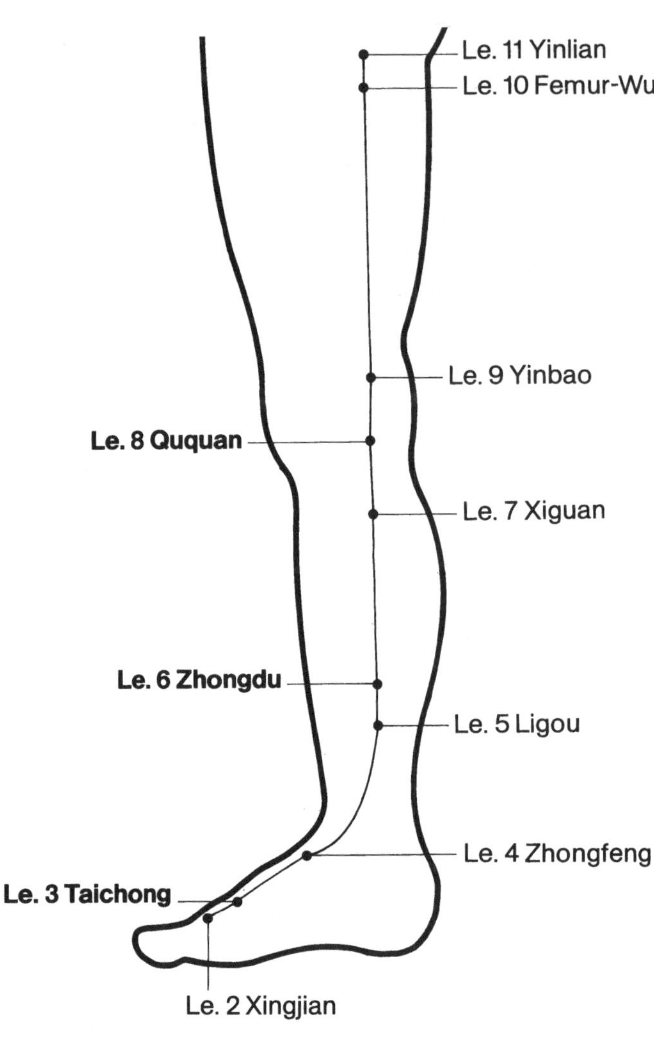

Lebermeridian, Bein

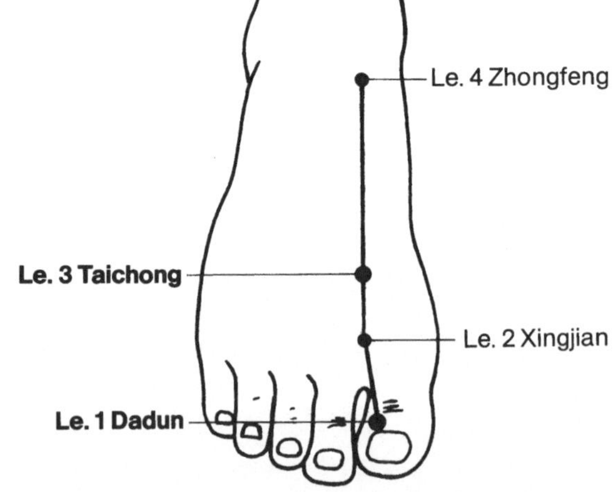

Lebermeridian, Fuß

6.12 Lebermeridian (Le.)

Der Lebermeridian ist ein Yin-Meridian, mit dem Gallenblasenmeridian gekoppelt. Mit dem Perikardmeridian bildet er die **Jue Yin** Meridianachse.

Wandlungsphase: Holz

Verlauf: Der Lebermeridian läuft von der großen Zehe, an der Innenseite des Unter- und Oberschenkels zum Abdomen und dann zur lateralen Thoraxwand und endet unter der Mamille.

Klinische Anwendung: Die distalen Punkte des Meridians werden zur Behandlung von Erkrankungen des Auges und bei Kopfschmerzen angewendet. Punkte am Bein dienen der Behandlung von Störungen der Urogenitalfunktionen sowie Leber- und Stoffwechselerkrankungen. Punkte des Rumpfes sind bei Leber-, Gallenblasen- und Stoffwechselerkrankungen indiziert.

Der Lebermeridian weist eine enge Beziehung zum äußeren Genitale auf.

Die wichtigsten Punkte sind 1, 3, 6, 8, 13, 14.

Le. 1   Dadun   Großer Wall   **Jing**

Lokalisation: Proximal vom lateralen Nagelwinkel der Großzehe (Abb.: Lebermeridian, Fuß).

Indikationen: Als Jing-Punkt bei akuten Notfällen, speziell bei Stoffwechselentgleisungen.

Art der Nadelung: Schräg, 2–6 mm tief.

Le. 2   Xingjian   In den Zwischenraum
                gehen
                Ying Sedierungspunkt

Le. 4   Zhongfeng   Mitten auf dem Altar
                Jing

Le. 5   Ligou   Muschelrinne   **Luo**
                →**Gb. 40**

Le. 3   Taichong   Großer Impuls   **Yuan**
                (von Gb. 37)

Lokalisation: Zwischen 1. und 2. Os metatarsale, 2 Cun proximal von der Interdigitalfalte.

Indikationen: Leber- und Gallenerkrankungen, Epilepsie, Kommotio, Hypertonie.
Fernpunkt für Augenerkrankungen, Kopf- und Thoraxschmerzen. Endokrine Störungen und Stoffwechselerkrankungen wie Diabetes mellitus.

Psychische Erregungszustände (zusammen mit Di. 4 Hegu).

Art der Nadelung: Senkrecht, 1–3 cm tief.

Le. 6   Zhongdu Mitten in der Hauptstadt
                Xi-Cleft
                Alarmpunkt

Lokalisation: Am Hinterrand der Tibia, 7 Cun proximal des Malleolus medialis (Abb.: Lebermeridian, Bein).

Indikationen: Als Alarmpunkt der Leber druckempfindlich bei Lebererkrankungen. Diagnostische und therapeutische Anwendung bei Stoffwechsel- und Lebererkrankungen.

Art der Nadelung: Senkrecht oder schräg, 1–3 cm tief.

Le. 7   Xiguan   Kniepaß

Le. 8   Ququan   Gebogene Quelle   **He**
                Tonisierungspunkt

Lokalisation: Am medialen Ende der Beugefalte des Kniegelenks, am Vorderrand der Mm. semimembranosus und semitendinosus.

Indikationen: Harnweginfekte, Erkrankungen im Bereich des Kniegelenks, Impotenz, Dysmenorrhöe.

Art der Nadelung: Senkrecht, 2–3 cm tief.

Die nachfolgende Abbildung zeigt die drei Yin-Meridiane des Beines mit den Antiken Punkten.

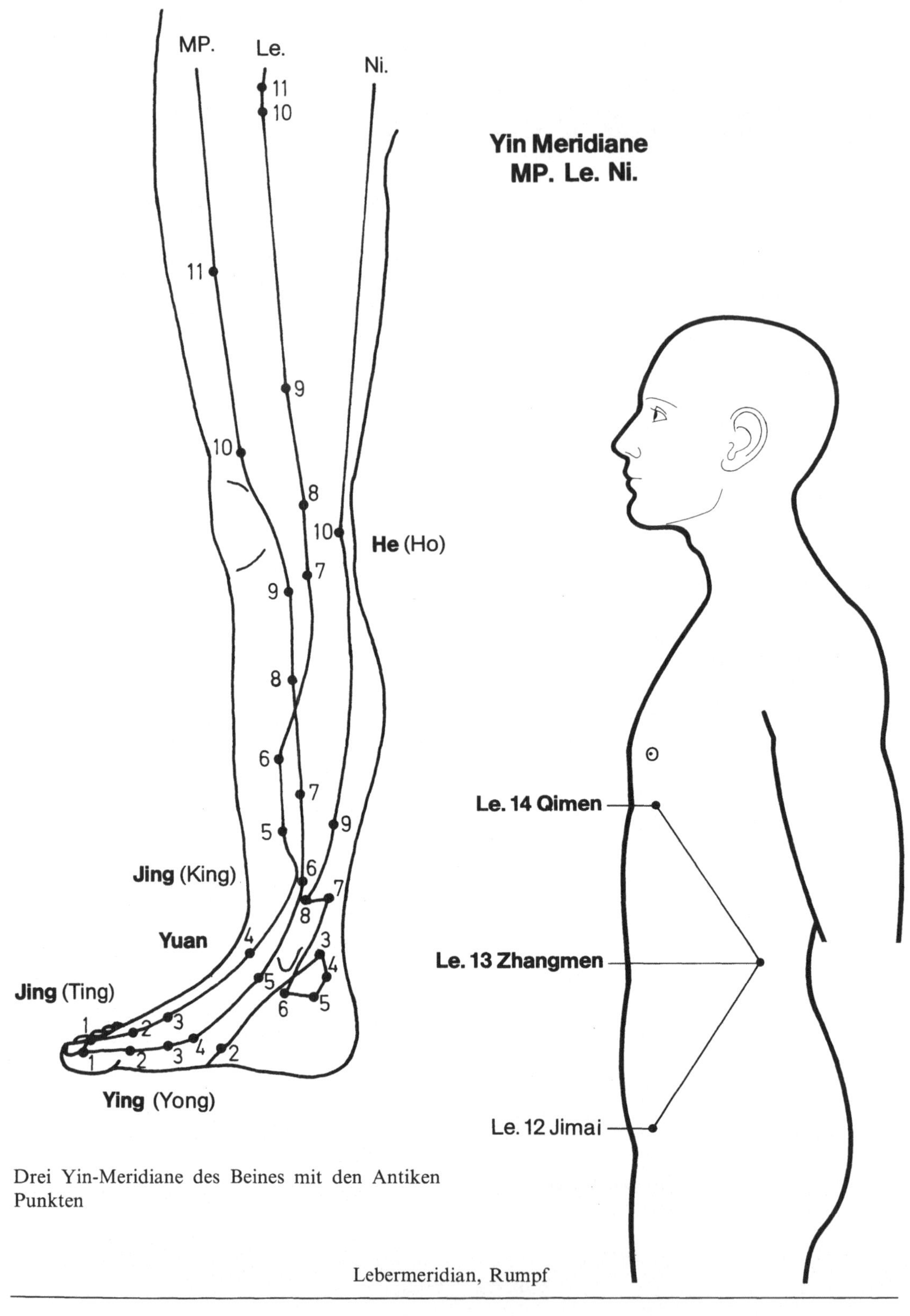

Drei Yin-Meridiane des Beines mit den Antiken Punkten

Lebermeridian, Rumpf

Le. 13   Zhangmen   Abschnittstor
Mu – Milz-Pankreas
Meisterpunkt Zang-Organe

Lokalisation: Am Ende der 11. Rippe (Abb.: Lebermeridian, Rumpf).

Indikationen: Erkrankungen der Leber und Gallenblase, Stoffwechselerkrankungen, Meisterpunkt für Zang-Organe (Speicherorgane).

Art der Nadelung: Senkrecht, 1–2 cm tief.

Le. 14   Qimen   Im Tor   **Mu-Leber**

Lokalisation: In der Mamillarlinie im 6. ICR.

Indikationen: Lebererkrankungen, Schmerzen im Oberbauch und Thorax, Herzerkrankungen, Asthma bronchiale, Interkostalneuralgie, Mastitis, Laktationsstörungen.

Art der Nadelung: Schräg, 1–2 cm.

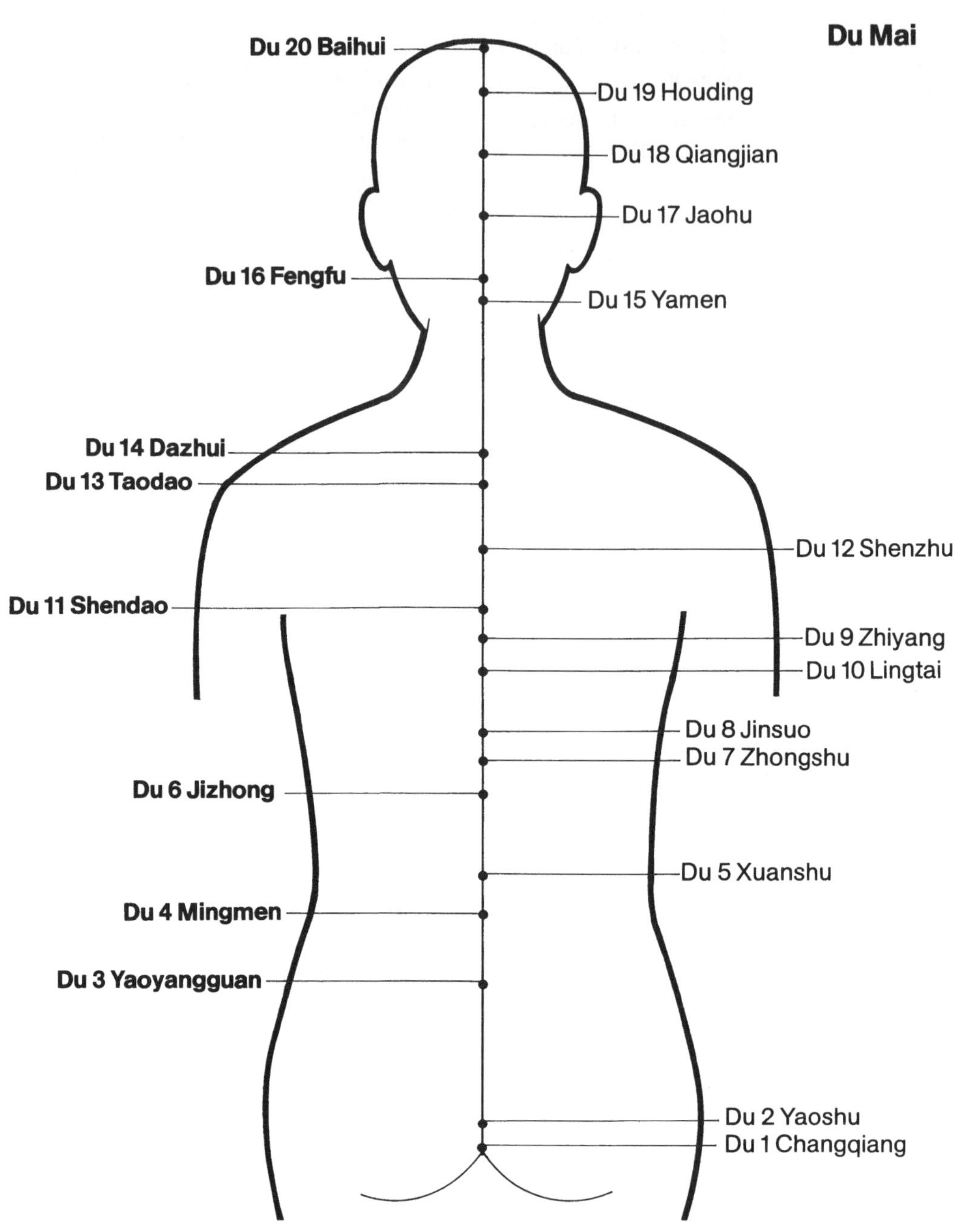

Du Mai, Rücken

6.13 Du Mai (Du)

Dieser Meridian wird auch Du, Tou Mo, Lenkergefäß oder Gouverneurgefäß (engl. **gouverning vessel, GV.**) genannt. Mit dem Ren-Meridian und den 12 Hauptmeridianen zählt er zu den **„Vierzehn Meridianen"**. Zusammen mit dem Ren-Meridian wird der Du-Meridian auch zu den 8 „Außergewöhnlichen Meridianen" gerechnet.
Dem Du-Meridian ist kein Organ zugeordnet, jedoch wird er nach der traditionellen chinesischen Medizin als Lenker aller Yang-Meridiane betrachtet und spielt eine wichtige Rolle. Der Du Mai hat einen ausgeprägten Einfluß auf das Zentralnervensystem.

Verlauf: Oberhalb des Anus beginnend, verläuft der Du Mai in der Meridianlinie über den Processi spinosi zum Kopf und endet im Mund unter der Oberlippe.

Klinische Anwendung: Psychische und neurologische Erkrankungen, anorektale und Munderkrankungen, Rückenschmerzen, Fieber, Abwehrschwäche, Infektionskrankheiten.

Die wichtigsten Punkte sind 1, 2, 4, 6, 13, 14, 20, 23, 26.

Du 1 Changqiang Beständig kraftvoll

Lokalisation: In der Mitte zwischen Anus und der Spitze des Os coccygis (Abb.: Du Mai, Rücken).

Indikationen: Anorektale Erkrankungen, Diarrhöe.

Art der Nadelung: Senkrecht, 1–2 cm tief.

Du 2 Yaoshu Transportpunkt zur Lende

Lokalisation: An der Grenze zwischen Os coccygis und Os sacrum.

Indikationen: Urogenitalerkrankungen, Rückenschmerzen, spastische Paresen (Elektrostimulation mit Du 6 Jizhong).

Art der Nadelung: Senkrecht, 1–2 cm tief.

Du 3 Yaoyangquan Yang-Paß der Lende
(L 4/5)

Du 4 Mingmen Lebenspforte (L 2/3)

Lokalisation: Zwischen den Dornfortsätzen von L 2 und 3.

Indikationen: Lumbalgie, Ischialgie, Urogenitalerkrankungen, Akupunkturanästhesie.

Art der Nadelung: Senkrecht, 1–2 cm tief.

Du 5 Xuanshu Hängender Drehpunkt
(L 1/2)

Du 6 Jizhong Mitte der Wirbelsäule
(Th 11/12)

Lokalisation: Unterhalb des Dornfortsatzes von Th 11.

Indikationen: Rückenschmerzen, Epilepsie, spastische Paresen (Elektrostimulation mit Du 2 oder Ex. 20).

Art der Nadelung: Schräg, 1–2 cm.

Du 7 Zhongshu Mitten in der Zentrale
(Th 10/11)
Du 8 Jinsuo Muskel zieht sich zusammen (Th 9/10)
Du 9 Zhiyang Zum Yang hin (Th 7/8)
Du 10 Lingtai Seelenhügel (Th 6/7)

Du 11 Shendao Weg des Geistes (Th 5/6)

Lokalisation: Unterhalb des Dornfortsatzes von Th 5.

Indikationen: Gedächtnisstörung, Angstzustände.

Art der Nadelung: Schräg, 1–2 cm.

Du 12 Shenzu Stütze des Geistes (Th 3/4)

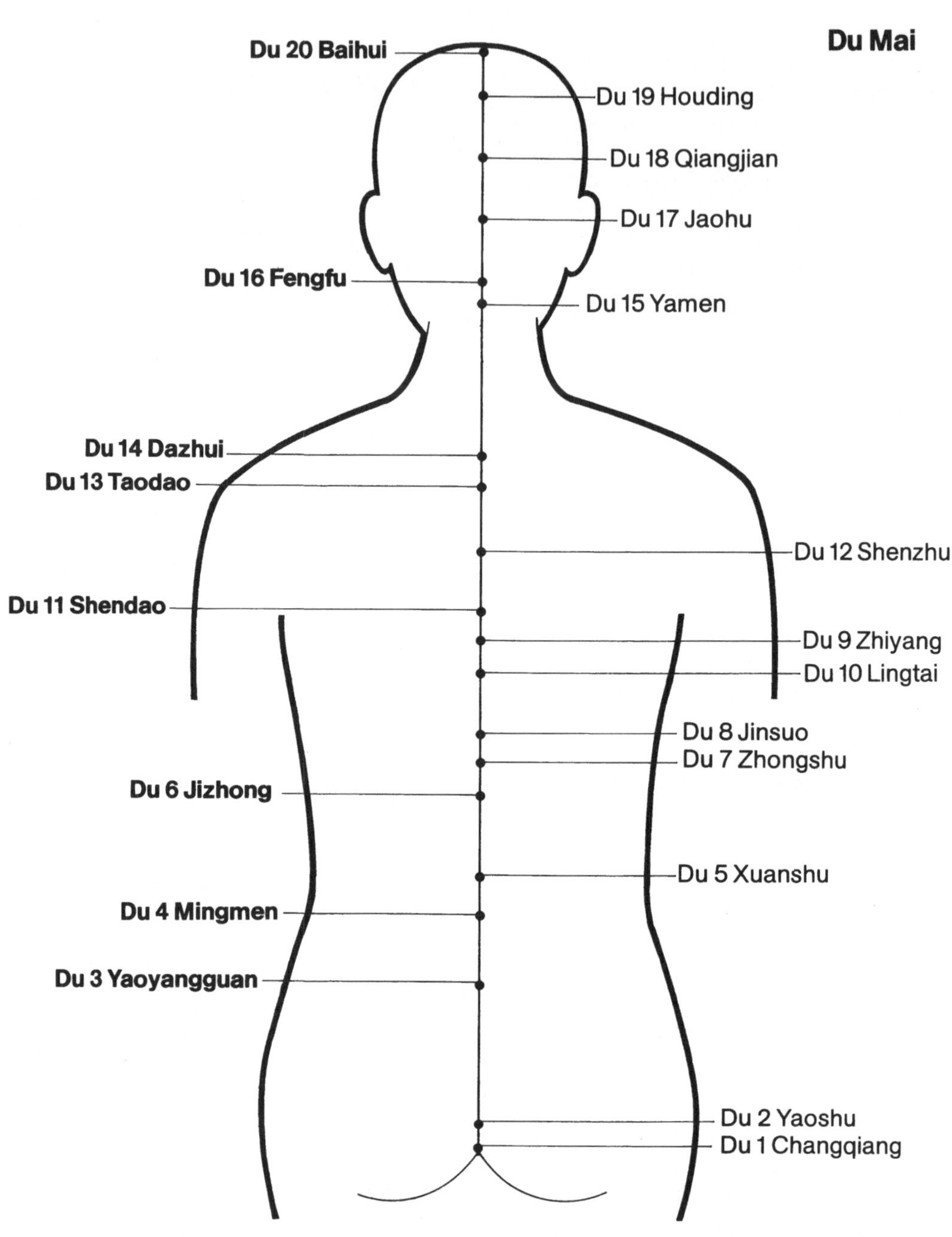

Du Mai, Rücken (Wiederholung)

Du 13   Taodao   Der zufriedene Weg (Th 1/2)

Lokalisation: Unterhalb des Dornfortsatzes von Th 1.

Indikationen: HWS-Syndrom, Nackenschmerzen, okzipitale Kopfschmerzen, Fieber, Infektionskrankheiten.

Art der Nadelung: Schräg, 1–2 cm.

Du 14   Dazhui   Großer Wirbel (C 7/Th 1)

Lokalisation: Unterhalb des Dornfortsatzes der Vertebra prominens (C 7).

Indikationen: Fieber, Infektionskrankheiten, Immunstimulation.
Psychiatrische Erkrankungen wie Epilepsie, Schizophrenie, Asthma bronchiale, Ekzeme, okzipitale Kopfschmerzen.

Art der Nadelung: Senkrecht, 1–2 cm tief.

Du 15   Yamen   Stummes Tor   (C 1/2)

Lokalisation: Zwischen C 1 und C 2; Subokzipitalpunktionsstelle. Gefährlicher Punkt (Abb.: Du Mai, Kopf).

Indikationen: Schwerhörigkeit, Aphasie, Sprachstörung.
Okzipitale Kopfschmerzen, HWS-Syndrom, Tortikollis.
Psychiatrische Erkrankungen.

Art der Nadelung: Senkrecht, nicht tiefer als 1,5 cm, nicht manipulieren.

Du 16   Fengfu   Amt im Wind

Lokalisation: Unterhalb der Protuberantia occipitalis.

Indikationen: Erkältung, okzipitale Kopfschmerzen.
Apoplex, psychiatrische Erkrankungen.

Art der Nadelung: Senkrecht, 0,5–1 cm tief.

Du 17   Naoshu   Gehirntür
Du 18   Qiangjian   Kräftiger Zwischenraum
Du 19   Houding   Rückwärtiger Scheitel

Du 20   Baihui   Hundert Zusammenkünfte

Lokalisation: In der Verlängerung der Verbindungslinie vom tiefsten zum höchsten Punkt der Ohrmuscheln; 7 Cun oberhalb der Nackenhaarlinie, 5 Cun dorsal der Stirnhaargrenze.

Indikationen: Psychisch wirksamer Punkt, allgemeine sedierende und ausgleichende Wirkung.
Kopfschmerzen, Apoplexie, Gedächtnisstörung, Fernpunkt bei anorektalen Erkrankungen.
Dieser Punkt kann bei jeder Akupunkturbehandlung wegen seiner allgemeinen psychischen Wirkungen gegeben werden. Nicht manuell stimulieren.

Art der Nadelung: Schräg nach hinten, 0,5 cm.

Du 21   Qianding   Vorderer Scheitel
Du 22   Xinhui   Zusammentreffen
an der vorderen
Fontanelle

Du 23   Shangxing   Oberer Stern

Lokalisation: 1 Cun oberhalb der Stirnhaargrenze (4 Cun oberhalb der Augenbraue).

Indikationen: Frontale Kopfschmerzen, Sinusitis, Rhinitis, Erkältung, Schlaflosigkeit, Angstzustände.

Art der Nadelung: Schräg, 0,5 cm.

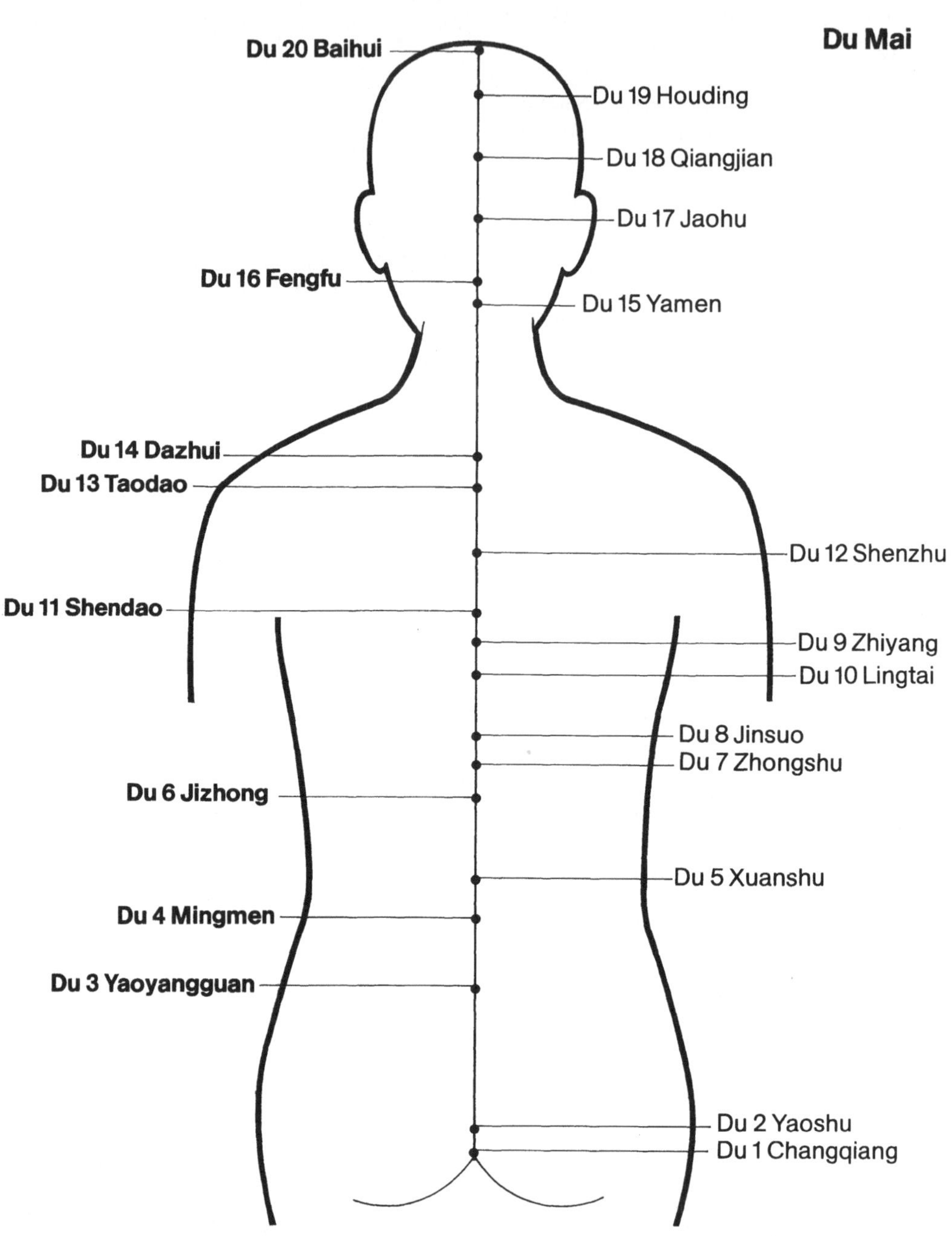

Du Mai, Rücken (Wiederholung)

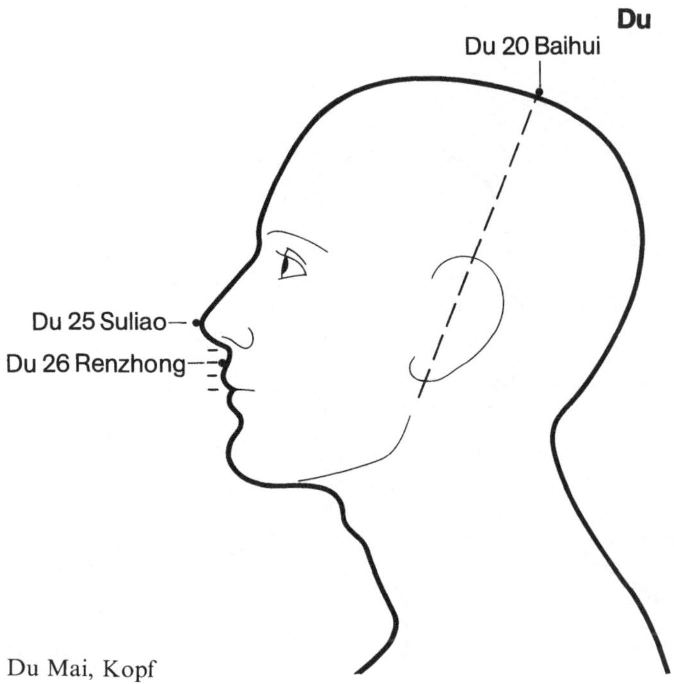

Du Mai, Kopf

Du 24　Shenting　Hof des Geistes

Lokalisation: 0,5 Cun oberhalb der Stirn-haargrenze.

Indikationen: Frontale Kopfschmerzen, Schwindel, Schlafstörung, Rhinitis, Erkältung, Sinusitis.

Art der Nadelung: Schräg nach hinten, 0,5 cm.

Du 25　Suliao　Einfacher Knochenspalt

Lokalisation: Auf der Nasenspitze.

Indikationen: Rhinitis, Nasenbluten.

Art der Nadelung: Senkrecht, 0,5 cm.

Du 27　Duiduan　　Am Rande der Höhle
Du 28　Yinjiao　　Zahnfleischübergang

Du 26　Renzhong　Mitte der Oberlippe

Lokalisation: An der Grenze zwischen mittlerem und oberem Drittel der Entfernung zwischen Nase und Oberlippe.

Indikationen: Dies ist der Jing-Punkt (letzter Punkt auf der äußeren Haut) des Du Mai und einer der wichtigsten Ting-Punkte. Besonders wirksam bei akuten Notfällen, wie Kollapszustände, Schock, epileptische Anfälle.

Art der Nadelung: Schräg nach oben, 0,5 cm tief. Kräftig stimulieren bei epileptischen Anfällen. Wenn bei akuten Notfällen keine Akupunkturnadel zur Hand ist, sollte der Nagel des Zeigefingers oder eine Einmalkanüle verwendet werden.

Die letzten beiden Punkte des Du Mai liegen im Mund und werden bei Zahnschmerzen, Erkrankungen des Zahnfleisches und bei Hämorrhoiden verwendet.

Ren
Ren 24 Chengjiang
Ren 22 Tiantu
Ren 21 Xuanji
Ren·20 Huagai
Ren 19 Zigong
Ren 18 Yutang
Ren 17 Shanzhong
Ren 16 Zhongting
Ren 15 Jiuwei
Ren 14 Jujue
Ren 13 Shangwan
Ren 12 Zhongwan
Ren 11 Jianli
Ren 10 Xiawan
Ren 9 Shuifen
Ren 8 Shenjue
Ren 7 Abdomen-Yinjiao
Ren 6 Qihai
Ren 5 Shimen
Ren 4 Guanyuan
Ren 3 Zhongji
Ren 2 Qugu

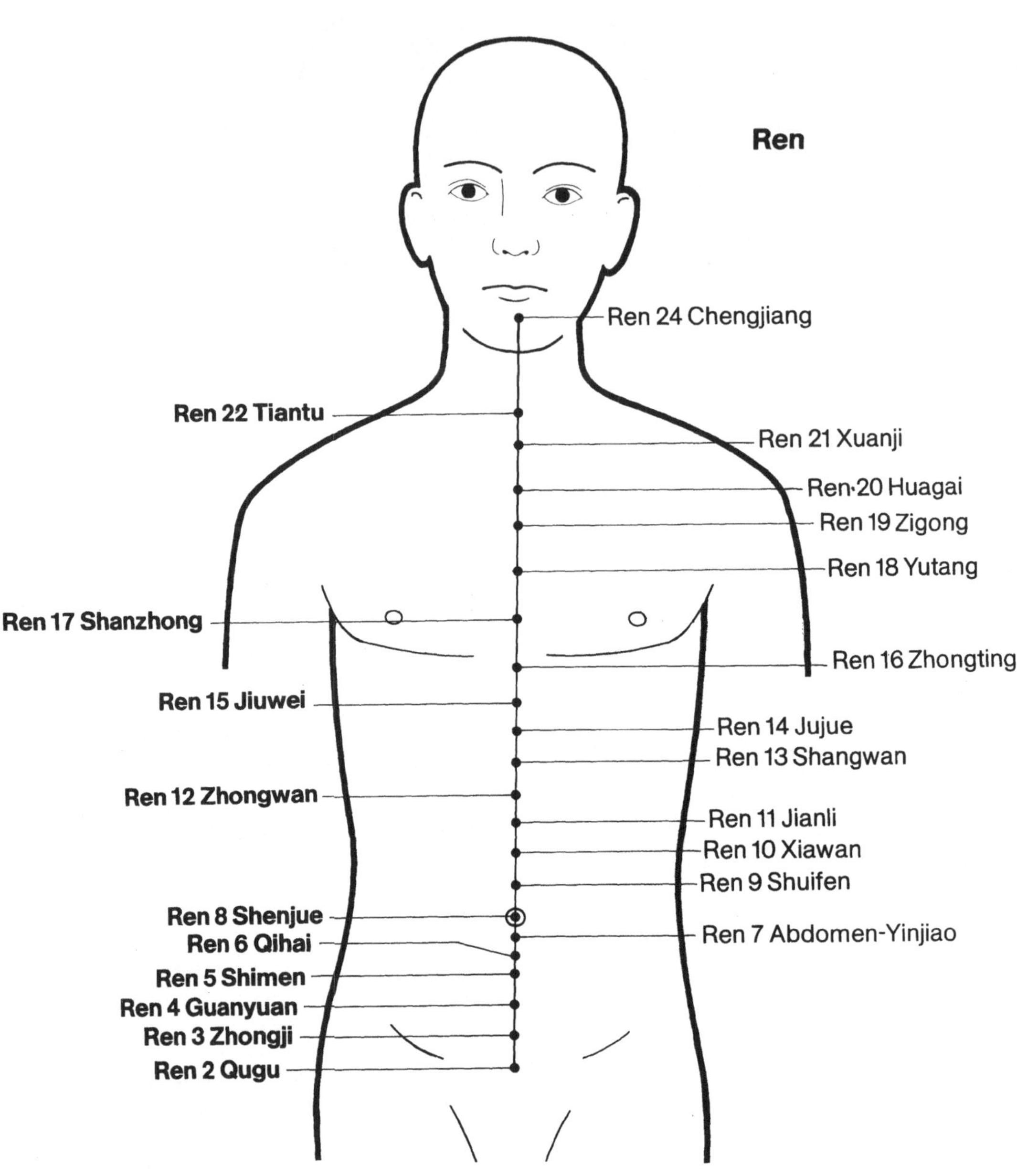

Ren Mai

6.14 Ren Mai (Ren)

Der Ren-Meridian (Ren Mai) wird in der alten Nomenklatur auch als Jenn Mo, in der deutschsprachigen Literatur als Konzeptionsgefäß bezeichnet.

Der Ren-Meridian ist ebenso wie der Du-Meridian keinem inneren Organ verbunden. Er hat jedoch eine Kontrollfunktion über alle Yin-Meridiane sowie die frontal gelegenen Alarmpunkte verschiedener innerer Organe. Aufgrund seines Einflusses auf die Genitalorgane wird er auch Konzeptionsgefäß genannt.

Verlauf: Der Ren-Meridian beginnt am Perineum und verläuft in der Mittellinie der Körpervorderseite bis zum Mund.

Klinische Anwendung: Urogenitale und gastrointestinale Erkrankungen, Herz- und Lungenkrankheiten, Aphasie, Aphonie, Fazialisparese.

Die wichtigsten Punkte sind 2, 3, 4, 5, 6, 9, 12, 17, 22, 23, 24.

Ren 1   Huiyin   Vereinigtes Yin

Lokalisation: In der Mitte des Dammes.

Indikation: Hämorrhoiden.

Art der Nadelung: Senkrecht, 1–2 cm tief.

Ren 2   Qugu   Gebogener Knochen

Lokalisation: In der Mittellinie direkt über dem Symphysenoberrand (Abb.: Ren Mai).

Indikationen: Urogenitale Erkrankungen, Inkontinenz sowie Harnverhaltung, chronische Entzündungen im Beckenraum, Enuresis nocturna, Impotenz, Spermatorrhöe, Ejaculatio praecox, Störungen der Menstruation.

Art der Nadelung: Senkrecht, 2–3 cm tief.

Ren 3   Zhongji   In der Mitte zwischen den Polen
Mu – Blase

Lokalisation: In der Mittellinie 1 Cun oberhalb von Ren 2.

Indikationen: Wie bei Ren 2.

Art der Nadelung: Senkrecht, 2–3 cm tief.

Ren 4   Guanyuan   Umschlossene Ursprungsenergie
Mu – Dünndarm

Lokalisation: In der Mittellinie 2 Cun oberhalb von Ren 2; 3 Cun unterhalb des Nabels.

Indikationen: Siehe Ren 1 und 2, Diarrhöe.

Art der Nadelung: Senkrecht, 2–3 cm tief.

Ren 5   Shimen   Steintor   **Mu – Sanjiao**

Lokalisation: In der Mittellinie 2 Cun unterhalb des Nabels.

Indikationen: Ödem und Aszites.
Allgemeiner Tonisierungspunkt – Moxibustion.

Art der Nadelung: Senkrecht, 2–3 cm tief.

Ren 6   Qihai   Meer der Lebensenergie

Lokalisation: In der Mittellinie 1,5 Cun unterhalb des Nabels.

Indikationen: Erschöpfungszustände. Als wirkungsvoller Tonisierungspunkt wird er in Verbindung mit Ma. 36 Zusanli und MP. 6 Sanyinjiao zur Behandlung von chronischer Müdigkeit und Hypotonie verwendet – Moxibustion.

Art der Nadelung: Senkrecht, 2–3 cm tief.

Ren 7   Bauch Yinjiao   Kreuzung des Yin

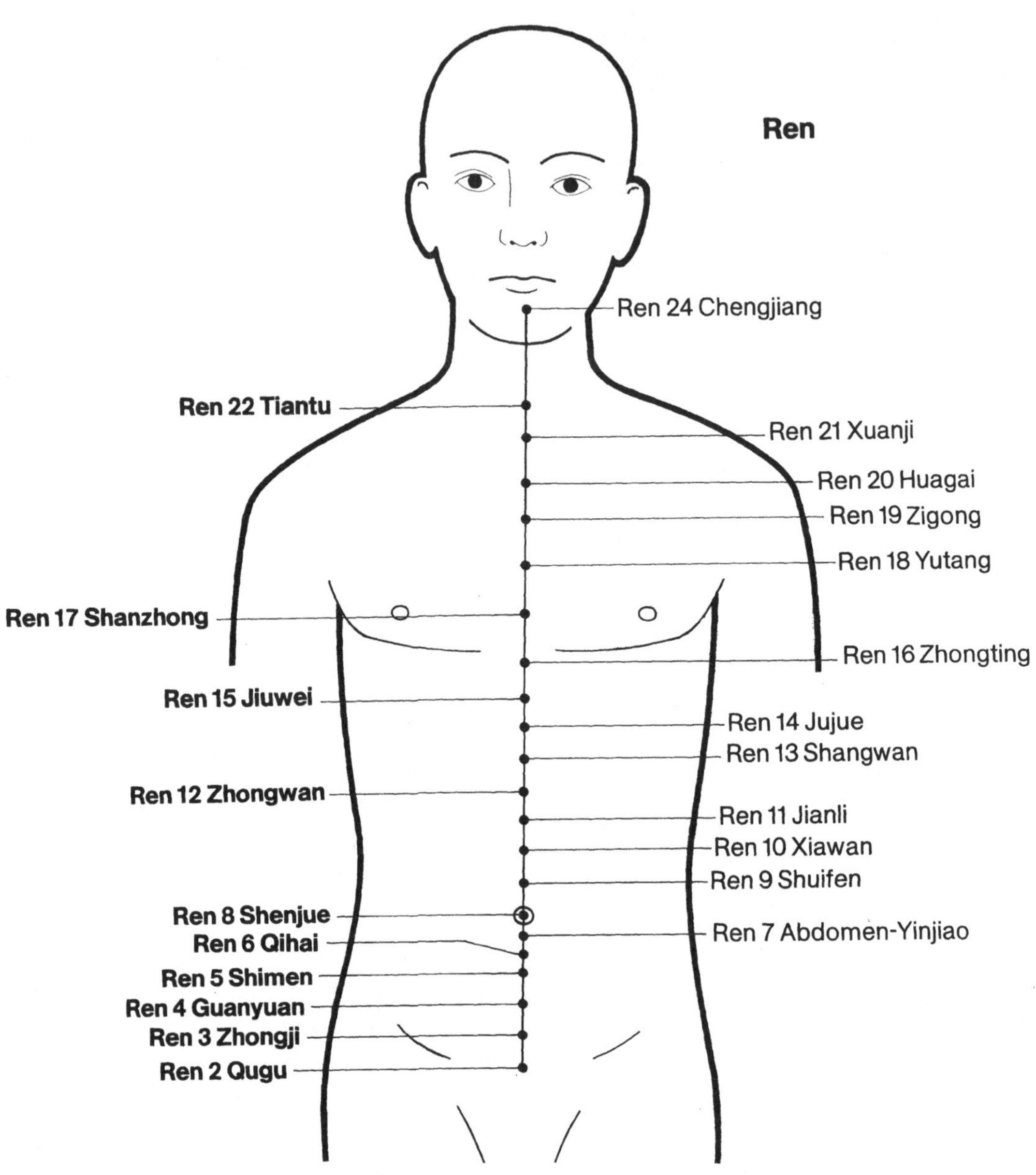

Ren Mai (Wiederholung)

Ren 8 Shenjue Bewußtloser Geist

Lokalisation: Nabel.

Indikationen: Dieser Punkt ist für Akupunktur verboten. Indikationen für Moxibustion sind Bauchschmerzen und Diarrhöe.

Ren 9 Shuifen Wasser verteilen

Lokalisation: In der Mittellinie 1,0 Cun oberhalb des Nabels.

Indikationen: Diarrhöe, Ödem, Aszites.

Art der Nadelung: Senkrecht, 2–3 cm tief.

Ren 10 Xiawan Unter der Magenhöhle
Ren 11 Jianli Das Innere aufbauen

Ren 12 Zhongwan Mitten in der Magenhöhle
Meisterpunkt Fu–Organe Mu–Magen

Lokalisation: In der Mittellinie auf der Mitte zwischen Xyphoidspitze und Nabel.

Indikationen: Magenschmerzen, Übelkeit, Erbrechen, Dyspepsie, Flatulenz, Magenulkus.

Art der Nadelung: Senkrecht, 2–3 cm tief.

Ren 13 Shangwan Obere Magengrube
Ren 14 Jujue Großer Palast **Mu–Herz**
Ren 15 Jiuwei Wildtaubenschwanz
Durchgangspunkt zum Du-Meridian

Lokalisation: Direkt substernal.

Indikationen: Herzschmerzen, Singultus, Erbrechen, Magenschmerzen.

Art der Nadelung: Senkrecht, 2–3 cm tief.

Ren 16 Zhongting Mitten in der Halle

Ren 17 Shanzhong Brustkorbmitte
**Mu–Perikard
Meisterpunkt der
Respirationsorgane**

Lokalisation: In Sternummitte zwischen den Brustwarzen, in Höhe des 4. Interkostalraumes.

Indikationen: Herzerkrankungen, Bronchialasthma, Erkrankungen der Brust.

Art der Nadelung: Schräg nach unten gerichtet, 2–3 cm tief.

Ren 18 Yutang Jadehalle
Ren 19 Thorax-Zigong Purpurpalast
Ren 20 Huagai Prächtige Decke
Ren 21 Xuanji Der Hauptstern (Großer Bär)

Ren 22 Tiantu Aus dem Himmel herausragen

Lokalisation: In der Suprasternalgrube.

Indikationen: Akuter Asthmaanfall, Singultus, Dysphagie, Pharyngitis.

Art der Nadelung: In diesem Punkt wird die Nadel bei sitzender Position des Patienten zunächst 0,5 cm nach hinten gestochen, dann wird der Patient aufgefordert, den Kopf ganz in den Nacken zu legen, und die Nadel wird parallel zur Sternumhinterseite 4–5 cm weiter nach kaudal geschoben. Dieser Punkt sollte jedoch nur bei sicherer Beherrschung der Technik angewendet werden. Falsche Nadelführung gefährdet die im Mediastidium gelegenen großen Gefäße und andere lebenswichtige Organe.

Ren 23 Lianquan Die bescheidene Quelle

Lokalisation: In der Mitte zwischen dem Oberrand des Krikoidknorpels und dem Unterrand der Mandibula.

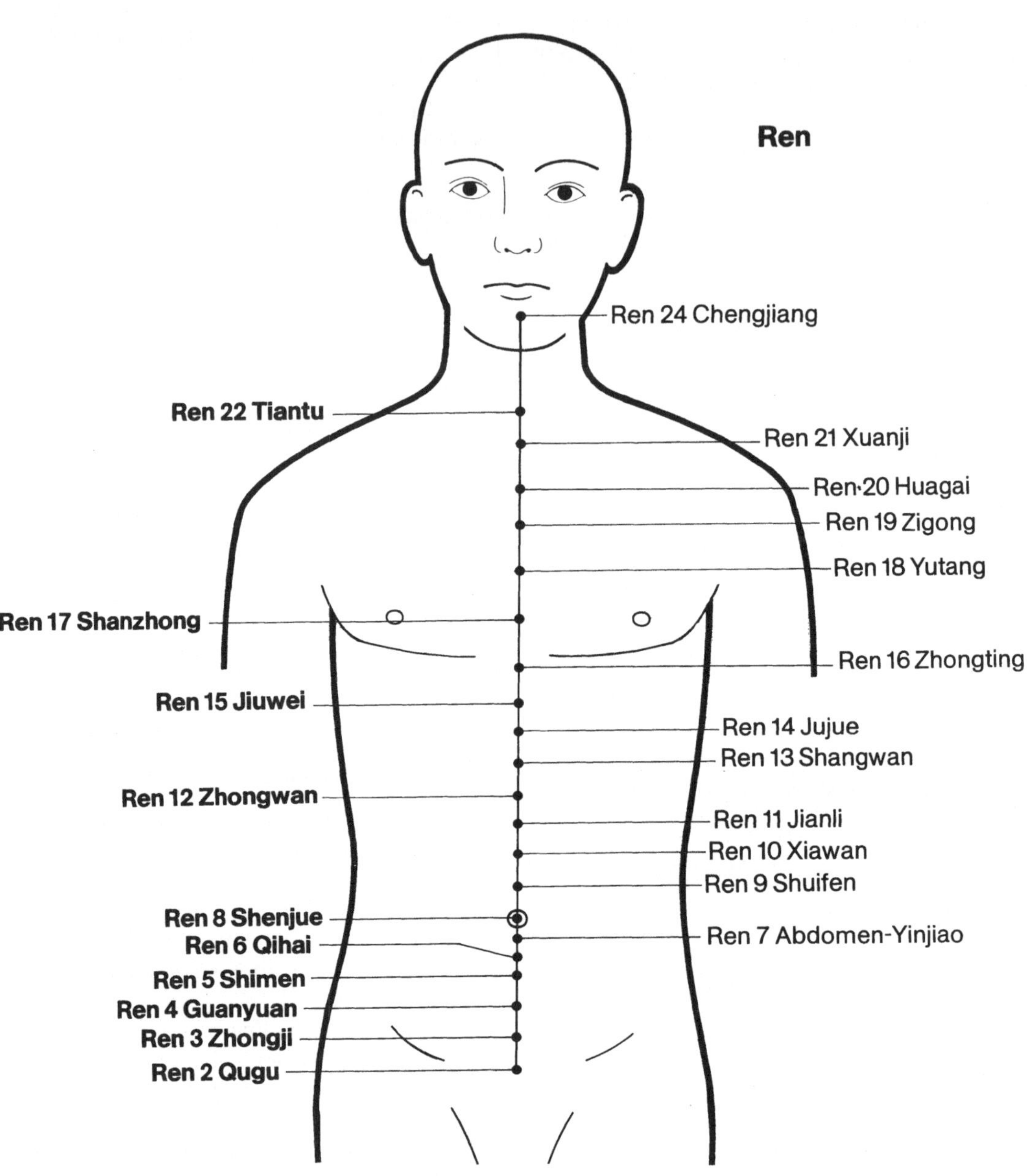

Ren Mai (Wiederholung)

Indikationen: Aphasie, Mutismus, Sprachverlust, Dysphagie, Sprechschwierigkeiten infolge eines Schlaganfalles, Stottern, Hypersalivation, Pharyngitis, Laryngitis.

Art der Nadelung: Schräg in Richtung der Zungenwurzel oder Richtung Du 20 Baihui, 2–3 cm tief.

Ren 24   Chengjiang   Brei empfangen

Lokalisation: In der Grube auf der Mitte zwischen Unterlippe und Kinnspitze.

Indikationen: Fazialisparese, Trigeminusneuralgie, Zahnschmerzen im Bereich der unteren Schneidezähne, Schwellungszustände im Unterkieferbereich, Hypersalivation, Anästhesiepunkt zur Zahnextraktion.

Art der Nadelung: Senkrecht, 0,5–1 cm tief.

6.15 Extrapunkte (Ex.)

Nachdem im alten China die Systematisierung der Akupunkturpunkte abgeschlossen war, wurden neue Punkte entdeckt.
Sie werden als Extrapunkte bezeichnet. Während die Mehrzahl dieser Punkte außerhalb der 14 Meridiane liegen, gibt es einige im Verlauf der Meridiane. Hier wird die Nomenklatur und Numerierung der Academy of Traditionel Chinese Medicine Peking verwendet. Nur die wichtigsten Punkte werden beschrieben.

Häufig verwendete Extrapunkte:

Kopfregion: 1 bis 10

Rumpf: 17, 21

Obere Extremitäten: 28

Untere Extremitäten: 31, 32, 35, 36.

Ex. 1   Yintang   Stempelhalle

Lokalisation: An der Nasenwurzel in der Mittellinie zwischen den Augenbrauen.

Indikationen: Rhinitis, Kopfschmerzen, Sinusitis frontalis, Augenerkrankung.

Art der Nadelung: Schräg nach kaudal gerichtet, 0,5 cm.

Ex. 2   Taiyang   Schläfe

Lokalisation: Am lateralen Orbitarand in Höhe der Augenlinie direkt hinter der Orbitalkante. In Verlängerung der Augenbraue und des Unterlides nach lateral, am Schnittpunkt der zwei Linien.

Indikationen: Kopfschmerzen, Migräne, Augenerkrankungen, Fazialisparese, Trigeminusneuralgie, Sinusitis, Zahnschmerzen.

Art der Nadelung: Senkrecht oder schräg, 1 cm tief.

Ex. 3 Yuyao Fischrücken

Lokalisation: In der Mitte der Augenbraue senkrecht oberhalb der Pupille.

Indikationen: Sinusitis frontalis, Augenerkrankungen.

Art der Nadelung: Schräg nach medial bei Sinusitis frontalis, nach ventral bei Augenerkrankungen.

Ex. 4 Qiuhou Hinter dem Augenball

Lokalisation: Am unteren Orbitarand an der Grenze zwischen lateralem Viertel zum medialen Dreiviertel des Orbitaunterrandes.

Indikationen: Myopie, Erkrankungen des Nervus opticus, Glaukom und andere Augenerkrankungen.

Art der Nadelung: Senkrecht, wobei der Patient nach oben blickt. Die Nadel sollte am Orbitaboden in Richtung auf das Foramen opticum gerichtet sein, 1–2 cm tief. Gefährlicher Punkt!

Ex. 5 Jiachengjiang

Lokalisation: Entspricht dem Foramen mentale, 1 Cun lateral von Ren 24 Chenjiang.

Indikationen: Fazialisparese, Trigeminusneuralgie, Zahnschmerzen.

Art der Nadelung: Senkrecht, 0,5 cm tief.

Ex. 6 Sishencong Die vier geistigen Weisen

Lokalisation: Vier Punkte, die jeweils 1 Cun vor, hinter und lateral des Punktes Du 20 Baihui gelegen sind.

Indikationen: Kopfschmerzen, Verwirrtheitszustände, Apoplexie, Epilepsie, Erregungszustände.

Art der Nadelung: Schräg in Richtung auf Baihui, 0,5 cm. Diese vier Punkte werden gewöhnlich zusammen mit dem Punkt Baihui gestochen.

Ex. 7 Yiming Heilung zum Hellen

Lokalisation: 1 Cun hinter SJ. 17 Yifeng; der Punkt liegt auf einer geraden Linie zwischen Yifeng und Gb. 20 Fengchi.

Indikationen: Erkrankungen von Ohr und Auge.

Art der Nadelung: Senkrecht, 0,5–1 cm tief.

Ex. 8 Anmian I Ruhiger Schlaf

Lokalisation: 0,5 Cun hinter SJ. 17 Yifeng, zwischen Yifeng und Ex. 7 Yiming.

Indikation: Schlaflosigkeit.

Art der Nadelung: Senkrecht, 1 cm tief.

Ex. 9 Anmian II Ruhiger Schlaf

Lokalisation: Zwischen Ex. 7 Yiming und Gb. 20 Fengchi.

Indikation: Schlaflosigkeit.

Art der Nadelung: Senkrecht, 1 cm tief.

Anmian I und II werden zusammen angewendet.

Ex. 10 Jinjin   Goldgelber Speichel (links),
                   Yuye Yadesaft (rechts)
Ex. 11 Zengyin   Lager ordnen
Ex. 12 Shanglianquan Oberhalb der bescheidenen Quelle
Ex. 13 Jingbi   Zwischen Nacken und Oberarm
Ex. 14 Weishang   Oberhalb des Magens
Ex. 15 Weibao   Gebärmutter festhalten
Ex. 16 Bauch-Zigong Gebärmutter (Knabenpalast)

Ex. 17 Dingchuan Asthma beruhigen

Lokalisation: 0,5 Cun lateral von Du 14 Dazhui.

Indikation: Asthma bronchiale.

Art der Nadelung: Leicht nach medial gerichtet, 1 cm tief.

Ex. 18 Wuming   Ohne Namen
Ex. 19 Shiqizhui   17. Wirbel
                     (von der BWS)

Ex. 20 Yaoqi Wunderpunkt am Kreuzbein

Lokalisation: 2 Cun oberhalb des Os coccygis.

Indikationen: Spastische Paresen, Muskelrelaxation, Epilepsie.

Art der Nadelung: Schräg nach oben, 1 cm.

Ex. 21 Huatuojiaji Hua Tuo-Punkte fassen die Wirbelsäule ein

(Hua Tuo = Prächtiger Sohn; Bezeichnung nach dem berühmten Chirurgen Hua Tuo)

Lokalisation: Es handelt sich um eine Gruppe von 28 Punktpaaren, die jeweils 0,5 Cun lateral des Unterrandes des Processus spinosus zwischen dem 1. Zervikal- und dem 4. Sakralwirbel liegen.

Indikationen: Schmerzen entlang der Wirbelsäule, segmentale Schmerzausstrahlungen, Erkrankungen der inneren Organe entsprechend der segmentalen Innervation.

Art der Nadelung: 1–2 cm in Zervikal- und Thoraxbereich. Die Nadeln werden leicht schräg nach medial gerichtet.

Ex. 22 Jianzhongshu   Transportpunkt auf der Schultermitte

Ex. 23 Bizhong   Armmitte
Ex. 24 Erbai   Zwei im Weiß
Ex. 25 Zhongquan   Mitten in der Quelle
Ex. 26 Luozhen   Steifer Nacken
Ex. 27 Yatong   Zahnschmerz

Ex. 28 Baxie Die acht Schrägen

Lokalisation: Auf dem Handrücken in der Mitte der Schwimmhäute (8 Punkte). Die Punkte werden am besten in Fauststellung der Hand genadelt.

Indikationen: Erkrankungen und Schmerzen im Fingerbereich, rheumatoide Arthritis.

Art der Nadelung: Schräg nach proximal gerichtet, 1 cm.

Ex. 29 Sifeng Vier Falten

Lokalisation: Auf der Volarseite der Finger (8 Punkte) in der Mitte der Querfalten über den proximalen Interphalangealgelenken.

Indikationen: Unterernährung bei Kindern, Keuchhusten.

Art der Nadelung: Nach Anstechen der Punkte Ausdrücken von Gewebsflüssigkeit.

Ex. 30 Shixuan   10 Fingerspitzen

Ex. 31 Heding Kranichkamm

Lokalisation: In der Mitte des Patellaoberrandes.

Indikation: Erkrankungen des Kniegelenks.

Art der Nadelung: Senkrecht, 0,5–2 cm tief.

Ex. 32 Xiyan Knieauge

Lokalisation: In Höhe des Patellaunterrandes medial vom Ligamentum patellae.

Indikation: Erkrankung des Kniegelenks.

Art der Nadelung: Senkrecht oder schräg nach medial, 0,5–2 cm tief. Der Punkt Ma. 35 Dubi an der lateralen Seite des Patellaunterrandes wird auch als lateraler Xiyan bezeichnet. Diese Punkte werden zusammen mit Ex. 31 Heding in der Behandlung von Kniegelenkserkrankungen verwendet.

Ex. 33   Lanwei   Blinddarm
Alarmpunkt – Appendix

Lokalisation: 2 Cun unterhalb von Ma. 36 Zusanli.

Indikationen: Appendizitis, postoperative Schmerzen nach Appendektomie.

Art der Nadelung: Senkrecht, 2 cm tief.

Lanwei bedeutet im Chinesischen Blinddarm und kann bei akuter Appendizitis auf Druck schmerzhaft reagieren und gibt deshalb diagnostische Hinweise.

Ex. 34   Linghou   Rückwärts vom Hügel

Ex. 35   Dannang   Gallenblase
Zusätzlicher Alarmpunkt der Gallenblase

Lokalisation: 1 Cun distal von Gb. 34 Yanglingquan.

Indikationen: Erkrankungen der Gallenblase und Leber.

Art der Nadelung: Senkrecht, 2 cm tief.

Ex. 36   Bafeng   Acht Winde

Lokalisation: Auf dem Fußrücken in der Mitte der Schwimmhäute, 8 Punkte.

Indikationen: Arthritis der Zehen, Schmerzen und Mißempfindung von Fuß und Zehen.

Art der Nadelung: Schräg und nach proximal gerichtet, 1 cm tief.

Die Punkte Le. 2 Xingjian, Ma. 44 Neiting und Gb. 43 Xiaxi fallen mit der Lokalisation der Bafeng-Punkte zusammen.

6.15.1 Nicht numerierte Extrapunkte

Diese Punkte wurden in den letzten Jahren entdeckt. Sie sind im wesentlichen aufgrund von Forschungsarbeiten im Bereich der Akupunkturanästhesie in der Volksrepublik China gefunden worden.

Die wichtigsten Punkte werden hier beschrieben:

Bientao

Lokalisation: 1 Cun unterhalb von Ma. 6, vor der A. carotis.

Indikation: Akute Tonsillitis, speziell bei Trismus.

Art der Nadelung: Senkrecht, 2–3 cm tief.

Posterior-Tinggong

Lokalisation: An der Ohrwurzel in Höhe von Dü. 19 Tinggong.

Indikationen: Taubheit, Taubstummheit, Schwindel, chronische Ohrinfektion, Schmerzen bei Mittelohrerkrankungen.

Art der Nadelung: Einstechen der Nadel im Winkel zwischen äußerem Ohr und Kopfhaut, Stichtiefe 1 cm nach vorn und leicht nach oben gerichtet bis zur Crus helicis.

Xia-Yifeng

Lokalisation: 1 Cun unterhalb SJ. 17 Yifeng.

Indikationen: Tonsillitis, Pharyngitis, Aphasie.

Art der Nadelung: Senkrecht, 1–2 cm tief.

Bipay

Lokalisation: Am oberen Ende der vorderen Axillarfalte.

Indikationen: Herzerkrankungen, Angina pectoris und Rhythmusstörungen.

Art der Nadelung: Senkrecht, 2 cm tief.

Jian-Nie-Lin

Lokalisation: Auf der Mitte zwischen Bipay und Di. 15 Jianyu.

Indikationen: Tendovaginitis der langen Sehne des M. biceps in Verbindung mit Periarthritis humeroscapularis.

Art der Nadelung: Senkrecht, 2 cm tief.

Jianquan

Lokalisation: Auf der Mitte zwischen Di. 15 Jianyu und SJ. 14 Jianliao.

Indikationen: Tendovaginitis der Supraspinatussehne.

Art der Nadelung: Schräg in Richtung Di. 15 oder SJ. 14, 1–2 cm tief.

Taner

Motorpunkt des Musculus deltoideus

Lokalisation: In der Mitte des M. deltoideus auf dem Sanjiao-Meridian.

Indikationen: Parese des M. deltoideus.

Art der Nadelung: Senkrecht, 2–3 cm tief.

Tunzhong

Lokalisation: Mittelpunkt zwischen Gb. 30 Huantiao und der Spina iliaca anterior superior.

Indikationen: Kreuzschmerzen, Ischialgie, Paraplegie, Urtikaria, Erkrankungen des Sakroiliakalbereiches.

Art der Nadelung: Senkrecht, 3–5 cm tief.

Yaoyang

Lokalisation: In einer Vertiefung über dem Sakroiliakalgelenk.

Indikationen: Kreuzschmerzen, Metastasenschmerzen der Wirbelsäule.

Art der Nadelung: Senkrecht, 1 cm tief.

Dingchan

Lokalisation: 3 Cun oberhalb und proximal von Ex. 31 Heding.

Indikationen: Arthritis des Kniegelenks.

Art der Nadelung: Schräg in proximale Richtung, 2–3 cm.

Neima

(Im Chinesischen bedeutet „Nei" medial und „Ma" Anästhesie.)

Lokalisation: Hinterer Tibiarand in der Mitte zwischen dem Innenknöchel und dem Kniegelenk. Dieser Punkt entspricht der Lage von Le. 6 Zhongdu.

Indikationen: Als Anästhesiepunkt bei chirurgischen Eingriffen im Unterbauch, Becken und Dammbereich. Zur Schmerzreduktion wird dieser zusammen mit MP. 6 Sanyinjiao zur Geburtserleichterung und bei der Koloskopie angewendet.

Art der Nadelung: Senkrecht, 1–2 cm tief.

Waima

(Im Chinesischen bedeutet „Wai" lateral.)

Lokalisation: Auf derselben Höhe wie Neima auf der lateralen Beinseite. 9 Cun oberhalb des lateralen Malleolus.

Indikationen: Bei Akupunkturanästhesie im Becken- und Bauchraum.

Art der Nadelung: Senkrecht, 2 cm tief.

7 Prinzipien der Akupunktur und Regeln für die Auswahl von Punkten

Allgemeine Voraussetzungen für eine erfolgreiche Akupunkturbehandlung sind:

- Kenntnisse der Verläufe der 14 Meridiane und die Verteilungsmuster der spezifischen Punkte.

- Die genaue Lokalisation der Punkte und eine ausreichende Stichtiefe.

- Gründliche Diagnostik mit den Mitteln der westlichen Medizin, besonders der Ausschluß von malignen Erkrankungen.

- Genaue Analyse der Symptomatik und, vor allem in hartnäckigen und schwer durchschaubaren Fällen, ihre Einordnung in das System der chinesischen Pathogenesemodelle. Untersuchung der Beziehungen von Schmerzen zu Meridianen und Organen.

Die chinesische Akupunktur orientiert sich bei der Auswahl von Punkten an empirischen Prinzipien und Regeln, die auf dem Wissensschatz der traditionellen chinesischen Medizin basieren und in den letzten 30 Jahren durch klinische Studien und Grundlagenforschung ausgebaut und präzisiert wurden.

1) Jeder Akupunkturpunkt wirkt auf Erkrankungen im Bereich des zugehörigen Meridians, des gekoppelten Meridians, auf Erkrankungen der entsprechenden Organe und der zugeordneten Gewebe und Sinnesorgane (Tabelle 10).
2) Jeder Akupunkturpunkt wirkt als Nahpunkt auf die Stelle, an der er liegt und auf seine unmittelbare Umgebung.
3) Schmerzende, verhärtete (z.B. Myogelosen) und druckempfindliche Punkte (locus dolendi) ohne Beziehung zu einem

Tabelle 10. Beziehung Organ, Gewebe, Sinnesorgan, Element

Organe		Gewebe	Sinnes-organe	Element
Zang	Fu			
Lu.	Di.	Haut und Körperhaar	Nase	Metall
Ni.	Bl.	Knochen	Ohr	Wasser
Le.	Gb.	Sehnen und Muskulatur	Auge	Holz
He, Pe.	Dü, SJ.	Blut und Blutgefäße	Zunge	Feuer
MP.	Ma.	Fettgewebe, Muskulatur, „Fleisch"	Mund	Erde

Meridian, werden **Ah-Shi-Punkte** genannt und ebenfalls als lokale Akupunkturpunkte benutzt. Sie geben wesentliche diagnostische Hinweise, dienen zugleich auch der Therapie.

Die „Trigger-Punkte" z.B. bei Trigeminusneuralgie werden auch als Ah-Shi-Punkte betrachtet, sollten jedoch bei akuten Zuständen nicht genadelt werden, da sie die Schmerzen verstärken können.

4) Die Endpunkte der Meridiane an den Nagelwinkeln der Finger und Zehen werden **Jing-Well**-Punkte, (**Jing, Ting**) genannt. Bei akuten Notfällen (z.B. Kreislaufkollaps, Schock, Übelkeit) werden sie eingesetzt. Der Punkt Du 26 Renzhong unter der Nase ist der wichtigste Jing-Punkt. Ni. 1 Yongquan auf der Fußsohle ist ebenfalls einer der wirkungsvollsten Jing-Punkte. Die Nadelung der Jing-Punkte ist

meist schmerzhaft. In akuten Notfallsituationen, wenn keine Nadel griffbereit ist, können die Jing-Punkte auch mit dem Fingernagel stimuliert werden.

5) Punkte distal von Ellenbogen und Knie werden **Fernpunkte** genannt und beeinflussen proximale Regionen.
Die in Tabelle 11 aufgeführten 6 distalen Punkte sind von besonderer Bedeutung.

Tabelle 11. Sechs wichtige Fernpunkte

	Punkte		Proximale Region
Arm	**Di. 4**	**Hegu**	**Gesicht,** Nacken, Sinnesorgane
	Lu. 7	**Lieque**	**Nacken,** Dorsaler Thorax, Lunge
	Pe. 6	**Neiguan**	Ventraler Thorax, **Epigastrium**
Bein	**Ma. 36**	**Zusanli**	**Abdominalorgane**
	Bl. 40	**Weizhong**	**Kreuzgegend,** Urogenitalorgane
	MP. 6	**Sanyinjiao**	**Beckenorgane,** Perineum

Tabelle 12. Spezifische Punkte

Punkte mit		
Punkte mit analgetischer Wirkung	Di. 4	Hegu
	Ma. 44	Neiting
	Ma. 43	Xiangu
Punkte mit sedierender Wirkung	Du 20	Baihui
	Ex. 6	Sishencong
	He. 7	Shenmen
	Bl. 62	Shenmai
Punkte mit tonisierender Wirkung	Ren 6	Qihai
	Ma. 36	Zusanli
	MP. 6	Sanyinjiao
Punkte mit immunstimulierender Wirkung	Di. 11	Quchi
	Du 14	Dazhui
	Du 13	Taodao
Punkte mit homöostatischer Wirkung	Di. 11	Quchi
	MP. 6	Sanyinjiao
	Ma. 36	Zusanli

6) Einige Akupunkturpunkte haben nach neuen Forschungsergebnissen besonders ausgeprägte analgetische, sedierende, immunstimulierende und homöostatische Wirkungen (Tabelle 12).

7) Einige Akupunkturpunkte mit **spezifischen Wirkungen** auf häufige Allgemeinsymptome werden in Tabelle 13 aufgeführt.

Tabelle 13. Symptomatische Punkte

Symptom	Punkte
Schluckauf	Ma. 36, Pe. 6, Bl. 17
Übelkeit	Pe. 6, Ma. 36
Schwitzen	He. 6, Ni. 7, Di. 4
Niesen	Di. 20, Ex. 1, Pe. 6
Ödeme	MP. 9, Ren 5, Ren 9
Schlaflosigkeit	Du 20, He. 7, Ex. 8, Ex. 9
Fieber	Du 14, Di. 11, Di. 4
Impotenz	Ren 6, MP. 6, Ma. 36, Le. 8
Obstipation	SJ. 6, Ma. 25
Diarrhöe	MP. 4, Ma. 36, Ren 6
Sprachstörung	Ren 22, He. 5, Ren 23

8) Die **Mu-** (Mo-) oder **Alarmpunkte** werden bei akuten Erkrankungen der zugehörigen Organe druckschmerzhaft und verändern ihren tastbaren Tonus. Sie werden sowohl diagnostisch als auch therapeutisch bei Erkrankungen der zugehörigen Organe angewendet.

9) Die **Shu-** oder **Zustimmungspunkte** auf dem medialen Ast des Blasenmeridians haben ähnliche Eigenschaften wie die Alarmpunkte und werden häufig in Verbindung mit diesen angewendet.
Die Shu-Punkte der einzelnen Organe sind segmental angeordnet und korrespondieren in ihrer Lokalisation mit den sympathischen Ganglien des Grenzstranges.
Sowohl die **Shu-** als auch die **Mu-Punkte** werden bei der Behandlung von Erkrankungen der inneren Organe, besonders bei chronischen Zuständen angewendet (Tabelle 14). Bei Schwächezuständen der Organe kann Moxibustion an den entsprechenden Shu- und Mu-Punkten von besonderer Wirksamkeit sein.

Tabelle 14. Shu- und Mu-Punkte

Lokalisation	Shu		Organ	Mu
– Th 3	Bl. 13	Fei-Shu	Lunge	Lu. 1
Th 4	Bl. 14	Jueyin-Shu	Perikard	Ren 17
– Th 5	Bl. 15	Xin-Shu	Herz	Ren 14
– Th 9	Bl. 18	Gan-Shu	Leber	Le. 14
Th 10	Bl. 19	Dan-Shu	Gallenblase	Gb. 24
– Th 11	Bl. 20	Pi-Shu	Milz	Le. 13
Th 12	Bl. 21	Wei-Shu	Magen	Ren 12
L 1	Bl. 22	Sanjiao-Shu	Sanjiao	Ren 5
– L 2	Bl. 23	Shen-Shu	Niere	Gb. 25
– L 4	Bl. 25	Dachang-Shu	Dickdarm	Ma. 25
– S 1	Bl. 27	Xiaochang-Shu	Dünndarm	Ren 4
– S 2	Bl. 28	Pangguang-Shu	Blase	Ren 3

10) Die **Xi-Cleft-Punkte** (Trsi-Punkte) finden Anwendung bei akuten Erkrankungen der zugehörigen inneren Organe. Nach traditioneller Vorstellung aktivieren die Xi-Cleft-Punkte die Energie der Meridiane und Organe (Tabelle 15).
Xi-Cleft-Punkte werden kräftig stimuliert.

Tabelle 15. Xi-Cleft-Punkte der Organe

Organe	Xi-Cleft-Punkte	
Lunge	Lu. 6	Kongzui
Dickdarm	Di. 7	Wenliu
Magen	Ma. 34	Lianqiu
Milz-Pankreas	MP. 8	Diji
Herz	He. 6	Yinxi
Dünndarm	Dü. 6	Yanglao
Blase	Bl. 63	Jinmen
Niere	Ni. 5	Shuiquan
Perikard	Pe. 4	Ximen
Sanjiao	SJ. 7	Huizong
Gallenblase	Gb. 36	Waiqiu
Leber	Le. 6	Zhongdu

11) Die **Meisterpunkte** (influential points) haben neben ihren sonstigen Wirkungen einen spezifischen Einfluß auf die ihnen zugeordneten Gewebe bzw. Organe (Tabelle 16).

Tabelle 16. Meisterpunkte (influential points)

Gewebe, Organe	Meisterpunkte	
Zang-Organe Speicherorgane	Le. 13	Zhangmen
Fu-Organe Hohlorgane	Ren 12	Zhongwan
Atmungsorgane	Ren 17	Shanzhong
Blut	Bl. 17	Geshu
Knochen	Bl. 11	Dashu
Knochenmark	Gb. 39	Xuanzhong
Muskel, Sehnen	Gb. 34	Yanglingquan
Gefäßsystem	Lu. 9	Taiyuan

12) Von den **Luo-** oder **Durchgangspunkten** führt eine transversale Luo-Verbindung zum **Yuan-** oder **Quellpunkt** des gekoppelten Meridians, z.B. von Lu. 7 (Luo) zu Di. 4 (Yuan). Nach den antiken Vorstellungen läuft vom Luo-Punkt auch eine direkte Verbindung, das longitudinale Luo-Gefäß, zum dazugehörigen Organ. Die Punkte finden Anwendung bei Erkrankungen der gekoppelten inneren Organe Fu und Zang (s. Abb.).
Am **Yuan**-Punkt ist die Konzentration der Energie des Organs im Verlauf des Meridians nach traditioneller Auffassung am höchsten, während die **Luo-**

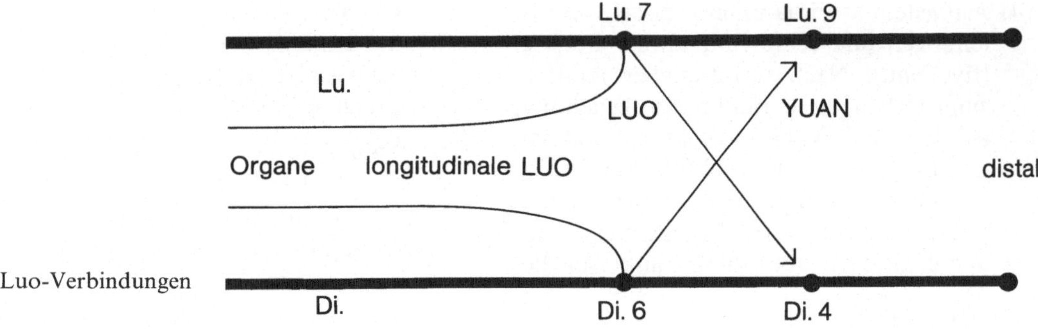

Tabelle 17. Luo- und Yuan-Punkte

Meridian	Luo-Punkt		Yuan-Punkt	
Dickdarm	Di. 6	Pianli	Di. 4	Hegu
Sanjiao	SJ. 5	Waiguan	SJ. 4	Yangchi
Dünndarm	Dü. 7	Zhizheng	Dü. 4	Hand-Wangu
Magen	Ma. 40	Fenglong	Ma. 42	Changyang
Gallenblase	Gb. 37	Guanming	Gb. 40	Qiuxu
Blase	Bl. 58	Feiyang	Bl. 64	Jinggu
Lunge	Lu. 7	Lieque	Lu. 9	Taiyuan
Perikard	Pe. 6	Neiguan	Pe. 7	Daling
Herz	He. 5	Tongli	He. 7	Shenmen
Milz-Pankreas	MP. 4	Gongsun	MP. 3	Taibai
	MP. 21	Dabao		
Leber	Le. 5	Ligou	Le. 3	Taichong
Niere	Ni. 4	Dazhong	Ni. 3	Taixi
Du Mai	Du 1	Changqiang		
Ren Mai	Ren 15	Jiuwei		

Punkte über die longitudinalen Luo-Gefäße eine direkte Verbindung zu den inneren Organen aufweisen, so daß bei der Nadelung dieser Punkte eine direkte Wirkung auf die Organe erzielt werden kann (Tabelle 17).

Der Milz-Pankreas Meridian hat zwei Luo-Punkte, **MP. 21 Dabao** wird das „große Luo" genannt.

13) Die 8 außerordentlichen Meridiane können durch **Schlüssel-, Kardinal-** oder **Konfluenzpunkte** „eingeschaltet" werden (Tabelle 18). Von besonderer Bedeutung sind die Schlüsselpunkte des Du Mai, des Ren Mai und des Chong Mai. Der Du Mai wird eingeschaltet durch Dü. 3 Houxi, der Ren Mai durch Lu. 7 Lieque und der Chong Mai durch MP. 4 Gongsun.

Tabelle 18. Schlüsselpunkte (Kardinalpunkte)

Außerordentliche Meridiane	Kardinalpunkte	
Chong Mai (Tchong Mo)	**MP. 4**	**Gongsun**
Yinwei (Yin Oe)	Pe. 6	Neiguan
Du (Tou Mo)	**Dü. 3**	**Houxi**
Yangqiao (Yang Keo)	Bl. 62	Shenmai
Dai Mai (Tae Mo)	**Gb. 41**	**Zu-Linqi**
Yangwei (Yang Oe)	SJ. 5	Waiguan
Ren Mai (Jenn Mo)	**Lu. 7**	**Lieque**
Yinqiao (Yin Keo)	Ni. 6	Zhaohai

14) Auf jedem Meridian liegen distal von Ellenbogen und Knie fünf antike Punkte (five Shu). Nach traditioneller Auffassung stehen diese Punkte in Beziehung zu den fünf Wandlungsphasen und zu den klimatischen Umweltfaktoren.

Die biopathogenen Energien, wie Kälte, Hitze, Feuchtigkeit, Trockenheit und Wind, dringen über diese Punkte in die Meridiane ein. Eine Zuordnung zu den 5 Wandlungsphasen ist für die Yin- und Yang-Meridiane unterschiedlich.

Die fünf Punkte sind:

a) **Jing-Well,**

   Ting-Punkt, ist der am meisten distal gelegene Punkt der Meridiane.

   Yang = Metall   Yin = Holz
       Trockenheit   Wind

b) **Ying-**Punkt, oder Jong, liegt proximal von den Jing-Punkten.

   Yang = Wasser   Yin = Feuer
       Kälte   Hitze

c) **Yuan-,** oder Yu-Punkt

   Yang = Holz   Yin = Erde
       Wind   Feuchtigkeit

d) **Jing-** oder King-Punkt liegt im Bereich des Hand- und Fußgelenks.

   Yang = Feuer   Yin = Metall
       Hitze   Trockenheit

e) **He-** oder Ho-Punkt liegt im Bereich des Ellbogens und Kniegelenks und weist eine enge Beziehung zu den Organen auf.

   Yang = Erde   Yin = Wasser
       Feuchtigkeit   Kälte

Die Systematik der Anwendung der antiken Punkte nach der Fünf-Elemente-Lehre ist äußerst kompliziert und nicht unumstritten; sie erscheint für ein Grundlagenlehrbuch zu weitläufig, deshalb sei auf traditionelle Abhandlungen der Akupunktur verwiesen.

15) Punktauswahl anhand der Innervation des Dermatoms, Myotoms oder des entsprechenden peripheren Nervs ist bei neuralgiformen und neurologischen Erkrankungen angezeigt. Besonders wirkungsvoll sind die **Huatuojiaji-Punkte** (Ex. 21), die segmental 0,5 Cun lateral der Wirbelsäule liegen, aber auch die Punkte auf beiden Ästen des Blasenmeridians.

16) Unilaterale Erkrankungen können über Punkte beider Körperseiten behandelt werden. Bei starken akuten Schmerzen (z.B. Trigeminusneuralgie) verwendet man von den Nahpunkten nur Punkte der kontralateralen Körperseite.

8 Systematik der Therapie

Die Prinzipien der Akupunktur und die Regeln zur Auswahl von Punkten wurden im Kap. 7 dargestellt. Hier erfolgt eine knappe Zusammenstellung von Erkrankungen mit Punktkombinationen, die sich in der praktischen Anwendung bewährt haben. Die angegebene Punktauswahl stellt eine Addition vieler möglicher Punktkombinationen dar. Die aufgeführten Punkte sollten jedoch nicht wie ein Rezept kritiklos benutzt werden, sondern dienen dem Anfänger, der die Punktauswahl kennenlernen möchte, als Orientierung. Eine Analyse der Punktkombinationen anhand der dargestellten Prinzipien der Akupunktur hat einen besonderen didaktischen Wert. Die Punktauswahl für eine bestimmte Erkrankung muß anhand der individuellen Symptomatik erfolgen. Bei der folgenden Systematik der Therapie dienen westliche Diagnosen als Grundlage. Das Studium der komplizierten traditionellen Syndrome der chinesischen Medizin ist dem fortgeschrittenen Akupunkturarzt empfohlen.

Bei der Akupunktur sollte immer ein ganzheitliches Konzept der Medizin beachtet werden. Die Kombination mit Diätberatung, physikalischer Therapie und Psychotherapie kann für die Heilung von ausschlaggebender Bedeutung sein. Medikamentöse Therapie sollte, wenn notwendig und indiziert, langsam reduziert werden.

Der Punkt Du 20 Baihui ist der „Gouverneur" des Du Mai, des Lenkergefäßes, und somit ein Punkt, der eine zentrale Koordination aller Yang-Punkte bewirkt. Daneben hat Du 20 sedierende Wirkung und kann bei jeder Akupunkturbehandlung angewendet werden.

Im allgemeinen werden 2–3 Behandlungen in der Woche durchgeführt. Bei akuten Schmerzzuständen, wie Trigeminusneuralgie, schwerer Migräne oder Karzinomschmerzen, können auch tägliche Behandlungen angebracht sein. Nach 8–10 Behandlungssitzungen wird meist eine Behandlungspause von 1 Woche eingelegt.

Die Verweildauer der Nadeln liegt im allgemeinen bei 15–25 min; jedoch kann bei Trigeminusneuralgien, Migräne oder Karzinomschmerzen auch eine Verweildauer bis zu einer Stunde nützlich sein.

In der folgenden Darstellung der Indikationen sind die Nahpunkte in der ersten Spalte, die Fernpunkte in der zweiten Spalte aufgeführt. In der zweiten Spalte stehen die Fernpunkte der Arme oben, darunter die Fernpunkte der Beine. Vor jeder Akupunkturbehandlung werden ohne Rücksicht auf Meridiane schmerzhafte oder druckempfindliche Punkte in der betroffenen Region, **Ah-Shi-Punkte,** aufgesucht, die als lokale Akupunkturpunkte behandelt werden.

8.1 Erkrankungen des Bewegungsapparates

Generell sind die Erkrankungen des Bewegungsapparates durch eingeschränkte Bewegung und akute bis chronische Schmerzen gekennzeichnet. Die Behandlung von chronischen Schmerzzuständen durch Anwendung von Wärme, Krankengymnastik oder Chiropraxis ist oft unbefriedigend. Medikamentöse Langzeitbehandlung ist durch Nebenwirkungen im Gastrointestinaltrakt sowie Störungen der Hämatopoese begrenzt.

Die Wirkung der Akupunkturtherapie wurde in dieser Erkrankungsgruppe durch kontrollierte Studien belegt. Die gute Aufnahme dieser Therapieform durch den Patienten in Verbindung mit der Wirksamkeit der Methode rechtfertigt die Forderung, die Akupunktur nicht nur als letztes Mittel der Therapie anzuwenden. Durch frühzeitige Akupunkturbehandlung kann ungünstigen Verlaufsformen mit eventueller Verkrüppelung vorgebeugt werden.

Behandlungsprinzipien

- In der Therapie dieser Erkrankungsgruppe kombiniert man Punkte im betroffenen Areal – **Nahpunkte** – mit wichtigen **Fernpunkten.**
- **Ah-Shi-Punkte** werden systematisch gesucht und genadelt.
- Analgetische Punkte, wie **Di. 4 Hegu, Ma. 44 Neiting,** werden häufig zusätzlich zur Schmerzbehandlung herangezogen.
- Der wichtigste homöostatische Punkt **Di. 11 Quchi** kann zusammen mit **Ma. 36 Zusanli** und **MP. 6 Sanyinjiao** eingesetzt werden.
- Wichtige sedierende Punkte, wie **He. 7 Shenmen** und **Bl. 62 Shenmai,** sind in vielen Fällen indiziert.
- Bei degenerativen Erkrankungen von Knochen und Knorpel wird der Meisterpunkt **Bl. 11 Dashu** eingesetzt.
- Der Meisterpunkt für Muskel und Sehne **Gb. 34 Yanglingquan** ist bei allen Erkrankungen des Muskel- und Sehnenapparates indiziert.

8.1.1 Kiefergelenkserkrankungen

Ma. 7	Xiaguan	Di. 4	Hegu
Gb. 2	Tinghui	SJ. 5	Waiguan
Ah-Shi-Punkte			

8.1.2 Nacken: HWS-Syndrom, Tortikollis, Schiefhals, zervikale Spondylosis, rheumatoide Arthritis

Du 20	Baihui		
Gb. 20	Fengchi	Lu. 7	Lieque
Du 14	Dazhui	------	------
Ex. 21	Huatuojiaji	Gb. 39	Xuanzhong
Bl. 10	Zhongfu	Bl. 60	Kunlun
Ah-Shi-Punkte		Bl. 11	Dashu

In Fällen sehr schmerzhafter und akuter Nackensteifigkeit mit Einschränkung der Rotation und Flexion sollte eine starke Stimulation an den Punkten Dü. 6 Yanglao oder Dü. 3 Houxi angewendet werden.

8.1.3 Thoraxregion: Interkostalneuralgie, traumatische Thoraxschmerzen, ankylosierende Spondylitis (Morbus Bechterew)

Du 20	Baihui	SJ. 8	Sanyangluo
Ex. 21	Huatuojiaji	Di. 4	Hegu
regionale Blasenpunkte			

8.1.4 Lumbosakralregion:
LWS-Syndrom, Ischialgie

Du 20	Baihui		
Du 4	Mingmen	Bl. 40	Weizhong
Du 3	Yaoyang-guan	Bl. 60	Kunlun
		Bl. 57	Chengshan
Bl. 23	Shenshu	Bl. 36	Chengfu
Bl. 25	Dachangshu	Bl. 37	Yinmen
Ex. 21	Huatuojiaji	Gb. 34	Yangling-quan
Bl. 32	Ciliao	Ni. 3	Taixi
Bl. 54	Zhibian	MP. 6	Sanyinjiao

Bei akuter Ischialgie ist die Stimulation von Gb. 30 Huantiao hilfreich.

8.1.5 Extremitäten

8.1.5.1 Schulter: Periarthritis humeroscapularis, Schulter-Armsyndrom

Du 20	Baihui		
Di. 15	Jianyu	Di. 4	Hegu
SJ. 14	Jianliao	------	------
Dü. 9	Jianzhen	Ma. 38	Tiaokou

Bei der ersten Behandlung mit mäßig starker manueller Stimulation am Punkt Ma. 38 Tiaokou kann die Schulterbeweglichkeit in mehr als 40% wieder völlig hergestellt werden, in über 80% der Fälle wird eine rasche und anhaltende Besserung innerhalb von 2 bis 3 Sitzungen erzielt. (Ergebnis eigener Untersuchungen über den Punkt Ma. 38.)

8.1.5.2 Ellbogen: Tennisellbogen, Epikondylitis

Du 20	Baihui		
Lu. 5	Chize	Di. 4	Hegu
Pe. 3	Quze	SJ. 5	Weiguan
He. 3	Shaohai		
Di. 11	Quchi		

8.1.5.3 Handgelenk

Du 20	Baihui		
Pe. 7	Daling	Di. 4	Hegu
He. 7	Shenmen		
Lu. 9	Taiyuan	Ma. 44	Neiting
Ah-Shi-Punkte			

8.1.5.4 Handfläche, Fingergrundgelenke: Rheumatoide Arthritis, Dupuytren-Kontraktur

Du 20	Baihui		
Lu. 10	Yuji	Di. 4	Hegu
Pe. 8	Laogong		
He. 8	Shaofu	Ma. 44	Neiting
Ex. 28	Baxie		

8.1.5.5 Hüftgelenk: Koxarthrose, Koxarthritis

Du 20	Baihui		
Gb. 30	Huantiao	Di. 4	Hegu
Bl. 54	Zhibian		
Bl. 32	Ciliao	Ma. 44	Neiting
Ma. 31	Biguan		

8.1.5.6 Kniegelenk

Du 20	Baihui		
Ex. 31	Heding	Di. 4	Hegu
Ex. 32	Xiyan	Bl. 11	Dashu
Ma. 35	Dubi		
Bl. 40	Weizhong	Ma. 44	Neiting
Ma. 36	Zusanli	Bl. 60	Kunlun

bei Erguß oder Schwellung:
MP. 9   Yinlingquan

8.1.5.7 Sprunggelenk

Du 20	Baihui		
Bl. 60	Kunlun	Di. 4	Hegu
Ni. 3	Taixi		
Ni. 6	Zhaohai	MP. 9	Yinlingquan
Ma. 41	Jiexi	Bl. 11	Dashu
Gb. 40	Qiuxu		

8.1.5.8 Zehen

Du 20	Baihui		
Ex. 36	Bafeng	Di. 4	Hegu
Ma. 44	Neiting		

8.1.6 Rheumatoide Arthritis

Bei der rheumatoiden Arthritis werden vor allem spezifische und allgemeine Tonisierungspunkte ausgewählt. Nadelbehandlung in Kombination mit Moxibustion wird über längere Zeiträume angewendet. Die Medikamente sollten in Abhängigkeit von der Linderung der Schmerzen langsam reduziert werden.

Bei ausreichend langer Behandlung gelingt es oft, nicht nur die Schmerzen zu reduzieren, sondern auch die Beweglichkeit der Gelenke zu verbessern.

Tonisierende Punkte mit Nadeln und Moxa:

Ma. 36	Zusanli
Ren 6	Qihai
Ren 12	Zongwan
Bl. 20	Pishu
Bl. 22	Sanjiaoshu
Bl. 23	Shenshu
Du 4	Mingmen
Ma. 41	Jiexi

Neben dieser Tonisierungstherapie wendet man analgetische Punkte mit kräftiger Stimulation an.

Di. 4	Hegu
Ma. 44	Neiting
Ma. 43	Xiangu

Weiterhin werden an den meisten befallenen Gelenken lokale Punkte behandelt.

Diese werden anhand der Vorschläge im letzten Abschnitt ausgewählt, wobei man die Punkte der Yang-Meridiane bevorzugt.

8.2 Erkrankungen der Atmungsorgane

8.2.1 Grippaler Infekt

Du 20	Baihui		
Du 14	Dazhui	Di. 4	Hegu
Gb. 20	Fengchi	Di. 11	Quchi
Di. 19	Heliao	Lu. 7	Lieque
Di. 20	Yingxiang	(bei Husten)	

Ma. 36 Zusanli
MP. 6 Sanyinjiao
Ren 6 Qihai
(als Tonisierungspunkte)

8.2.2 Sinusitis

Du 20	Baihui		
Gb. 14	Yangbai	Di. 4	Hegu
Dü. 18	Quanliao	------------	
Di. 20	Yingxiang	MP. 10	Xuehai
Ex. 1	Yintang		

8.2.3 Tonsillitis, Laryngitis

Du 20	Baihui		
Dü. 17	Tianrong	Di. 4	Hegu
Ren 23	Lianquan	Lu. 11	Shaoshang
Di. 18	Hals-Futu	He. 5	Tongli
		(bei Heiserkeit)	

8.2.4 Bronchitis

Du 20	Baihui		
Lu. 1	Zhongfu	Lu. 7	Lieque
Bl. 13	Feishu	Lu. 6	Kongzui
Du 14	Dazhui	Di. 4	Hegu
Ren 17	Shanzhong	Lu. 5	Chize

Ma. 40 Fenglong

8.2.5 Asthma bronchiale

Du 20	Baihui		
Ex. 17	Dingchuan	Lu. 7	Lieque
Ren 17	Shanzhong	Pe. 6	Neiguan
Bl. 13	Feishu	------------	
Lu. 1	Zhonfu	Ma. 40	Fenglong

Bei akutem Asthmaanfall:
Ren 22   Tiantu
Lu. 6   Kongzui (Xi-Cleft)
Ren 17   Shanzhong
Der Neupunkt Ex. 17 Dingchuan hat besondere Wirksamkeit bei Asthma.
Die Heilungsrate ist 65–70% bei 2 500 Patienten, die in den letzten Jahren im Colombo South Central Hospital behandelt wurden.

8.3 Kardiovaskuläre Erkrankungen

8.3.1 Koronare Herzerkrankung mit Angina pectoris

Du 20	Baihui		
Ren 17	Shanzhong	He. 7	Shenmen
Ren 14	Jujue	Pe. 6	Neiguan
Bl. 15	Xinshu		
Bl. 14	Jueyinshu		

8.3.2 Herzrhythmusstörungen

Bradykardie		**Tachykardie**	
He. 5	Tongli	He. 7	Shenmen
Du 25	Suliao	Pe. 6	Neiguan
		Pe. 4	Ximen

8.3.3 Erschöpfungszustände bei Herzerkrankungen

Du 20	Baihui		
Ren 17	Shanzhong		
Ren 14	Jujue	Pe. 6	Neiguan
Ren 12	Zhongwan	------------	
Bl. 15	Xinshu	Ma. 36	Zusanli
Bl. 23	Shenshu	------------	
		MP. 9	Yinlingquan

Moxibustion an den Shu- und Mu-Punkten sowie Pe. 6, Ma. 36 und MP. 9 kann die Therapie unterstützen.

8.3.4 Hypotonie

Ren 6	Qihai	Di. 11	Quchi
Bl. 23	Shenshu		
		Ma. 36	Zusanli
		MP. 6	Sanyinjiao

Moxabehandlung ist von Vorteil.

8.3.5 Hypertonie

Du 20	Baihui		
Di. 11	Quchi	Le. 3	Taichong
He. 7	Shenmen	Ma. 36	Zusanli
		MP. 6	Sanyinjiao
		Le. 2	Xingjian

Kräftige Stimulation der Punkte verstärkt die Wirkung der antihypertensiven Therapie. Besonders wirkungsvoll bei der Senkung des Blutdrucks ist Le. 3 Taichong. Dieser Punkt wird wegen seiner starken Wirkung nur beim liegenden Patienten angewendet. Die Gabe von Antihypertonika sollte unter der Akupunkturbehandlung, den Blutdruckwerten entsprechend, langsam reduziert werden.

8.3.6 Periphere Durchblutungsstörung

Du 20	Baihui		
Lu. 9	Taiyuan	Di. 4	Hegu
		Di. 11	Quchi
		Ma. 36	Zusanli
		Gb. 34	Yanglingquan

8.4 Gastroenterologische Erkrankungen

Bei der Behandlung dieser Erkrankungen sind folgende Punkte besonders wirkungsvoll:

1) **Ma. 36 Zusanli** ist der wichtigste Fernpunkt für gastrointestinale Erkrankungen. Eigene Untersuchungen konnten anhand gastroskopischer Kontrolle die spasmolytische Wirkung dieses Punktes belegen.

2) **Pe. 6 Neiguan** wirkt spezifisch auf den oberen Verdauungstrakt, und ist besonders wirkungsvoll bei Übelkeit, Schluckauf und Erbrechen.

3) **Alarmpunkte** werden häufig eingesetzt:

Ren 12	Zhongwan	Magen und Meisterpunkt der Fu-Organe (Hohlorgane)
Ma. 25	Tianshu	Dickdarm
Ren 4	Guanyuan	Dünndarm
Le. 6	Zhongdu	Leber
Ex. 35	Dannang	Gallenblase
Ex. 33	Lanwei	Appendix

4) Die **Shu-Punkte** sind besonders bei chronischen Erkrankungen nützlich:

Bl. 21	Weishu	Magen
Bl. 20	Pishu	Milz-Pankreas
Bl. 22	Sanjiaoshu	Sanjiao
Bl. 18	Ganshu	Leber
Bl. 19	Danshu	Gallenblase

8.4.1 Ösophagitis, Dysphagie

Du 20	Baihui		
Ren 23	Liangquan	Pe. 6	Neiguan
Ren 22	Tiantu		
Ren 17	Shanzhong	Ma. 36	Zusanli

8.4.2 Hiatushernie

Du 20	Baihui		
Ren 17	Shanzhong	Pe. 6	Neiguan
Ren 12	Zhongwan		
Ma. 21	Liangmen	Ma. 36	Zusanli
Ma. 25	Tianshu		
Bl. 21	Weishu		

8.4.3 Gastritis

Du 20	Baihui		
Ren 12	Zhongwan	Pe. 6	Neiguan
Ma. 25	Tianshu		
Bl. 21	Weishu	Ma. 36	Zusanli
Le. 13	Zhongmen	Ma. 34	Liangqiu

8.4.4 Ulcus ventriculi et duodeni

Du 20	Baihui		
Ma. 25	Tianshu	Pe. 6	Neiguan
Ma. 21	Liangmen	———————	
Ren 12	Zhongwan	Ma. 36	Zusanli
Ren 6	Qihai	MP. 6	Sanyinjiao
Bl. 21	Weishu		
Bl. 20	Pishu		
MP. 15	Daheng		

8.4.5 Diarrhöe

Du 20	Baihui		
Ma. 25	Tianshu	MP. 4	Gongsun
Ma. 29	Guilai	MP. 6	Sanyinjiao
Ren 6	Qihai	Ma. 36	Zusanli
Ren 3	Zhongji	Ma. 37	Shangjuxu
		Ma. 39	Xiajuxu

8.4.6 Obstipation

Du 20	Baihui		
Ma. 25	Tianshu	SJ. 6	Zhigou
MP. 15	Daheng	(starke Stimulation)	
		———————	
		Ma. 36	Zusanli

8.4.7 Irritables Kolon

Du 20	Baihui		
Ma. 25	Tianshu	Ma. 36	Zusanli
MP. 15	Daheng	MP. 6	Sanyinjiao
Ma. 26–29		Le. 3	Tiachong
Ren 6	Qihai	Bl. 62	Shenmai
Bl. 25	Dachangshu		
Gb. 26	Daimai		
Gb. 25	Jingmen		
Le. 13	Zhangmen		

Berücksichtigung, ob irritables Kolon mit Diarrhöe oder Obstipation für die Auswahl von Punkten notwendig.

8.4.8 Hämorrhoiden, Analfissuren

Du 20	Baihui		
Du 1	Changqiang	Du 26	Renzhong
Ren 1	Huiyin	Du 28	Yiuyiao
Bl. 32	Ciliao	———————	
Bl. 54	Zhibian	Ma. 36	Zusanli
Bl. 24	Qihaishu	MP. 6	Sanyinjiao

8.4.9 Hepatitis

Du 20   Baihui

Mu		**Shu**	
Le. 14	Qimen	Bl. 18	Ganshu (Le.)
Gb. 24	Riyue	Bl. 19	Danshu (Gb.)
Le. 13	Zhangmen	Bl. 20	Pishu (MP.)
Ren 12	Zhongwan	Bl. 21	Weishu (Ma.)
Ma. 21	Liangmen		
Le. 6	Zhongdu		
Ex. 35	Dannang		
Le. 3	Taichong		
Ma. 36	Zusanli		
MP. 6	Sanyinjiao		

Man sollte bei der Behandlung der Hepatitis Einmalnadeln verwenden, oder einen Satz Nadeln immer nur für denselben Patienten. Die Kontrolle der Serumtransaminasen zeigt häufig einen deutlichen Abfall der Werte nach 2–3 Wochen Akupunkturtherapie. Auch bei Leberzirrhose hat sich diese Punktekombination als nützlich erwiesen.

8.4.10 Cholangitis, Cholezystitis, Gallenkoliken

Du 20	Baihui		
Gb. 24	Riyue	Di. 4	Hegu
Le. 13	Zhangmen	Pe. 6	Neiguan
Bl. 19	Danshu	———————	
Bl. 18	Ganshu	Ma. 36	Zusanli
Ma. 21	Liangmen	MP. 6	Sanyinjiao
Gb. 21	Jianjing	Ex. 35	Dannang
		Le. 6	Zhongdu
		Gb. 40	Qiuxu

8.4.11 Pankreatitis

Du 20	Baihui		
Le. 13	Zhangmen	Di. 4	Hegu
Bl. 20	Pishu	SJ. 8	Sanyangluo
Ren 12	Zhongwan	Pe. 6	Neiguan
Le. 14	Qimen		
Bl. 18	Ganshu	Ma. 36	Zusanli
Ma. 25	Tianshu	MP. 6	Sanyinjiao
		Le. 3	Taichong

8.5 Psychische Störungen und psychiatrische Erkrankungen

In der Volksrepublik China, aber auch an vielen psychiatrischen Zentren in Westeuropa und Amerika wird in zunehmendem Maße Akupunkturtherapie bei psychiatrischen Erkrankungen eingesetzt. Neben und zusammen mit psychotherapeutischem Vorgehen ist die Akupunktur mit ihren vielfältigen psychosomatischen Wirkungen geeignet, die Psychopharmakatherapie weitgehend zu ersetzen.

Akupunktur kann psychisch ausgleichende, sedierende oder tonisierende, antidepressive Wirkungen hervorrufen. Akupunkturpunkte des Du Mai, des Herz-, Perikard- und Gallenblasenmeridians haben psychische Wirkungen.

Die am häufigsten verwendeten Punkte sind:

Du 20	**Baihui**
He. 7	**Shenmen**
Pe. 6	**Neiguan**
Bl. 62	**Shenmai**
Bl. 15	**Xinshu**

Eine große Gruppe von psychosomatischen Störungen, wie Erschöpfungszustände, Erregungszustände, Schlafstörungen, sexuelle Störungen, Suchterkrankungen, Adipositas oder psychogene Kopfschmerzen sprechen auf Akupunkturbehandlung gut an; zahlreiche klinische Untersuchungen bestätigen dies.

8.5.1 Depressionen

Du 20	Baihui		
Ren 6	Qihai	He. 7	Shenmen
Bl. 23	Shenshu	He. 5	Tongli
		Ma. 36	Zusanli
		MP. 6	Sanyinjiao
		Bl. 62	Shenmai

Die Nadelbehandlung wird durch Moxibustion an tonisierenden Punkten unterstützt.

8.5.2 Erschöpfungszustände

Bei Schwächezuständen, bei chronischen Erkrankungen oder nach Überarbeitung hat sich die Moxibustion einer speziellen Punktekombination in der Praxis bewährt. In vielen Fällen kann die Moxabehandlung von den Patienten selbst oder deren Helfer zu Hause durchgeführt werden. Der Arzt markiert die ausgewählten Punkte mit einem wasserfesten Filzstift und zeigt dem Patienten die Moxaanwendung nach der indirekten Methode mit Ingwer. Auch die Moxibustion mit „Moxazigarren" kann so angewendet werden. Die Behandlung wird dann vom Patienten zu Hause täglich durchgeführt. Nach 5–8 Sitzungen wird der Patient wieder bestellt, um die Wirkung zu besprechen und, wenn notwendig, um eine zusätzliche Akupunkturbehandlung durchzuführen. Man verwendet Shu- und Mu-Punkte des Magens, Milz-Pankreas, Sanjiao und der Niere zusammen mit weiteren tonisierend wirkenden Punkten:

Shu-Punkte		**Mu-Punkte**	
Bl. 20	Pishu (Th 11)	Le. 13	Zhangmen **MP.**
Bl. 21	Weishu (Th 12)	Ren 12	Zhongwan **Magen**
Bl. 22	Sanjiaoshu (L 1)	Ren 5	Shimen **SJ.**
Bl. 23	Shenshu (L 2)	Gb. 25	Jingmen **Niere**

Ren 4	Guanyuan	MP. 6	Sanyinjiao
Ren 6	Qihai	Ni. 7	Fuliu
Ren 8	Shenjue (Nabel)	Ni. 8	Jiaoxin
Du 13	Taodao		
Du 14	Dazhui		
SJ. 3	Zhongzhu		
SJ. 5	Waiguan		
Di. 11	Quchi		

8.5.3 Erregungszustände

Du 20	Baihui		
Ex. 6	Sishencong	He. 7	Shenmen
		Pe. 6	Neiguan
		He. 5	Tongli
		Bl. 62	Shenmai

8.5.4 Schlafstörung

Du 20	Baihui		
Ex. 6	Sishencong	He. 7	Shenmen
Ex. 8	Amnian I	Pe. 6	Neiguan
Ex. 9	Amnian II	Bl. 62	Shenmai

8.5.5 Schizophrenie

Du 20	Baihui		
Ex. 6	Sishencong	He. 7	Shenmen
Du 26	Renzhong		
Du 13	Taodao	Bl. 62	Shenmai
Du 14	Dazhui	Ma. 40	Fenglong
Ex. 8	Amnian I		
Ex. 9	Amnian II		

8.5.6 Suchterkrankungen

8.5.6.1 Drogen (auch Opiate)

Du 20	Baihui
He. 7	Shenmen
Pe. 6	Neiguan
SJ. 5	Waiguan
Di. 4	Hegu
Dü. 3	Houxi
Ohr: Lunge und Shenmen	

8.5.6.2 Alkohol

Du 20	Baihui
He. 7	Shenmen
Ohr: Shenmen, Mund, Magen, Leber	

8.5.6.3 Zigarettenabhängigkeit

Du 20	Baihui
He. 7	Shenmen
Pe. 6	Neiguan
Ohr: Lunge, Dickdarm, Shenmen	

In schweren Fällen wird die Akupunkturtherapie mit Psychotherapie kombiniert. Die Ergebnisse der Therapie Drogenabhängiger vor allem in Hongkong und Südostasien sind überraschend erfolgreich, so daß eine Verbreitung dieser Methode im Westen wünschenswert wäre. Auch bei schweren Suchtformen wie der Heroinsucht, konnten gute Erfolge erzielt werden. Dies beruht auf der intensiven Therapie, wobei in der Anfangsphase mehrmals am Tag behandelt wird. Gerade in der körperlichen Entzugsphase ist eine intensive Therapie notwendig.

Ohrpunkte sind in der Behandlung Drogenabhängiger unentbehrlich. Hier werden Ohr-Shenmen und die Punkte der entsprechenden Organe ausgewählt, evtl. auch elektrostimuliert.

Bei der Akupunktur von Suchterkrankungen ist die Motivation des Patienten sehr wichtig.

8.5.7 Adipositas

Du 20	Baihui
He. 7	Shenmen
Pe. 6	Neiguan
Ohr: Shenmen, Magen	

Die Akupunktur hat eine gute appetitzügelnde Wirkung.

8.5.8 Sexuelle Störungen (Impotenz, Frigidität)

Du 20	Baihui		
Ren 2	Qugu		
Ren 3	Zhongji	Ma. 36	Zusanli
Ren 4	Guanyuan	MP. 6	Sanyinjiao
Ren 6	Qihai	Le. 8	Ququan
Bl. 23	Shenshu		

8.6 Neurologische Erkrankungen

In der Mehrzahl der neurologischen Erkrankungen ist keine ursächliche Therapie bekannt; die Behandlung beschränkt sich meist auf unterstützende und symptomatische Maßnahmen, wie Physiotherapie, Vitamin- und Analgetikagabe.

Durch Akupunkturbehandlung erreicht man oft eine Verbesserung der Bewegungsfunktionen, die mit anderen Behandlungsformen nicht erzielt werden kann.

Sprachstörungen, sensorische Ausfälle, Paresen, Epilepsien und autonome Dysregulationen werden durch Akupunktur erfolgreich behandelt.

8.6.1 Epilepsie

8.6.1.1 Petit Mal (Intervalltherapie)

Du 20	Baihui		
Ex. 1	Yintang	Pe. 6	Neiguan
Du 26	**Renzhong**	He. 7	Shenmen
		Bl. 62	Shenmai

Akut auftretende Anfälle werden durch Akupressur von Du 26 Renzhong beherrscht; falls nötig kann auch zusätzlich Ni. 1 Yongquan genadelt werden.

8.6.1.2 Grand Mal

Im Status epilepticus:

Du 20	Baihui		
Ex. 1	Yintang	Ex. 6	Sishencong
Ex. 8	Anmian I	Bl. 15	Xinshu
Ex. 9	Anmian II		
Du 6	Jizhong	Pe. 6	Neiguan
Ex. 20	Yaoqi	He. 7	Shenmen
Ma. 40	Fenglong	Di. 4	Hegu
		Bl. 62	Shenmai
		Gb. 34	Yanglingquan

8.6.1.3 Jackson-Anfälle (fokale Epilepsie)

Während eines fokalen Krampfanfalles kann es notwendig sein, neben der Anwendung von Du 26 Renzhong und Ni. 1 Yongquan, Punkte auszuwählen, die im Ausbreitungsgebiet des Krampfgeschehens liegen; kräftig manuell stimulieren.

Du 20	Baihui		
Ex. 1	Yintang	Ex. 6	Sishencong
Du 26	Renzhong	Pe. 6	Neiguan
Ma. 40	Fenglong		
		He. 7	Shenmen
		Bl. 62	Shenmai
Pe. 7	Ximen	Di. 11	Quchi
MP 6	Sanyinjiao		
Bl. 15	Xinshu	Le. 3	Taichong
Ex. 8	Anmian I		
Ex. 9	Anmian II		

Bei sensiblen Anfällen werden als Ergänzung lokale Punkte der Kopfhaut genadelt, die dem Sitz der vermuteten Läsion entsprechen. Lokale Körperpunkte in der Region der sensiblen Störung werden zusätzlich ausgewählt.

8.6.1.4 Psychomotorische Epilepsie

Du 20	Baihui		
Gb. 8	Shuaigu	Ex. 6	Sishencong
Gb. 14	Yangbai	He. 7	Shenmen
Ma. 8	Touwei	Pe. 6	Neiguan
		Bl. 62	Shenmen

Zur Überbrückung zwischen zwei Sitzungen wird eine Dauernadel an dem Ohrpunkt Shenmen appliziert.

In den meisten Fällen von Petit Mal und Temporallappenepilepsie kommen die Symptome innerhalb von 10 bis 15 Sitzungen zum Stillstand. Bei großen Anfällen sollten ca. 30 Behandlungen durchgeführt werden, danach wöchentlich für 3–4 Monate weiterbehandelt werden.

Elektrische Stimulation ist kontraindiziert, da sie Anfälle provozieren kann.

Medikamente können zu Beginn der Akupunkturtherapie abgesetzt werden. Wenn Anfälle mit stärkerer Intensität auftreten, oder wenn sich Anfälle in den ersten Wochen der Akupunkturbehandlung wieder einstellen, müssen geringe Dosen der früheren Medikation verordnet werden. Dieses Vorgehen sollte vor Beginn der Therapie mit dem Patienten besprochen werden.

8.6.2 Parkinsonismus

Du 20	Baihui		
Ex. 6	Sishencong	Ma. 36	Zusanli
Di. 11	Quchi	Gb. 34	Yanglingquan
SJ. 5	Waiguan	Ma. 41	Jiexi
He. 7	Shenmen	Ma. 44	Neiting
Di. 4	Hegu		

8.6.3 Athetose, Chorea, Tics

Du 20	Baihui		
Ex. 6	Sishencong	Gb. 34	Yanglingquan
Di. 11	Quchi	Ma. 36	Zusanli
SJ. 5	Waiguan	Bl. 62	Shenmai
He. 7	Shenmen	Ma. 44	Neiting
Di. 4	Hegu		

8.6.4 Kopfschmerz, Migräne

Eine genaue Differenzierung der verschiedenen Typen (z.B. Spannungskopfschmerz, vaskulärer Kopfschmerz, postkommotioneller Kopfschmerz, Kopfschmerz bei Bluthochdruck und Orthostasestörungen, bei Sinusitis und Augenerkrankung) sollte vor jeder Therapie der Kopfschmerzen erfolgen. Eine intrakranielle Raumforderung ist auszuschließen.

8.6.4.1 Frontale Kopfschmerzen

Du 20	Baihui		
Du 23	Shangxing	Di. 4	Hegu
Ma. 8	Touwei		
Gb. 14	Yangbai	Ma. 44	Neiting
Ex. 1	Yintang	Gb. 34	Yanglingquan
Ex. 2	Taiyang		
Ah-Shi-Punkte			

8.6.4.2 Temporale Kopfschmerzen

Du 20	Baihui		
Ex. 6	Sishencong		
Ma. 8	Touwei	SJ. 5	Waiguan
Gb. 8	Shuaigu	Di. 4	Hegu
SJ. 23	Sizhukong		
Ah-Shi-Punkte		Ma. 44	Neiting
		Gb. 41	Foot-Linqi
		Gb. 34	Yanglingquan

8.6.4.3 Parietale Kopfschmerzen

Du 20	Baihui		
Ex. 6	Sishencong	Di. 4	Hegu
Ma. 8	Touwei	SJ. 3	Zhongzhu
Gb. 8	Shuaigu	SJ. 5	Waiguan
Ah-Shi-Punkte			

8.6.4.4 Okzipitale Kopfschmerzen

Du 20	Baihui		
Ex. 6	Sishencong	Lu. 7	Lieque
Gb. 20	Fengchi		
Bl. 10	Tianzhu	Bl. 60	Kunlun
Ah-Shi-Punkte			

8.6.4.5 Vertikale Kopfschmerzen

Du 20	Baihui		
Ex. 6	Sishencong	Bl. 60	Kunlun
Ah-Shi-Punkte		Le. 2	Xingjian
		Du 2	Yaoshu

Starke Stimulation im Gesichtsbereich ist zu vermeiden. Bei akuten Kopfschmerzen hilft manuelle Stimulation des Punktes Di. 4 Hegu.

8.6.5 Meningitis, Enzephalitis

Die Verwendung der Akupunktur bei Meningitis und Enzephalitis beschränkt sich auf die symptomatische Therapie (Schmerzreduktion, unspezifische Abwehrsteigerung). Darüber hinaus ist sie hilfreich in der Behandlung von virusbedingten Entzündungen, bei denen keine medikamentöse Therapie bekannt ist. In der postinfektiösen Periode ist Akupunktur zur Behandlung neurologischer Resterscheinungen nützlich.

8.6.6 Fazialisparese

Du 20	Baihui		
Ex. 6	Sishencong	Di. 4	Hegu
Gb. 14	Yangbai		
Ex. 2	Taiyang	Gb. 34	Yangling-
Ma. 2	Sibai		quan
Ma. 3	Juliao		
Ma. 4	Dicang		
Ma. 5	Daying		
Ma. 7	Xiaguan		
Dü. 18	Quanliao		
Ex. 5	Jiacheng-		
	jiang		

Remissionen werden in vielen Fällen nach der Akupunktur beobachtet.

Niederfrequente elektrische Stimulation zwischen 3 und 7 Hz wird häufig angewendet. Hochfrequenzstimulation mit 1000 bis 2000 Hz (wechselndes Impulsmuster) kann bei schwer behandelbaren Fällen hilfreich sein.

8.6.7 Trigeminusneuralgie, Tic douloureux

8.6.7.1 N. ophthalmicus V 1

Du 20	Baihui		
Gb. 14	Yangbai	Di. 4	Hegu
Bl. 2	Zanzhu	Ma. 44	Neiting
Ex. 2	Taiyang		

8.6.7.2 N. maxillaris V 2

Du 20	Baihui		
Ma. 2	Sibai	Di. 4	Hegu
Ma. 3	Juliao		
Du 26	Renzhong	Ma. 44	Neiting
Ma. 7	Xiaguan		
Dü. 18	Quanliao		
Di. 20	Yingxiang		

8.6.7.3 N. mandibularis V 3

Du 20	Baihui		
SJ. 17	Yifeng	Di. 4	Hegu
Ex. 5	Jiacheng-		
	jiang		
Ma. 4	Dicang in		
	Richtung	Ma. 44	Neiting
Ma. 6	Jiache		

Wenn der Schmerz in Richtung Ohr zieht, wird SJ. 5 Waiguan als Fernpunkt hinzugefügt.

Bei der Behandlung der Trigeminusneuralgie ist es angezeigt, eine große Anzahl von Punkten im Gesicht zu verwenden und die Behandlung täglich durchzuführen. Wenn der akute Schmerz auftritt, sollte der Punkt Di. 4 Hegu stark stimuliert werden. Die Nadeln im Gesicht werden immer wieder leicht manuell stimuliert. In schweren Fällen muß die Dauer der einzelnen Sitzung auf 45 oder 60 min ausgedehnt werden. Dauernadeln in korrespondierenden Ohrarealen helfen die therapiefreie Zeit zu überbrücken. Bei starken akuten Schmerzen darf nur die kontralaterale Gesichtshälfte genadelt werden, da sonst die Schmerzen zunehmen können.

In der Mehrzahl der Fälle findet eine Schmerzreduktion nach wenigen Sitzungen statt.

8.6.8 Hemiparesen

8.6.8.1 Gesicht

Du 20	Baihui		
Ex. 6	Sishencong	Di. 4	Hegu
Ma. 7	Xiaguan	———————	
Ma. 6	Jiache	Gb. 34	Yangling-
Ma. 5	Daying		quan
Dü. 18	Quanliao		
Ex. 5	Jiacheng-jiang		

8.6.8.2 Arm

Du 20	Baihui		
Ex. 6	Sishencong	SJ. 14	Jianliao
Di. 15	Jianyu	SJ. 5	Waiguan
Di. 11	Quchi	SJ. 3	Zhongzhu
Di. 4	Hegu	———————	
Ex. 28	Baxie	Gb. 34	Yangling-quan

8.6.8.3 Bein

Du 20	Baihui		
Ex. 6	Sishencong	Gb. 30	Huantiao
Ma. 31	Biguan	Gb. 34	Yangling-quan
Ma. 32	Femur-Futu		
Ma. 36	Zusanli	Gb. 37	Guang-ming
Ma. 37	Shangjuxu		
Ma. 39	Xiayuxu	Gb. 40	Qiuxu
Ma. 41	Jiexi		
Ma. 44	Neiting		
Ex. 36	Bafeng		

In Bauchlage können Punkte aus der Gruppe Ex. 21 Huatuojiaji und Punkte des Blasenmeridians verwendet werden.

Eine starke Stimulation an den folgenden Punkten beschleunigt die Erholungszeit:

Di. 4	Hegu
Di. 11	Quchi
Ma. 36	Zusanli

Niederfrequente elektrische Stimulation verkürzt die Erholungszeit. Innerhalb von 10 bis 20 Behandlungen treten signifikante Verbesserungen in der Mehrzahl der Fälle auf.

Die Akupunkturbehandlung kann mit Krankengymnastik kombiniert werden.

Nach unserer Erfahrung ist die Akupunktur in der Behandlung von Hemiplegien wirkungsvoller als alleinige medikamentöse Therapie oder Physiotherapie. Erstaunliche Resultate können durch Akupunktur auch bei Verlaufsformen erzielt werden, die schon seit mehreren Jahren bestehen.

8.6.9 Bulbärparalyse

8.6.9.1 Schluckbeschwerden

Du 20	Baihui		
Ren 23	Lianquan	Pe. 6	Neiguan
Ren 24	Chengjiang	Di. 4	Hegu
Du 26	Renzhong	———————	
Dü. 17	Tianrong	Gb. 34	Yangling-quan
Ren 17	Shanzhong		
Di. 18	Neck-Futu		

8.6.9.2 Hypersalivation

Du 20	Baihui		
Ren 23	Lianquan	Di. 4	Hegu
Ma. 4	Dicang	———————	
Ren 24	Chengjiang	Ma. 40	Fenglong
		MP. 9	Yinling-quan

8.6.9.3 Sprachstörungen

Du 20	Baihui		
Ren 23	Lianquan	He. 5	Tongli
Ma. 4	Dicang	———————	
Ren 24	Chengjiang	Gb. 34	Yangling-quan

8.6.10 Paraplegie

8.6.10.1 Rumpf

alternierend:

ventral		dorsal	
Ren 6	Qihai	Ex. 21	Huatuojiaji (segmental)
Ren 4	Guanyuan	Du 3	Yaoyang-guan
Ren 3	Zhongji	Bl. 25	Dachangshu

8.6.10.2 Bein

Siehe Kap. Hemiparese

8.6.10.3 Harninkontinenz

Ren 2	Qugu	MP. 6	Sanyinjiao
		Ni. 3	Taixi

8.6.10.4 Stuhlinkontinenz

Du 1	Changqiang	Bl. 57	Chengshan
Ren 1	Huiyin	MP. 6	Sanyinjiao
		Ma. 36	Zusanli

8.6.11 Peronäusparese

Du 20	Baihui
Ex. 6	Sishencong
Ma. 36	Zusanli
Ma. 41	Jiexi
Ma. 43	Xiangu
Ma. 44	Neiting
Gb. 34	Yanglingquan

8.7 Urologische Erkrankungen

Der Nieren- und Blasenmeridian steht im Mittelpunkt bei der Behandlung urogenitaler Erkrankungen. Daneben werden Punkte des Ren Mai, Milz-Pankreas Meridians und Du Mai ausgewählt. Im traditionellen chinesischen Konzept umfaßt das System Niere auch Funktionen der Nebenniere, des Hodens bzw. des Ovars.

8.7.1 Glomerulonephritis, Pyelonephritis, nephrotisches Syndrom

Du 20	Baihui		
Bl. 23	Shenshu	MP. 6	Sanyinjiao
Bl. 25	Dachangshu	Ni. 3	Taixi
Gb. 26	Daimai		
Du 4	Mingmen		
Du 3	Yaoyangguan		
Ren 4	Guanyuan		
Ren 3	Zhongji		
Du 14	Dazhui		
Di. 11	Quchi		

8.7.2 Oligurie, Anurie

Bl. 23	Shenshu	Ma. 36	Zusanli
Du 4	Mingmen	Bl. 40	Weizhong
Du 3	Yaoyangguan	MP. 6	Sanyinjiao
Bl. 25	Dachangshu	Ni. 3	Taixi
Bl. 32	Ciliao		
Bl. 28	Pangguangshu		
Bl. 54	Zhibian		
Ren 3	Zhongji		
Ren 4	Guanyuan		
Ren 6	Qihai		

Zusätzliche Moxibustion der Blasenmeridianpunkte sowie der Punkte des Ren Mai ist nützlich.

Punkte der Körpervorder- und -rückseite werden abwechselnd angewendet.

Moxibustion kann täglich vom Patienten zu Hause appliziert werden.

8.7.3 Nierenkolik

Bei akuten Schmerzen starke Stimulation:

Di. 4	Hegu
Ni. 5	Shuiquan

Weiterbehandlung:

Bl. 23	Shenshu	Ma. 36	Zusanli
Du 3	Yaoyangguang	MP. 6	Sanyinjiao
Bl. 25	Dachangshu	Bl. 40	Weizhong
Bl. 28	Pangguangshu	Ni. 3	Taixi
Bl. 32	Ciliao		
Bl. 54	Zhibian		

8.7.4 Zystitis, Urethritis

Neben der chemotherapeutischen Behandlung wird Akupunktur bei chronisch rezidivierenden und viralen Entzündungen angewendet.

Ren 3	Zhongji	MP. 6	Sanyinjiao
Ren 4	Guanyuan	MP. 9	Yinlingquan
Bl. 32	Ciliao	Ma. 36	Zusanli
Du 14	Dazhui	Bl. 40	Weizhong
Di. 11	Quchi		

8.7.5 Harnverhalten

Ren 3	Zhongji	MP. 6	Sanyinjiao
Ren 4	Guanyuan	MP. 9	Yinlingquan
Bl. 32	Ciliao	Ma. 36	Zusanli
Du 3	Yaoyang-guang	Bl. 40	Weizhong
Bl. 28	Pangguang-shu		

8.7.6 Enuresis

Bl. 23	Shenshu	Ma. 36	Zusanli
Bl. 32	Ciliao	Bl. 40	Weizhong
Bl. 28	Pangguang-shu	MP. 6	Sanyinjiao
		Ni. 3	Taixi
Ren 3	Zhongij	Bl. 67	Zhiyin
Ren 4	Guanyuan		
Ren 6	Qihai		
He. 7	Shenmen		
Bl. 62	Shenmai		

8.8 Gynäkologische Erkrankungen

8.8.1 Dysmenorrhöe

Du 20	Baihui	MP. 6	Sanyinjiao
Ren 6	Qihai	Ma. 36	Zusanli
Ren 3	Zhongji		
Ren 12	Zhongwan	Di. 4	Hegu
Bl. 32	Ciliao		

Beginn der Behandlung 1 Woche vor der Menstruation, 3–4 Sitzungen je Zyklus.

8.8.2 Menorrhagie

Du 20	Baihui	MP. 6	Sanyinjiao
Ren 6	Qihai	MP. 1	Yinbai
Ren 3	Zhongji		
		Lu. 9	Taiyuan

8.8.3 Ausfluß (Leukorrhöe)

Gb. 26	Daimai	MP. 6	Sanyinjiao
Ren 2	Qugu	Di. 11	Quchi
Ren 5	Shimen	Ma. 36	Zusanli

8.8.4 Salpingitis, Adnexitis

Du 20	Baihui	Di. 11	Quchi
Ren 4	Guanyuan	Di. 4	Hegu
Ma. 29	Guilai		
Bl. 32	Ciliao	MP. 6	Sanyinjiao
Bl. 31	Shangliao	Du 14	Dazhui
Bl. 33	Zhongliao	Ma. 36	Zusanli
Bl. 34	Xialiao		
Bl. 23	Shenshu		
Gb. 26	Daimai		

8.8.5 Pruritus vulvae

Ren 1	Huiyin	MP. 6	Sanyinjiao
Du 1	Changqiang	MP. 10	Xuehai
Ren 2	Qugu	Bl. 16	Dushu
		Le. 2	Xinjian
		Di. 11	Quchi

8.8.6 Schmerzen bei Tumoren im Beckenraum

Symptomatische Behandlung:
Du 20   Baihui
Di. 4   Hegu

Punkte im unteren Rückenbereich, z.B.
Bl. 23   Shenshu
Du 3   Yaoyangguan
Bl. 25   Dachangshu
werden zusammen mit wichtigen Fernpunkten, z.B.

Bl. 40   Weizhong
MP. 6   Sanyinjiao

genadelt.

Bei starken Schmerzen wird mit wechselnder Impulsmustern elektrostimuliert.

Bei reduziertem Allgemeinzustand wird Moxibustion zur Tonisierung angewendet:

Bl. 23	Shenshu	Gb. 25	Jingmen
Bl. 26–30		Bl. 40	Weizhong
		MP. 6	Sanyinjiao

8.8.7 Hyperemesis

Bei aller Vorsicht gegenüber der Anwendung von Akupunktur in der Schwangerschaft

(Abortgefahr) ist die Hyperemesis eine dankbare Behandlungsindikation.

Pe. 6   Neiguan
Ma. 36   Zusanli

8.8.8 Die schmerzarme Geburt

Akupunktur wird während der Geburt zur Schmerzreduktion angewendet. Dabei ist eine signifikante Verkürzung der Entbindungszeit zu verzeichnen.

Bei Wehenschwäche, Episiotomie, Dammnaht und Plazentalösung ist Akupunktur nützlich.

Deutliche Vorteile sind die bessere Mitarbeit der Mutter durch die Analgesie, günstige vitale Ausgangsposition für das Neugeborene durch Einsparung von Narkotika und Medikamenten während der Geburt sowie verkürzte Entbindungszeit.

Punkte zu Beginn der Wehen:		
Du 20	Baihui	
Di. 4	Hegu	manuelle Stimulation
MP. 6	Neima Sanyinjiao	} Elektrostimulation

Die Nadeln an den Punkten Neima und Sanyinjiao werden einseitig gesetzt, um die Arbeit des Geburtshelfers nicht zu behindern.

Bei Verzögerung in der Austreibungsphase kann die Wehenstärke durch folgende Punkte verbessert werden:

Le. 3   Taichong
Bl. 32   Ciliao
Gb. 34   Yanglingquan

8.8.9 Laktationsschwäche

Ren 17	Shanzhong	SJ. 1	Shaoze
Ma. 18	Rugen	Di. 4	Hegu
He. 1	Jiquan		
		MP. 6	Sanyinjiao
		Gb. 41	Fuß-Linqi

8.8.10 Mastitis

Ren 17	Shanzhong	SJ. 1	Shaoze
Ma. 18	Rugen	Pe. 6	Neiguan
Du 14	Dazhui		
Di. 11	Quchi	Le. 3	Taichong
		Gb. 41	Fuß-Linqi

8.9 Pädiatrische Erkrankungen

Akupunktur wird in der Pädiatrie wie bei Erkrankungen im Erwachsenenalter angewendet. Es erfordert jedoch Zeit und Geduld, die Kinder für diese Therapieform zu gewinnen. Spielerische Ablenkung sowie Geschick in der schmerzarmen Applikation der Nadeln sind von großer Bedeutung.

Akupressur, Vibrationsmassage sowie der Gebrauch des „Kinderhämmerchens" (plum blossom) sind ergänzende Methoden. Moxibustion und neuerdings auch niederenergetische Laserstrahlen bieten aufgrund der schmerzfreien Anwendung Vorteile in der Behandlung von Kindern.

Der Arzt muß sich bei den unangenehmen Methoden bemühen, die Mitarbeit der Kinder zu gewinnen. Niemals darf er dazu übergehen, Akupunktur bei Kindern mit Gewalt oder Einschüchterung anzuwenden. Die beste Art, Kinder für die Akupunktur zu gewinnen, ist, sie in Gemeinschaft mit anderen, z.B. Erwachsenen, zu behandeln.

8.9.1 Zerebrale Anfälle

Große zerebrale Anfälle werden durch Akupressur des Punktes Du 26 Renzhong behandelt. Hierzu wird mit dem Fingernagel kräftiger Druck auf den Punkt unter leicht massierenden Bewegungen ausgeübt. Der Anfall wird dadurch in den meisten Fällen innerhalb von 10 bis 15 s beendet. Die Dauerbehandlung wird wie bei Erwachsenen durchgeführt. Indikationen der Dauerbehandlung sind Oligoepilepsien und die auf Medikamententherapie unzureichend ansprechenden Fälle.

8.9.2 Verhaltensstörungen

Psychisch ausgleichende und sedierende Punkte:

Du 20   Baihui
Ex. 6   Sishencong

Pe. 6   Neiguan
He. 7   Shenmen

Gb. 34   Yanglingquan
Bl. 62   Shenmai

Zur Dauerbehandlung wird am Punkt Ohr-Shenmen ein pflasterfixiertes Ohrkügelchen appliziert.

8.9.3 Stottern

Du 20   Baihui
Di. 4   Hegu
He. 5   Tongli

Ma. 36   Zusanli
Le. 3   Taichong
Gb. 20   Fengchi
Ren 23   Lianquan

8.9.4 Nabelkoliken (speziell Akupressur)

Du 20   Baihui   Ma. 36   Zusanli
Ren 6   Qihai   Le. 3   Taichong
Ren 12   Zhongwan
Ma. 25   Tianshu

8.9.5 Enuresis nocturna

Du 20   Baihui   Ma. 36   Zusanli
Ren 4   Guanyuan   MP. 6   Sanyinjiao
Ren 3   Zhongji   Bl. 40   Weizhong
Ren 2   Qugu   Bl. 60   Kunlun
Ma. 29   Guilai
Bl. 23   Shenshu
Du 3   Yaoyang-
        guan
Bl. 32   Ciliao
Bl. 54   Zhibian

Punkte der Körpervorder- und -rückseite können alternierend angewendet werden.

Moxibustion unterstützt die Behandlung und kann selbständig zu Hause angewendet werden.

8.10 Hautkrankheiten

Prinzipien der Behandlung:

Lokale Punkte werden zusammen mit spezifischen Punkten kombiniert:
- Punkte in der Umgebung der Erkrankung: Das erkrankte Hautareal wird nicht genadelt, besonders nicht im ulzerierten Gebiet.
- Punkte des Lungenmeridians, da die Haut der Lunge zugeordnet ist.
- Der Punkt MP 10. Xuehai aufgrund seiner antiallergischen Eigenschaften.
- Die Punkte Du 14 Dazhui und MP. 6 Sanyinjiao wegen ihrer infektabwehrenden und immunstimulierenden Wirkungen.
- Der Punkt Di. 11 Quchi als homöostatischer Punkt.
- Der Punkt Lu. 9 Taiyuan als Meisterpunkt des Gefäßsystems wird bei Durchblutungsstörungen genadelt.

8.10.1 Schlecht heilende Wunden, chronische Ulzera

Du 20   Baihui

Nahpunkte:
Punkte proximal und distal des Ulkus.
Punkte auf dem Meridian, der das betroffene Gebiet durchzieht.
Punkte in der korrespondierenden Region auf der kontralateralen Körperhälfte.

Ferner:
Lu. 9   Taiyuan
Lu. 7   Lieque
Du 14   Dazhui
Di. 11   Quchi
MP. 6   Sanyinjiao

Großflächige Laserbestrahlung des Ulkus führt zur Abheilung sonst therapieresistenter Ulzera.

8.10.2 Furunkulose, Akne

Nahpunkte:
Punkte der betroffenen Region
Di. 4   Hegu bei Gesichtsbefall
Du 14   Dazhui
Di. 11   Quchi
MP. 6   Sanyinjiao

8.10.3 Urtikaria

Du 20   Baihui
Nahpunkte in der Umgebung der Reaktion
MP. 10   Xuehai, manuelle Stimulation
Di. 11   Quchi
Du 14   Dazhui
Ma. 36   Zusanli
MP. 6   Sanyinjiao
Bl. 40   Weizhong
Lu. 5   Chize

He. 7   Shenmen
Pe. 6   Neiguan
Bl. 62   Shenmai
Bl. 16   Dushu

8.10.4 Herpes zoster

Du 20   Baihui

Punkte der betroffenen Region:	Fernpunkte:	
Du-Meridian	Di. 4	Hegu
Blasenmeridianpunkte	SJ. 5	Waigun
Ex. 21 Huatuojiaji	SJ. 8	Sanyangluo
Punkte des korrespon-	Dü. 3	Houxi
dierenden Dermatoms	Ma. 44	Neiting
Ah-Shi-Punkte		

8.10.5 Ekzem

Du 20   Baihui

Punkte der betroffenen Region:
Du. 14   Dazhui
Di. 11   Quchi
Lu. 7   Lieque
MP. 10   Xuehai
Mäßige Stimulation von Du 14 Dazhui
verbessert die Wirkung.

Im chronischen Stadium:
Di. 4   Hegu

Bei Pruritus:
Bl. 16   Dushu

8.10.6 Alopecia areata

Du 20	Baihui		
Ex. 6	Sishencong	Di. 4	Hegu
Punkte in den ent-		SJ. 5	Waiguan
haarten Bezirken		Lu. 7	Lieque
Ni. 3	Taixi		
Lu. 7	Lieque		

8.10.7 Psoriasis

Du 20   Baihui

Punkte der betroffenen Region:
Di. 11   Quchi
Ma. 36   Zusanli
MP. 6   Sanyinjiao
MP. 10   Xuehai
Lu. 7   Lieque
Lu. 5   Chize (bluten lassen)

8.11 Erkrankungen der Sinnesorgane

8.11.1 Erkrankungen des Ohres und des Gleichgewichtsorgans

Prinzipien der Behandlung:

Nahpunkte und Fernpunkte auf dem Sanyinjiao- und Gallenblasenmeridian haben einen ausgeprägten Einfluß auf das Ohr. Sie verlaufen in der Nähe des Ohres und stehen deshalb in enger Beziehung zu Hörfunktionen.

8.11.1.1 Schwerhörigkeit

Du 20	Baihui		
SJ. 21	Ermen	SJ. 3	Zhongzhu
Dü. 19	Tinggong	Gb. 41	Fuß-Linqi
Gb. 2	Tinghui	SJ. 5	Waiguan
SJ. 17	Yifeng	Dü. 6	Yanglao
		Dü. 3	Houxi
		Di. 4	Hegu

Bei Mutismus zusätzlich:

Du 17	Yamen
Ren 23	Lianquan
He. 5	Tongli

8.11.1.2 Tinnitus

Du 20	Baihui		
SJ. 21	Ermen	SJ. 3	Zhongzhu
Dü. 19	Tinggong	SJ. 5	Waiguan
Gb. 2	Tinghui	———————	
SJ. 17	Yifeng	Gb. 41	Fuß-Linqi
Ex. 7	Yiming		
Gb. 20	Fengchi		

8.11.1.3 Ohrenschmerzen

Symptomatische Therapie:

Du 20	Baihui		
SJ. 21	Ermen	Di. 4	Hegu
Dü. 19	Tinggong	Di. 11	Quchi
Gb. 2	Tinghui	SJ. 3	Zhongzhu
SJ. 17	Yifeng	SJ. 5	Waiguan
Du 14	Dazhui	———————	
		Gb. 41	Fuß-Linqi
		MP. 6	Sanyinjiao

8.11.1.4 Ménière-Krankheit, Vertigo, Reisekrankheit, Labyrinthitis

Du 20	Baihui		
SJ. 21	Ermen	SJ. 3	Zhongzhu
Dü. 19	Tinggong	SJ. 5	Waiguan
Gb. 2	Tinghui	Dü. 6	Yanglao
		Di. 4	Hegu
		———————	
		Gb. 41	Fuß-Linqi
		Le. 3	Taichong

Bei Übelkeit, Erbrechen:

Pe. 6	Neiguan
———————	
Ma. 36	Zusanli

8.11.2 Augenerkrankungen

Prinzipien der Behandlung:

Nahpunkte liegen im Bereich der Orbita.

Fernpunkte werden nach folgenden Kriterien ausgewählt:

- Der Punkt Di. 4 Hegu als der wichtigste Fernpunkt für den Gesichtsbereich und die Sinnesorgane.
- Punkte auf dem Lebermeridian, weil in der traditionellen chinesischen Medizin das Auge der Leber angehört.
- Punkte auf dem Gallenblasenmeridian, da er mit dem Lebermeridian gekoppelt ist.

8.11.2.1 Konjunktivitis

Du 20	Baihui		
Ex. 2	Taiyang	Di. 4	Hegu
Bl. 1	Jingming	Di. 11	Quchi
SJ. 23	Sizhukong	———————	
Ma. 1	Chengqi	Le. 3	Taichong
Gb. 1	Tongziliao	MP. 6	Sanyinjiao
Gb. 20	Fengchi		
Du 14	Dazhui		

8.11.2.2 Retinitis, Retinaablösung, Optikusatrophie

Du 20	Baihui		
Ma. 1	Chengqi	Di. 4	Hegu
Ex. 4	Qiuhou	Dü. 6	Yanglao
Bl. 2	Zanzhu	Di. 5	Yangxi
Gb. 14	Yangbai	Di. 11	Quchi
Gb. 20	Fengchi	———————	
Ex. 2	Taiyang	Gb. 37	Guangming
		Bl. 18	Gangshu
		MP. 6	Sanyinjiao
		Le. 3	Taichong
		Ma. 36	Zusanli

8.11.2.3 Katarakt

Indikation:

Frühstadium

Du 20	Baihui		
Ma. 1	Chengqi	Di. 4	Hegu
Ex. 2	Taiyang	Di. 11	Quchi
Gb. 14	Yangbai	———————	
Ex. 4	Qiuhou	Le. 3	Taichong
Bl. 2	Zanzhu		

8.11.2.4 Glaukoma simplex

Du 20	Baihui		
Ma. 1	Chengqi	Di. 4	Hegu
Ex. 4	Qiuhou	———————	
Ex. 2	Taiyang	Le. 3	Taichong
Gb. 14	Yangbai		
Gb. 20	Fengchi		
Bl. 2	Zanzhu		
Bl. 18	Ganshu		

8.11.2.5 Nachtblindheit

Du 20	Baihui		
Ma. 1	Chengqi	Di. 4	Hegu
Gb. 14	Yangbai	Di. 11	Quchi
Ex. 4	Qiuhou		
Bl. 2	Zanzhu	Gb. 37	Guangming
Ex. 2	Taiyang	Le. 3	Taichong
		Ma. 36	Zusanli
		MP. 6	Sanyinjiao

8.12 Akute Krankheitsbilder und Notfälle

Prinzipien der Behandlung:

- Einsatz von Jing-Well-Punkten.
- Wichtige spezifische Fernpunkte zur schnellen Befreiung von Schmerzen und anderen Symptomen.
- Lokale spontan oder auf Druck schmerzhafte Ah-Shi-Punkte.
- Xi-Cleft-Punkte der betroffenen Organe.
- Du 20 Baihui mit sedierenden und meridiankontrollierenden Wirkungen.

Indikationen

8.12.1 Ohnmacht

Du 26   Renzhong
Kräftige manuelle Stimulation der Nadeln. Bei Fehlen von Akupunkturnadeln kann auch Akupressur mit dem Daumennagel versucht werden.

Ni. 1   Yongquan

8.12.2 Hitzschlag

Du 26	Renzhong		
Di. 4	Hegu		
Pe. 6	Neiguan		
Ma. 36	Zusanli		
Di. 11	Quchi	MP. 6	Sanyinjiao

8.12.3 Großer epileptischer Anfall

Du 26	Renzhong
Ni. 1	Yongquan
Lu. 11	Shaoshang
Ex. 30	Shixuan

8.12.4 Hohes Fieber

Du 14	Dazhui, starke Stimulation
Di. 11	Quchi
Di. 4	Hegu

8.12.5 Nasenbluten

Du 20	Baihui		
Du 23	Shangxing	Di. 4	Hegu
Du 25	Suliao	Lu. 9	Taiyuan
Di. 19	Heliao	Lu. 6	Kongzui

8.12.6 Asthma bronchiale

Du 20	Baihui
Ren 22	Tiantu
Lu. 6	Kongzui

8.12.7 Singultus

Pe. 6	Neiguan
Ma. 36	Zusanli
Ren 22	Tiantu
Bl. 17	Geshu

8.12.8 Angina pectoris

Du 20	Baihui		
Extra	Bipay	He. 9	Shaochong
Ren 17	Shanzhong	Pe. 6	Neiguan
		He. 7	Shenmen
		He. 6	Yinxi

8.12.9 Übelkeit, Erbrechen

Du 20	Baihui
Ex. 10	Jinjin, Yuye
Pe. 6	Neiguan
Ma. 36	Zusanli, starke Stimulation

8.12.10 Akute Bauchschmerzen

Du 20   Baihui
Ma. 25 Tianshu   Pe. 6   Neiguan
Ren 12 Zhongwan   Di. 4   Hegu,
                             starke
                             Stimulation

                     Ma. 36 Zusanli,
                             starke
                             Stimulation

8.12.11 Gallenkolik

Du 20   Baihui
Ma. 21 Liangmen, links
Di. 4   Hegu, starke Stimulation
Ex. 35 Dannang

8.12.12 Nierenkolik

Du 20   Baihui
Bl. 23 Shenshu
Di. 4   Hegu, starke Stimulation
Ni. 5   Shuiquan, starke Stimulation

8.12.13 Akute Ischialgie, Lumbago

Du 20   Baihui   Di. 4   Hegu
Ex. 21 Huatuojiaji ----------------
Gb. 30 Huantiao   Bl. 40 Weizhong
                    Bl. 60 Kunlun
                    Du 26   Renzhong

8.13 Endokrine Erkrankungen

Prinzipien der Behandlung:

– Punkte auf dem Ren- und Magenmeridian
  im Bereich des Unterbauches.
– Punkte des Blasenmeridians im Lumbosa-
  kralbereich.

– Tonisierungspunkte bei endokriner Unter-
  funktion.
– Punkte auf dem Nierenmeridian, da die
  Niere in der traditionellen chinesischen
  Anschauung die Funktionen der Neben-
  niere, Hoden und Ovarien einschließt.
– Anwendung von Di. 11 Quchi als homöo-
  statischer Punkt.

8.13.1 Hypogonadismus

Du 20   Baihui
Ren 2   Qugu   Ni. 3   Taixi
Ma. 29 Guilai   **Tonisierungspunkte:**
Ren 4   Guanyuan Ren 6   Qihai
                  Ma. 36 Zusanli
                  MP. 6   Sanyinjiao

8.13.2 Schilddrüsendysfunktion

Du 20   Baihui
Di. 18 Neck-Futu Di. 4   Hegu
Gb. 21 Jianjing

8.13.3 Diabetes mellitus

Die homöostatische Wirkung der Akupunktur beeinflußt die diabetische Stoffwechsel-
lage. Die Beibehaltung der gewohnten Insu-
lindosis, bzw. des oralen Antidiabetikums,
kann Hypoglykämien provozieren. Deshalb
wird die antidiabetische Medikation entsprechend den Blutzuckerwerten reduziert.
Leichte Diabetes-mellitus-Formen sprechen
gut auf Akupunkturbehandlung an.

Du 20   Baihui
Gb. 21 Jianjing
Di. 11 Quchi
Le. 3   Taichong
MP. 6   Sanyinjiao
Ma. 36 Zusanli
Du 14   Dazhui
Le. 13 Zhangmen

Eine Dauernadel am Pankreaspunkt des
Ohres unterstützt die Therapie.

9 Zusätzliche Gebiete der Akupunktur

9.1 Ohrakupunktur

Im **Huang Di Nei Jing** findet sich der Satz: „Das Ohr ist der Ort, wo alle Meridiane sich treffen."

Inzwischen sind auf der Ohrmuschel mehr als 200 Punkte bekannt, von denen 70 häufig benutzt werden.

Bei der Punktlokalisation orientiert man sich an den anatomischen Strukturen der Ohrmuschel: Helix, Anthelix, Fossa triangularis, Tragus, Antitragus, Lobus und Cavum conchae.

Grundlage für die Ohrakupunktur ist die Theorie, daß der ganze Körper auf der Ohrmuschel repräsentiert ist, in ähnlicher Weise, wie das von den Gehirnarealen bekannt ist. Die Projektion entspricht annähernd der Form eines Fetus im Uterus, wobei der Kopf nach unten gerichtet ist (s. folgende zwei Abb.). Das Ohrläppchen entspricht somit der Gesichtsregion, der Antitragus der Kopfregion, die Anthelix der Wirbelsäule und das Cavum conchae den inneren Organen. Obere und untere Extremität sind zwischen Helix und Anthelix projiziert. Einzelne Punkte mit spezifischer Wirkung sind von

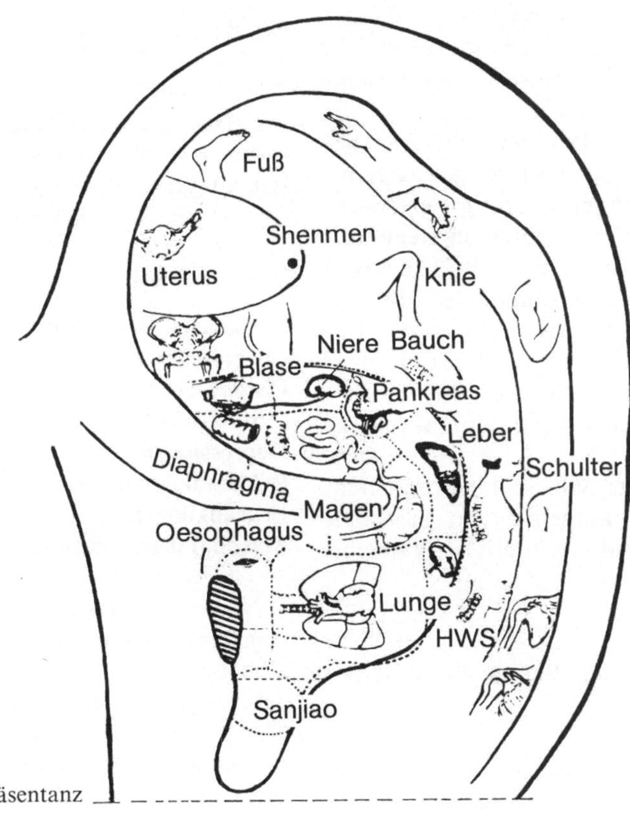

Ohrpunkte und Repräsentanz

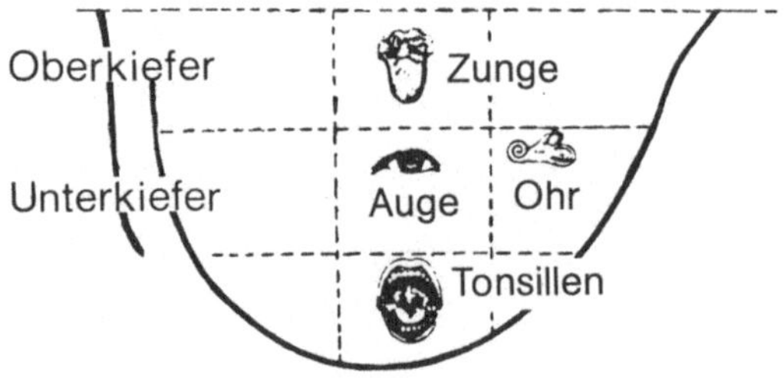

Ohrpunkte, Ohrläppchen

diesem Projektionsschema unabhängig lokalisiert, so z.B. der Punkt Ohr-Shenmen.

9.1.1 Regeln der Punktauswahl

Verwendung von Punkten entsprechend den Körperprojektionen, z.B. Ohrpunkt der Lunge zur Behandlung von Asthma bronchiale.

Verwendung von Punkten nach traditionellen chinesischen Prinzipien, z.B. Zuordnung der Haut zur Lunge, des Auges zur Leber.

Verwendung von Punkten, die nach klinischer Erfahrung psychisch ausgleichend wirken, z.B. Ohr-Shenmen.

Verwendung von Punkten, die bei bestimmten Erkrankungen auffällig reagieren:
- Inspektion: Farbveränderung, insbesondere Rötung in der betroffenen Region.
- Hautwiderstandsmessung: Bei Erkrankungen eines Organs nimmt der Hautwiderstand in der korrespondierenden Region des Ohres ab. Dies wird mit Hautwiderstandsmeßgeräten festgestellt; die betreffenden Punkte werden dann akupunktiert.
- Drucksensibilität: Mit Suchinstrumenten, z.B. mit federnd aufgehängtem Tastkopf, werden Punkte mit erhöhter Drucksensibilität aufgesucht.

9.1.2 Der „Auriculo-cardiale Reflex" (RAC) nach Nogier

Veränderungen der Radialispulsqualitäten werden durch die Abtastung betroffener Regionen am Ohr hervorgerufen und als diagnostische Hinweise gewertet.

Während es bei der Körperakupunktur ohne Bedeutung ist, aus welchem Metall die Nadeln gefertigt sind, sollen nach traditioneller Vorstellung und nach Nogier verschiedene Metalle am Ohr unterschiedliche Wirkungen haben, wobei Gold tonisierend, und Silber und Stahl sedierend wirken sollen.

Im Bereich der Ohrmuschel werden kürzere und dickere Nadeln als in der Körperakupunktur verwendet. Zur Vermeidung von Infektionen des Knorpels sollte dieser nicht verletzt werden. Insbesondere gilt dies bei der Verwendung von Dauernadeln.

Das für die Therapie wichtigere Ohr ist dasjenige auf der Seite der dominierenden Gehirnhemisphäre.

9.2 Moxibustion

Bei der Moxibustion werden Akupunkturpunkte durch Abbrennen von getrockneten Blättern der Artemisia vulgaris angewärmt. Das **Huang Di Nei Jing** empfiehlt Moxibustion bei Erkrankungen durch Kälte und Feuchtigkeit, also Erkrankungen vom Yin-Charakter, **Xu-Erkrankungen.**

Hauptindikationen:

Chronische Bronchitis
Chronisches Asthma bronchiale
Chronische Diarrhöe
Irritables Kolon
Depressionen
Rekonvaleszenz nach chronischen
Erkrankungen
Erschöpfungssyndrom.

Neuere Untersuchungen in Japan konnten eine immunstimulierende Wirkung der Moxibustion nachweisen. Eigene Untersuchungen zeigen eine besondere Wirksamkeit der Moxibustion beim Erschöpfungssyndrom, bei Depressionen und in der Rekonvaleszenzphase nach chronischen Erkrankungen.

Die **Kontraindikationen** der Moxibustion müssen genau beachtet werden:

Infektiöse Erkrankungen
Fieber
Akute Entzündungen
Hyperämie
Hypertonie
Akute und chronische Blutungen
Menstruation
Nervosität und Übererregung
Schlafstörungen.

Artemisia vulgaris (Beifuß) ist eine Heilpflanze, die sowohl in Asien als auch in Europa beheimatet ist. Die Blätter der Pflanze werden getrocknet und daraus ein watteartiges Pulver hergestellt.

Es gibt verschiedene Formen der Moxibustionsanwendung.

9.2.1 Direkte Moxibustion

Bei der direkten Moxibustion wird ein Moxakegel von ca. 0,5 cm Durchmesser und 0,5 cm Höhe direkt auf die Haut appliziert und an der Spitze angezündet. Das wie eine Zigarette langsam glimmende Moxa erhitzt die Haut, so daß je nach dem Zeitpunkt der Entfernung Brandblasen oder Pusteln entstehen. Diese Methode ist sehr schmerzhaft und hinterläßt meist Narben, so daß sie kaum mehr angewendet wird. Die direkte Form der Moxibustion kann jedoch auch milder durchgeführt werden, nämlich wenn der Kegel schon bei Hitzeempfindung des Patienten entfernt wird; dann entstehen Rötungen.

9.2.2 Indirekte Moxibustion

Bei der indirekten Methode wird eine ca. 1–2 mm dicke Scheibe frischen Ingwers mit 1–2 cm Durchmesser als Isolator und Speicher der Hitze zwischen Haut und Moxakegel gelegt. Wenn der Patient ein Hitzegefühl am Akupunkturpunkt verspürt, wird die Ingwerscheibe mit dem Moxakegel zum nächsten Punkt geschoben. Man wechselt so nach kurzer Behandlungszeit von einem Punkt zum nächsten, wobei man jeden Punkt 5–7mal erhitzen sollte. Bei richtiger Anwendung zeigt die Hautstelle eine ca. 1–2 cm große Rötung als Ausdruck der Histaminreaktion.

Diese Methode kann auch vom Patienten oder dessen Helfer selbständig zu Hause angewendet werden. Der Arzt markiert vorher die ausgewählten Akupunkturpunkte mit einem wasserfesten Filzstift und zeigt dann dem Patienten die Methoden der indirekten Moxaanwendung.

Anstelle von Ingwer können auch Knoblauchscheiben als Isolator bei dieser Methode benutzt werden, was von der chinesischen Literatur als Zusatzbehandlung bei der Tuberkulose empfohlen wird.

9.2.3 Moxibustion mit „Moxazigarren"

Bei der dritten Methode werden in dünnem Papier gerollte Moxastangen, auch Moxazigarren genannt, verwendet. Die Moxazigarren werden an einem Ende entzündet und dann den ausgewählten Akupunkturpunkten auf 0,5–1,0 cm genähert, bis die Haut eine Rötung zeigt. Diese Methode kann ebenfalls vom Patienten selbständig angewendet werden.

9.2.4 Moxibustion mit Erhitzung der Nadeln

Am freien Ende einer speziell geformten Akupunkturnadel wird ein Stück Moxawolle befestigt und angezündet. Die Hitze wird von der Nadel in die Tiefe des Gewebes geleitet. Besonders Shu-Punkte, aber auch Gb. 30 Huantiao, werden für diese Methode ausgewählt.

9.2.5 Moxibustion durch elektrische Geräte

In den letzten Jahren wurden elektrische Geräte zur Wärmeapplikation an Akupunkturpunkten entwickelt. In China wird auf die Applikationsstelle ein Extrakt aus der Artemisia vulgaris vor der Hitzeanwendung aufgetragen.

Bei einem neuentwickelten Gerät, das mit Infrarotstrahlung arbeitet, wird ein Saphirkristall als Applikator verwendet. Dies führt zu einer Erhöhung der Wärmeenergie, die in die Tiefe geleitet werden kann.

Moxibustion wird im Gesicht, am Schädel und in der Nähe von Schleimhäuten nicht angewendet. Der Nabel, der für die Akupunktur verboten ist, ist ein wichtiger Tonisierungspunkt bei der Moxibustion. Man wählt besonders Punkte, die eine allgemeine oder spezifische tonisierende Wirkung haben, oder spezifische Organe direkt beeinflussen.

Häufig werden die Shu- und Mu-Punkte der Lunge, des Herzens, des Perikards sowie der Abdominalorgane Milz-Pankreas, Magen, Sanjiao und Niere angewärmt.

9.3 Schädelakupunktur

Die Schädelakupunktur wurde Anfang der 70er Jahre entwickelt. Aufgrund von neuen empirischen Erkenntnissen fand sie zunächst bei Paresen, Tremor und Parästhesien Anwendung. In der Folgezeit hat sich der Indikationskatalog erweitert.

Methodik

Verwendet werden Nadeln von 0,4–0,6 mm Durchmesser und einer Länge von 25–50 mm. Die Stichrichtung ist tangential zum Schädeldach und im allgemeinen zentrifugal (Ausnahmen sind die waagerecht verlaufenden Zonen, bei denen von ventral nach dorsal genadelt wird). Meist werden mehrere Nadeln serienweise hintereinander im Abstand von 5–10 mm in die betreffende Zone eingestochen. Zur Verstärkung können auch mehrere Nadeln büschelförmig in einen Punkt eingestochen werden.

Die Nadeln werden bei Paresen, bei therapieresistenten und schweren Fällen kräftig manuell stimuliert, indem sie in der üblichen

Weise gedreht werden. Auch Elektrostimulation wird häufig angewendet.

Behandlungsdauer ist wie bei der Körperakupunktur 10–20 min.

Bei der Schädelakupunktur wird die Kopfhaut zunächst durch die Sagittallinie (entspricht dem Du Mai) sowie eine Basallinie unterteilt. Die Basallinie zieht von frontal in Höhe der Augenbrauen nach okzipital zur Protuberantia occipitalis (s. folgende Abb.).

Es sind 15 wichtige Behandlungszonen bekannt:

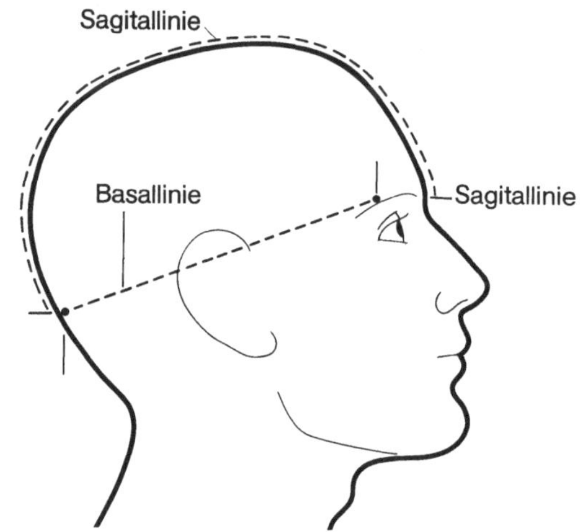

Sagittal- und Basallinie

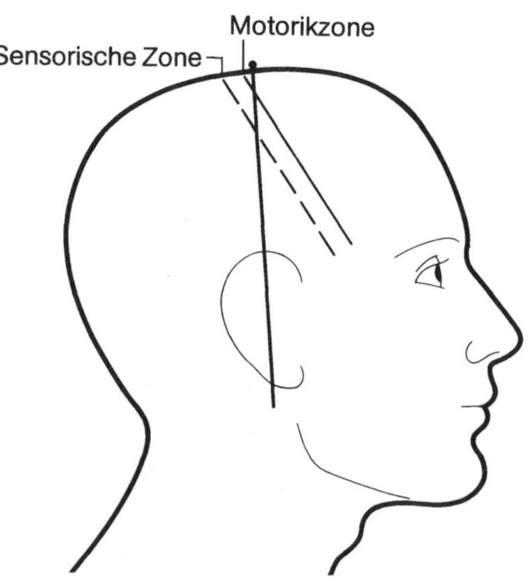

Motorikzone, sensorische Zone

9.3.1 Die Motorikzone: Zone 1

Lokalisation: Die Motorikzone liegt auf einer Linie, die 0,5 cm hinter dem Mittelpunkt der Sagittallinie beginnt und reicht nach unten bis zum Schnittpunkt der Basallinie mit dem Schläfenhaaransatz (s. folgende Abb.).

Die Zone wird in 5 gleiche Teile unterteilt, wobei auf dem oberen Fünftel die gesamte kontralaterale Körperhälfte repräsentiert ist, mit Ausnahme der oberen Extremität und des Gesichts. Auf den mittleren zwei Fünfteln bildet sich die obere Extremität mit der Hand ab, während auf den unteren zwei Fünfteln das Gesicht und die Sinnesorgane einschließlich der Zunge repräsentiert sind. Das untere Fünftel der linken Motorikzone bei Rechtshändern, und die rechte Motorikzone bei Linkshändern, ist die motorische Sprachzone.

Indikationen: Paresen, motorische Aphasie.

9.3.2 Sensorische Zone: Zone 2

Lokalisation: 1,5 cm parallel hinter der Motorikzone. Die Körperrepräsentation entspricht derjenigen der Motorikzone.

Indikationen: Schmerzen und sensorische Störungen.

9.3.3 Chorea- und Tremor-Kontrollzone (Anti-Parkinson-Zone): Zone 3

Lokalisation: 1,5 cm parallel vor der Motorikzone.

Indikationen: Tremor, Morbus Parkinson, Chorea, Choreoathetose.

9.3.4 Vasomotorikzone: Zone 4

Lokalisation: 1,5 cm vor und parallel zur Choreazone.

Indikationen: Gefäßerkrankungen, Morbus Raynaud, Thrombangitis obliterans.

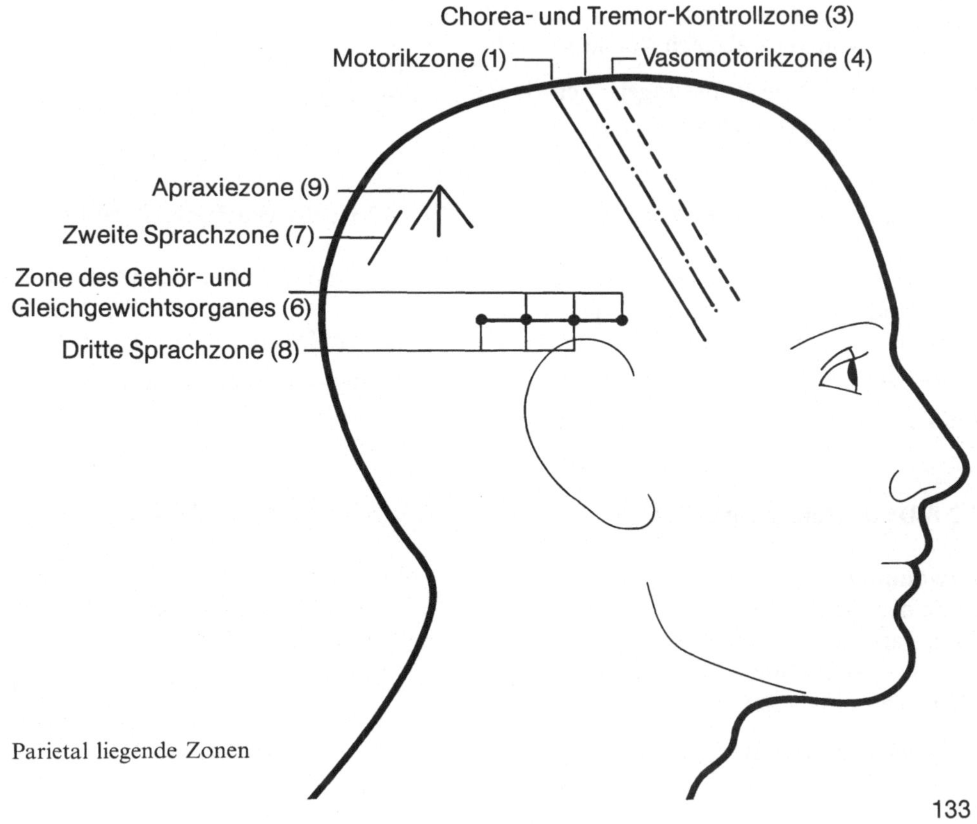

Parietal liegende Zonen

Bei generalisierten Gefäßerkrankungen und Kreislaufregulationsstörungen kann über die gesamte Zone beider Seiten behandelt werden.

9.3.5 Motorische und sensorische Zone des Fußes: Zone 5

Lokalisation: Man geht vom Mittelpunkt der Sagittallinie 1 cm nach lateral; von diesem Punkt aus verläuft die Linie 1,5 cm nach ventral und 1,5 cm nach dorsal. Sie bildet so eine 3 cm lange Parallele zur Sagittallinie im Abstand von 1 cm.

Indikationen: Paraplegie, Erkrankungen der Beckenorgane, Ischialgie, Lumbalgie, sensorische und motorische Störungen der unteren Körperhälfte.

9.3.6 Zone des Gehör- und Gleichgewichtsorgans: Zone 6

Lokalisation: Sie liegt auf einer waagerechten Linie, die 4 cm lang, 1,5 cm oberhalb des Ohres von ventral nach dorsal verläuft.

Indikationen: Ohrerkrankungen, Schwindel, Tinnitus, Morbus Ménière.

9.3.7 Zweite Sprachzone: Zone 7

Lokalisation: Vom Tuber parietale 2 cm dorsal und kaudal. Von diesem Ausgangspunkt zieht die zweite Sprachzone 3 cm parallel zur Sagittallinie.

Indikationen: Aphasie, Sprachstörungen.

9.3.8 Dritte Sprachzone: Zone 8

Lokalisation: Verläuft vom Mittelpunkt der Zone des Gehör- und Gleichgewichtsorgans 4 cm nach dorsal, wobei ihre vordere Hälfte sich mit der hinteren Zone des Gehör- und Gleichgewichtsorgans deckt.

Indikation: Sensorische Aphasie.

9.3.9 Apraxiezone: Zone 9

Lokalisation: Vom Tuber parietale werden 3 gerade Linien nach vorn, unten und nach hinten gezogen, jeweils im Winkel von 40° zueinander.

Indikation: Apraxie.

9.3.10 Optische Zone (Sehzone): Zone 10

Lokalisation: Von einem Punkt 1 cm lateral der Protuberantia occipitalis ausgehend, 4 cm parallel zur Sagittallinie nach kranial.

Indikation: Zentrale Sehstörungen.

9.3.11 Kleinhirnzone (Ataxiezone, zerebellare Gleichgewichtszone): Zone 11

Lokalisation: Ausgehend von einem Punkt, der auf der Protuberantia occipitalis 3,5 cm lateral der Sagittallinie liegt, 4 cm nach kranial.

Indikation: Ataxie infolge von Kleinhirnerkrankungen.

9.3.12 Gastrische Zone: Zone 12

Lokalisation: Auf der Linie, die von der Pupillenmitte parallel zur Sagittallinie zieht, 2 cm vom Haaransatz nach dorsal (Abb. 50).

Indikation: Magenerkrankungen.

9.3.13 Thoraxzone: Zone 13

Lokalisation: Eine parallele Zone zwischen der Sagittallinie und der gastrischen Zone, vom Haaransatz 2 cm nach dorsal gerichtet.

Indikationen: Asthma bronchiale, chronische Bronchitis und weitere pulmonale Erkrankungen (s. folgende Abb.).

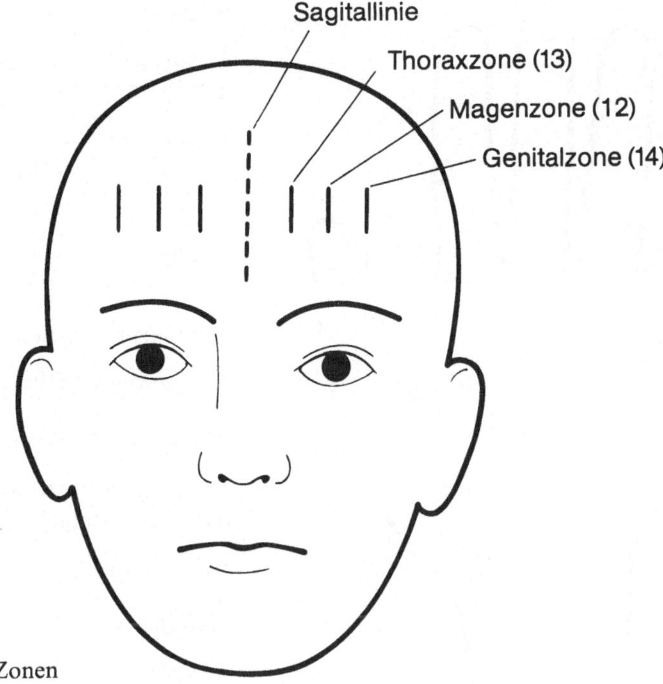

Frontal liegende Zonen

9.3.14 Genitalzone: Zone 14

Lokalisation: Eine parallele Zone, die von der gastrischen Zone aus lateral in derselben Entfernung wie zur Thoraxzone liegt. Die Genitalzone zieht 2 cm vom Haaransatz nach dorsal.

Indikationen: Dysmenorrhöe, Hypermenorrhöe, zur Akupunkturanästhesie bei Hysterektomie, Sectio caesarea.

9.3.15 Hepatische Zone (Leber-Gallenblasen-Zone): Zone 15

Lokalisation: Die Verlängerung der gastrischen Zone (Zone 12) 2 cm nach dorsal.

Indikation: Leber-Gallenblasen-Erkrankungen.

9.4 Handakupunktur

Die Punkte der Handakupunktur können als Extrapunkte aufgefaßt werden. Sie lassen sich nur zum Teil durch ihre Lage auf einem Meridian erklären. Ähnlich wie beim Ohr, wenn auch weniger systematisch, finden sich hier viele Körperregionen und einige innere Organe repräsentiert.

Ein Nachteil der Handakupunktur ist, daß sie eine verhältnismäßig schmerzhafte Therapie ist: man wird also nur in hartnäckigen Fällen einzelne Punkte hinzuziehen.

Obwohl mit dieser Technik weniger Erfahrungen vorliegen, nehmen wir der Vollständigkeit halber auch eine Darstellung dieses Gebietes der Akupunktur in unser Buch auf.

9.4.1 Punkte der Dorsalseite der Hand

Handpunkt 1 (Lende, Bein)

Lokalisation: Beide Punkte liegen am proximalen Ende der Metakarpalknochen zwischen Klein- und Ringfinger, sowie zwischen Zeige- und Mittelfinger (s. folgende Abb.).

Indikationen: Lumbalgie, Ischialgie, besonders in akuten Fällen.

Die Punkte werden gemeinsam gestochen und kräftig stimuliert.

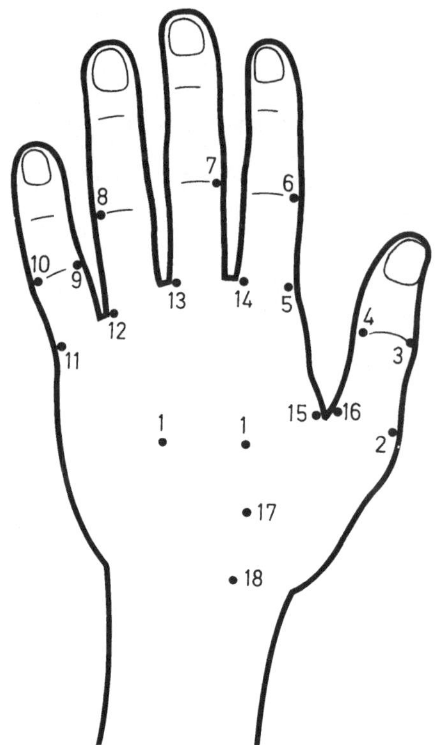

Handpunkte Dorsalseite

Handpunkt 5 (Schulter)

Lokalisation: Auf der radialen Seite des Zeigefingergrundgelenks.

Indikationen: Schulterschmerz und Schultersteife, z.B. bei Periarthritis humeroscapularis.

Handpunkt 6 (Stirn)

Lokalisation: Auf der radialen Seite des Zeigefingermittelgelenks.

Indikationen: Stirnkopfschmerz, Sinusitis.

Handpunkt 7 (Scheitel)

Lokalisation: Auf der radialen Seite des Mittelfingermittelgelenks.

Indikationen: Kopfschmerzen, Migräne.

Handpunkt 8 (Kopfhälfte, rechts oder links)

Lokalisation: Auf der ulnaren Seite des Ringfingermittelgelenks.

Indikationen: Einseitiger Kopfschmerz, Migräne, Brustschmerz, Gallenkolik.

Handpunkt 2 (Fuß)

Lokalisation: Auf der radialen Seite des Daumenmittelgelenks.

Indikationen: Interkostalneuralgie, Übelkeit, Erbrechen.

Handpunkt 3 (Thorax)

Lokalisation: Auf der radialen Seite des Daumengrundgelenks, am Ende der Beugefalte.

Indikationen: Gelenkschmerzen verschiedener Ätiologie.

Die Handpunkte an den Fingergelenken liegen an den radialen und ulnaren Enden der betreffenden Beugefalten und werden bei gebeugtem Gelenk aufgesucht.

Handpunkt 4 (Auge)

Lokalisation: Auf der ulnaren Seite des Daumenmittelgelenks.

Indikationen: Augenerkrankungen, Konjunktivitis.

Handpunkt 9 (Damm)

Lokalisation: Auf der radialen Seite des Kleinfingermittelgelenks.

Indikationen: Perianaler Schmerz, Hämorrhoiden.

Handpunkt 10 (Hinterkopf)

Lokalisation: Auf der ulnaren Seite des Kleinfingermittelgelenks im Verlauf des Dünndarmmeridians.

Indikationen: Okzipitalkopfschmerz.

Handpunkt 11 (Wirbelsäule)

Lokalisation: Auf der ulnaren Seite des Kleinfingergrundgelenks.

Indikationen: Rückenschmerzen, Tinnitus.

Handpunkt 12 (Ischiasnerv)

Lokalisation: Auf der ulnaren Seite des Ringfingergrundgelenks.

Indikationen: Ischialgie, Hüftschmerz.

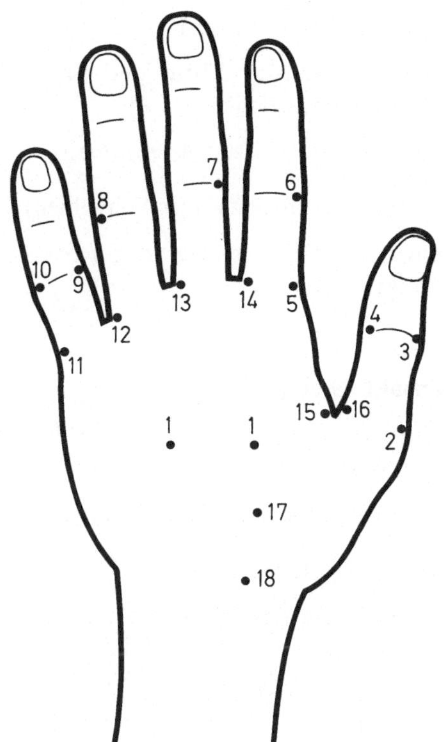

Handpunkte Dorsalseite (Wiederholung)

Handpunkt 13 (Innerer Hals)

Lokalisation: Auf der ulnaren Seite des Mittelfingergrundgelenks.

Indikationen: Tonsillitis, Pharyngitis, Zahnschmerz, Trigeminusneuralgie.

Handpunkt 14 (Äußerer Hals, Nacken)

Lokalisation: In Höhe des Zeigefingergrundgelenks auf der ulnaren Seite.

Indikationen: Zervikalsyndrome.

Handpunkt 15 (Nasenbluten)

Lokalisation: 3 mm vom Rand der Schwimmhaut zwischen Zeigefinger und Daumen.

Indikation: Nasenbluten.

Handpunkt 16 (Kopf)

Lokalisation: Auf der ulnaren Seite des Daumengrundgelenks.

Indikationen: Kopfschmerzen.

Handpunkt 17 (Nase)

Lokalisation: Im Winkel der Metakarpalknochen I und II, ca. 1 Cun proximal des Punktes Di. 4 (Hegu).

Indikationen: Rhinitis, Sinusitis.

Handpunkt 18 (Handgelenk)

Lokalisation: Auf der Dorsalfalte des Handgelenks zwischen Zeigefinger- und Daumenstrecksehnen.

Indikationen: Handgelenkschmerzen.

9.4.2 Punkte an der Palmarseite

Handpunkt 19 (Oberbauch)

Lokalisation: 2,5 cm proximal des Akupunkturpunktes Pe. 7 (s. folgende Abb.).

Indikationen: Oberbauchschmerzen infolge Gastroenteritis, Gastritis usw.

Handpunkt 20 (Fußgelenk)

Lokalisation: 1 cm proximal des Punktes Pe. 7.

Indikationen: Fußgelenkschmerz, z.B. bei rheumatischen Erkrankungen.

Handpunkt 21 (Erkältung)

Lokalisation: In Höhe des Punktes 20, 1 cm seitlich auf dem Daumenballen.

Indikationen: Erkältungskrankheiten.

Handpunkt 22 (Hysterie)

Lokalisation: In Höhe des Daumengrundgelenks bei abgespreiztem Daumen auf der Mitte der Schwimmhaut.

Indikationen: Depressive Verstimmung.

Handpunkt 23 (Bronchitis)

Lokalisation: Zwischen Zeigefinger und Mittelfinger; wenn man die Strecke von der Schwimmfalte bis zur „Kopflinie" drittelt, liegt der Punkt am Übergang vom proximalen zum mittleren Drittel.

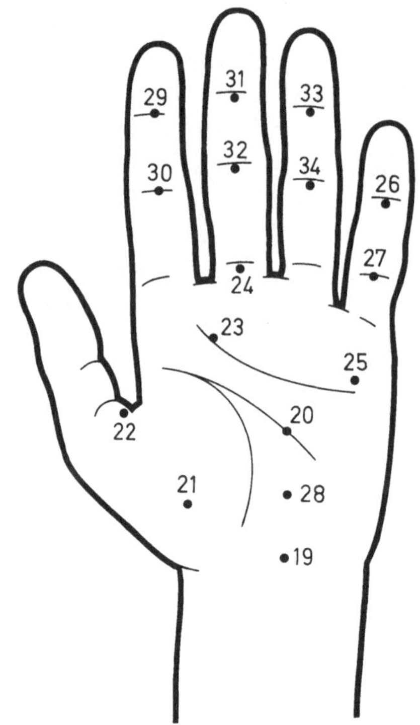

Handpunkte Palmarseite

Handpunkt 27 (Bettnässen)

Lokalisation: In der Mitte der Falte des Kleinfingermittelgelenks.

Indikationen: Bettnässen, Inkontinenz.

Handpunkt 28 (Übermäßiges Schwitzen)

Lokalisation: Auf einer Geraden 1 cm distal des Punktes 19.

Indikationen: Hyperhydrosis.

Handpunkt 29 (Dickdarm)

Lokalisation: In der Mitte der Falte des Zeigefingerendgelenks.

Indikationen: Übelkeit, Meteorismus.

Handpunkt 30 (Dünndarm)

Lokalisation: In der Mitte des Zeigefingermittelgelenks.

Indikationen: Diarrhöe.

Handpunkt 31 (Herz)

Lokalisation: In der Mitte der Falte des Mittelfingerendgelenks.

Indikationen: Tachykardie.

Handpunkt 32 (Sanjiao, Dreifacher Erwärmer)

Lokalisation: In der Falte des Mittelfingermittelgelenks.

Indikationen: Lymphatische Erkrankungen, Lymphangitis.

Handpunkt 33 (Milz)

Lokalisation: In der Mitte der Falte des Ringfingerendgelenks.

Indikationen: Bluterkrankungen wie Anämie, Polyglobulie.

Handpunkt 34 (Leber)

Lokalisation: In der Mitte der Falte des Ringfingermittelgelenks.

Indikationen: Appetitlosigkeit, Meteorismus; als Therapie bei Lebererkrankungen.

Indikationen: Husten und Fieber bei akuter und chronischer Bronchitis.

Handpunkt 24 (Mund)

Lokalisation: In der Mitte der Falte des Mittelfingergrundgelenks.

Indikationen: Stomatitis.

Handpunkt 25 (Herz)

Lokalisation: Zwischen Ringfinger und Kleinfinger, 0,5 cm distal der „Herzlinie".

Indikationen: Herzklopfen, Tachykardie.

Handpunkt 26 (Niere)

Lokalisation: In der Mitte der Falte des distalen Kleinfingergelenks.

Indikationen: Schmerzen bei Nierenerkrankungen.

9.5 Elektrostimulation

Ende der 50er Jahre wurden in Zusammenhang mit der Entwicklung der Akupunkturanästhesie, die eine Stimulation von analgetisch wirksamen Punkten über längere Zeiträume notwendig machte, erste Versuche mit Stimulation durch schwache elektrische Ströme durchgeführt.

Inzwischen hat sich die Methode der Elektrostimulation für weitere Gebiete als nützlich erwiesen, so daß sie in der täglichen Praxis routinemäßig angewendet wird.

9.5.1 Indikationen

Akupunkturanästhesie.

Schlaffe und spastische Paresen (auch Poliofolgezustände).

Starke chronische Schmerzzustände, z.B. Karzinomschmerzen, rheumatische Schmerzzustände.

Andere schmerzhafte Erkrankungen, bei denen die manuelle Stimulation nicht ausreicht.

9.5.2 Kontraindikationen

Bei bestimmten akuten Schmerzzuständen, wie Trigeminusneuralgie und anderen akuten neuralgiformen Schmerzen, z.B. in der Akutphase der Migräne, sollte die Elektrostimulation nur in Ausnahmefällen vom erfahrenen Akupunkteur angewendet werden, da bei diesen Krankheitsbildern in vielen Fällen die Schmerzen verstärkt werden können.

Schrittmacherpatienten.

Patienten mit Herzrhythmusstörungen.

Epilepsie.

Schockzustände.

Fieber.

Schwangerschaft (Abortgefahr), mit Ausnahme der Anwendung zur schmerzarmen Geburt.

Relative Kontraindikation bei ängstlichen, nervösen und ruhelosen Patienten sowie bei nicht kooperativen Patienten und bei Kleinkindern.

9.5.3 Zur Technik

Mit Hilfe von an die Akupunkturnadeln geklemmten Elektroden werden schwache Ströme von unterschiedlichen Impulsen an den zu stimulierenden Akupunkturpunkten angelegt. Die handelsüblichen Elektrostimulationsgeräte geben Spike- oder Rechteckimpulse mit Frequenzen von 2 bis 200 Hz und verstellbarer Stromstärke ab. Spezielle Hochfrequenzstimulationsgeräte mit Frequenzen bis 2000 Hz werden vor allem in der Akupunkturanästhesie angewendet.

Bevorzugt werden die wichtigen Fernpunkte, z.B. Di. 4, Di. 11, SJ. 5, Ma. 36, Ma. 38, Ma. 44, Bl. 40, Bl. 60 und Gb. 34. Nahpunkte werden bei umschriebenen Schmerzen und in der Umgebung von Operationsgebieten hinzugenommen. In der Akupunkturanästhesie hat es sich bewährt, die Punkte im Operationsbereich mit Frequenzen von 2000 Hz zu stimulieren und gleichzeitig Fernpunkte mit niedrigen Frequenzen von 5 bis 15 Hz zu reizen.

9.5.4 Praktisches Vorgehen

Nachdem man die zu stimulierenden Punkte genadelt hat, werden die Elektroden angelegt. Dabei ist darauf zu achten, daß der Stromstärkeregler auf Nullstellung steht. Dann wird die Stromstärke langsam erhöht, bis der Patient ein Pochen oder ein kräftiges Klopfen ohne Schmerzempfindung verspürt.

Die Elektrostimulation wird bei der therapeutischen Akupunktur meist für 5–15 min angewendet, wobei während der Behandlung die Stromstärke nachreguliert werden kann.

Patienten, die mit Elektrostimulation behandelt werden, sollten ständig unter Beobachtung sein, damit bei Auftreten von seltenen, unerwünschten Begleiterscheinungen, wie Übelkeit oder Ohnmacht, ein rasches Eingreifen möglich ist (Abbruch der Elektrostimulation und Allgemeinmaßnahmen).

Die Punkte Du 20 Baihui, Pe. 6 Neiguan sowie Punkte im Bereich des vorderen Halses werden in der therapeutischen Akupunktur nicht elektrostimuliert (Gefahr der Kreislaufkomplikation).

9.5.5 Komplikationen

Kreislaufkomplikationen, wie Blutdruckabfall, Ohnmacht.

Herzrhythmusstörungen bei zu hohen Stromstärken oder Patienten, die zu nervösen Herzrhythmusstörungen neigen.

9.6 Laserakupunktur

Die Anwendung des Lasers in der Akupunktur kann als sinnvolle Ergänzung zur Nadeltherapie angesehen werden.

Laserlicht ist durch Monochromasie, Kohärenz und Bündelung des Lichtstrahls charakterisiert.

9.6.1 Vorteile des Laser

Der Laserstrahl ist schmerzfrei, deshalb eignet er sich besonders gut für die Behandlung von Kindern und sensiblen Patienten sowie im Gesichtsbereich.

Der Laserstrahl hat keine traumatischen Nebenwirkungen, die gefährlichen Punkte der Akupunktur gelten nicht (z.B. Thoraxbereich).

Die Laserbehandlung ist aseptisch; es besteht kein Risiko zur Übertragung von Infektionen (wie z.B. Hepatitis) oder zur Provokation einer lokalen Infektion. Darüber hinaus ist er hilfreich bei der Behandlung von Hauterkrankungen im betroffenen Areal selbst.

Punktsuche, Behandlung (mit automatischem Timer) und Therapiekontrolle erfolgen über dasselbe Handstück.

Die Handhabung des Laserapparates ist innerhalb kürzester Zeit zu erlernen.

9.6.2 Grenzen, Gefahren und Kontraindikation der Laserbehandlung

Laser kann nicht zu Zwecken der Akupunkturanästhesie oder in Fällen von notwendiger starker Stimulation, wie z.B. bei akuten Schmerzzuständen, verwendet werden.

Die Laseranwendung ist wenig erfolgreich bei Indikationen für tiefe Nadelung wie am Punkt Ma. 38, Tiaokou, zur Behandlung der Periarthritis humeroscapularis, da die Eindringtiefe des Laserstrahls auf ca. 1 cm begrenzt ist.

Eine Gefahr besteht bei der Lasertherapie von Punkten in der Umgebung des Auges wie Ma. 1; eine unnötige Bestrahlung der Retina sollte vermieden werden. Stundenlange experimentelle Bestrahlung von Schweinekonjunktiva mit schwachem Laserlicht, wie in der Akupunktur verwendet, haben keine Schädigungen gezeigt.

Laserbrillen sind bei einer niedrigen Energiestufe von 2 mW/s nicht notwendig. Vorsichtshalber sollte der Handgriff zuerst auf den zu behandelnden Punkt aufgesetzt werden, eine Bestrahlungsrichtung, die vom Auge wegführt, gewählt werden und erst als dritter Schritt der Laserstrahl eingeschaltet werden.

Über allgemeine Nebenwirkungen einer wiederholten Behandlung der Epidermis mit Laserlicht ist nichts bekannt.

Neben Ohr- und Körperakupunktur kann der Laserstrahl auch entsprechend der segmentalen Anordnung nach Head oder **flächig** im Bereich einer erkrankten Haut- oder Muskelpartie verwendet werden (gute Wirksamkeit z.B. bei Ulcus cruris).

10 Nachwort: Das Ringen um die Akupunktur – eine kleine Skizze mit Hintergrund

Von Niklas Stiller

Hochkulturen sind in der Gefahr, an ihrer eigenen Größe zu ersticken – mit diesem Problem haben sich die Denker des alten Asien in einer Weise auseinandergesetzt, die heute wieder starkes Interesse findet.

Zur selben Zeit, als das geistige Leben des antiken China unter dem Einfluß dieser Auseinandersetzung stand, wurde die Akupunktur von einer primitiven Volksmedizin zur differenzierten „Hochmedizin" ausgebaut. Man bezog sich bei diesem Prozeß auf die am radikalsten kulturkritische Strömung, den *Taoismus*.

Der zyklische Charakter der Krisen der Hochkultur war den chinesischen Denkern dieser Zeit wohlbekannt, ebenso wie er es den Denkern der europäischen Gegenwart wieder ist. Der teufelskreisartigen Eigendynamik der zivilisatorischen Entwicklung hin zum Gigantismus, zur zentralistischen Machtzusammenballung, zu Komplexität, Abstraktion und Entfremdung von der Natur wird entgegengewirkt mit dem Bemühen um Einfachheit, Überschaubarkeit, Naturnähe, konkrete Anschaulichkeit und Selbstverantwortung. Dabei ging es dem Taoismus nicht darum, die Hochkultur zu demontieren und das chinesische Riesenreich wieder in seine Bestandteile zerfallen zu lassen, sondern im Gegenteil, einen Überlebensweg aufzuweisen: die Machtfülle dieses Reichs sei nur zu bewältigen, wenn sie in äußerster Zurückhaltung ausgeübt werde.

Zu dieser Philosophie gehört, daß das Ego in seiner Wichtigkeit relativiert wird. Diese Relativierung des Ego steht in Verbindung mit einer Betonung der Einheit von Welt und Bewußtsein: der Mensch steht der Welt nicht isoliert gegenüber als einer, der sie zu seinem Nutzen unterwerfen, beherrschen, ausbeuten muß, sondern er ist ein Teil von ihr, und die Methoden, die er auf sie anwendet, wirken auf ihn zurück. Er kann sie nur beherrschen, indem er ihr folgt und sich als ein Teil von ihr begreift.

Heute erleben wir, daß unsere Zivilisation durch technischen Maximalismus, Naturfeindlichkeit und Undurchschaubarwerden ihren eigenen Bestand gefährdet. Die Versuche, mit dieser Situation fertig zu werden, folgen im wesentlichen zwei entgegengesetzten Strategien. Die zur Zeit weitaus größere Gruppe setzt darauf, die Einzelsymptome der Krise – z.B. die Energieknappheit – jeweils durch eine neue Stufe des Wachstums zu bekämpfen.

Die kleinere Gruppe, die demgegenüber „alternativ" genannt wird, setzt auf kleinere, dezentralisiertere Lösungen, die dem einzelnen verhältnismäßig viel Verantwortung überlassen.

Das ist die allgemeine Landschaft, in der die zur Zeit laufende Auseinandersetzung um die Akupunktur verständlich wird.

In den Sog des teufelskreisartigen Wachstums der Komplexität und der damit verbundenen Zivilisationsschwierigkeiten sind auch die Gesundheitssysteme der westlichen Industriegesellschaften einbezogen. Auch hier sind exzessive Komplexität und wachsende Naturferne zu beobachten. Der dabei galoppierend wachsende Aufwand für das Gesundheitswesen bringt bei weitem nicht eine entsprechende Steigerung der Qualität der gesundheitlichen Versorgung hervor. Im Gegenteil, die Lebenserwartung der so Versorgten ist nun seit einiger Zeit wieder rückläufig, bestimmte Krankheiten werden endemisch, die früher selten waren und gegen die unser Gesundheitswesen wenig auszurichten vermag.

So ist es nicht weiter erstaunlich, daß überall in den westlichen Ländern das Interesse wächst an Akupunktur und anderen einfachen, technisch anspruchslosen Methoden und „Naturheilverfahren", sowie an Lebensweisen, die dem einzelnen die Auseinandersetzung mit seinem Körper, seiner Gesundheit wieder näherbringen.

Es gibt in der Fachpresse derzeit eine Kampagne von Artikeln, in denen behauptet wird, Akupunktur sei Aberglaube und Scharlatanerie. Andererseits stürzt man sich mit Schwung darauf, aufwendige Laserakupunkturapparate und anderes Hochtechnikgerät zu produzieren, die, verglichen mit den Nadeln, bestenfalls geringe Vorteile bringen, aber vieltausendfach teurer sind.

In der Kampagne gegen die Akupunktur tun sich bei uns Gerichtsmediziner und Juristen besonders hervor, die den täglichen Schwierigkeiten eines aus den Fugen geratenen Gesundheitswesens fernstehen, die insbesondere keinen klinischen Alltag mit Patienten erleben. Die Methode, mit der diese Kampagne betrieben wird, ist höchst einfach und soll hier kurz durchleuchtet werden: Man leugnet Therapieerfolge, übergeht die wissenschaftliche Literatur, in der diese Erfolge beschrieben werden, und behauptet, es gäbe eine solche Literatur nicht. Man stellt ein Panoramagemälde aus gut dokumentierten „schiefgegangenen Fällen" zusammen. Aber aufgrund einer derartigen Zusammenstellung verunglückter und verpfuschter Fälle könnte man ohne jede Schwierigkeit auch ein „solide dokumentiertes" Buch gegen die gesamte Chirurgie zusammenschreiben. Ärzte, die sich mit Akupunktur befassen, werden in dieser Kampagne mit Schwachsinnigen gleichgesetzt. Diese Methoden sind in ernsthaften wissenschaftlichen Auseinandersetzungen nicht üblich und zur Wahrheitsfindung ungeeignet. Sie zeigen, daß es hier um Wahrheitsfindung gar nicht geht. Die „Alternativen", in diesem Fall die Akupunkteure, verletzen einen Grundkonsens, das Wachstumskredo, und sie sollen auf den Boden dieses Grundkonsenses zurückgebracht werden.

Im übrigen verlaufen die Fronten in dieser Auseinandersetzung keineswegs gerade. Die World Health Organization hat kürzlich anhand der vorliegenden klinischen Erfahrungen einen Katalog von Indikationen herausgegeben, für die die Akupunktur zu empfehlen ist (s. Anhang). Die Bundesärztekammer hat 1978 den Wert der Akupunktur in der Schmerzbekämpfung und als Zusatzmethode in der Anästhesie konstatiert. Die Bundesregierung vergibt Stipendien für Studienaufenthalte an chinesischen Akupunkturzentren. Die Frau des früheren Bundespräsidenten, Mildred Scheel, Fachärztin für Radiologie, berichtet sehr positiv über eine Kaiserschnittoperation unter Akupunkturanalgesie, die sie in China gesehen hat. Diese Inhomogenität der streitenden Parteien im Konflikt um die Alternatividee ist erfreulich. Die Fronten solcher allgemeiner Auseinandersetzungen wiederholen sich jedoch in nachdenklichen Individuen in Form von Zweifeln.

Ist also Akupunktur eine Alternative zur Schulmedizin? Sicher nicht in dem Sinn, daß man nun die westliche Medizin auf den Müll verfrachten würde, weil man die Akupunktur entdeckt hat. Schon der Indikationenkatalog der WHO deutet an, daß Akupunktur zunächst eine Methode unter anderen ist, mit Bereichen guter Wirksamkeit und anderen Bereichen, wo sie westlichen Methoden unterlegen ist. Die Akupunktur zeitigt gute Erfolge gerade auf einigen Gebieten, auf denen die westliche Medizin trotz größeren Aufwandes wenig Brauchbares zu bieten hat, und auf diesen Gebieten hilft sie, hochentwickelte Techniken mit z.T. gravierenden Nebenwirkungen einzusparen. In dieser Hinsicht gehört sie zusammen mit anderen wenig technisierten und wenig aggressiven Heilmethoden in den Zusammenhang der allgemeinen Bewegung, die dem Trend zum technischen Maximalismus entgegenarbeitet.

Wo einfache technische Mittel angewendet werden, ist oft die Anforderung an die persönliche Geschicklichkeit um so größer. Die Akupunktur ist eine manuelle Medizin, bei der das handwerkliche Können, die praktische Unterweisung und das Sammeln praktischer Erfahrung, die Schulung der Beobachtung eine größere Rolle spielen, das theoretische Lernen dagegen eher eine geringere Rolle als bei abstrakteren, stärker technisierten Methoden. Es ist infolgedessen unzureichend, Akupunktur aus Büchern oder einigen Wochenendkursen zu lernen, wie es derzeit sehr verbreitet ist.

11 Anhang

WHO-Indikationsliste für Akupunktur

Übersetzung chinesischer Ideogramme und Punkte

Vergleich der Nomenklaturen

Darstellung der Fernpunkte

WHO-Indikationsliste für Akupunktur

1 Respirationstrakt

Akute Sinusitis
Akute Rhinitis
Allgemeine Erkältungskrankheiten
Akute Tonsillitis

2 Bronchiopulmonale Erkrankungen

Akute Bronchitis
Asthma bronchiale
(sehr wirksam bei Kindern und Patienten ohne Begleiterkrankungen)

3 Augenerkrankungen

Akute Konjunktivitis
Zentrale Retinitis
Myopie (bei Kindern)
Katarakt (ohne Komplikationen)

4 Erkrankungen der Mundhöhle

Zahnschmerzen
Schmerzen nach Zahnextraktion
Gingivitis
Akute und chronische Pharyngitis

5 Gastrointestinale Erkrankungen

Ösophagus- und Kardiospasmen
Singultus

Gastroptose
Akute und chronische Gastritis
Hyperazidität des Magens
Chronisches Ulcus duodeni (Schmerzerleichterung)
Akutes Ulcus duodeni (ohne Komplikation)
Akute bakterielle Dysenterie
Obstipation
Diarrhöe
Paralytischer Ileus

6 Neurologische und orthopädische Erkrankungen

Kopfschmerzen
Migräne
Trigeminusneuralgie
Fazialisparese (Frühstadium, z.B. die ersten 3–6 Monate)
Lähmungen nach Schlaganfall
Periphere Neuropathien
Poliomyelitislähmung (Frühstadium innerhalb der ersten 6 Monate)
Morbus Ménière
Neurogene Blasendysfunktion
Enuresis nocturna
Interkostalneuralgie
Schulter-Arm-Syndrom
Periarthritis humeroscapularis
Tennisellenbogen
Ischialgie
Rheumatoide Arthritis

Übersetzung chinesischer Ideogramme und Punkte

阿是	a-shì	ist da
秉	bǐng	ergreifen, halten, eine Handvoll Korn
白	baí	weiß, klar, hell, bekannt machen, einfach, leer
百	baǐ	hundert, viele, alle
不	bù	nein, nicht
藏	cáng	verbergen, Lager, aufbewahren, aufspeichern
肠	cháng	Darm, Eingeweide, Inneres
冲	chōng	spülen, eingießen, zustoßen, verdünnen, überlaufen, jung, Impuls
	chòng	tatkräftig, mit voller Tatkraft
窗	chuāng	Fenster
大	dà	groß, ganz, sehr, wichtig
带	daì	Gürtel, Gebiet, tragen, mitführen, Band
胆	dǎn	Galle, Mut, Inneres eines Gegenstandes
地	dì	Erde, Land, Ort
督	dū	überwachen, leiten, ermahnen
都	dū	Hauptstadt, Großstadt, alle, schön, vornehm
二	èr	zwei, beide
耳	ěr	Ohr, seitlich, Henkel
肺	feì	Lunge
风	fēng	Wind, Sitte, Gerücht, Benehmen
封	fēng	schließen, versiegeln, Briefumschlag, Hülle
府	fǔ	Präfektur, Amtssitz, Wohnung, Palast, Speicher
肝	gān	Leber

谷	gǔ	Tal, Schlucht, schwierig, beengt, nähren
骨	gǔ	Knochen, Charakter, Gerüst
关	gūan	Paß, schließen, Schranke, Zusammenhang
海	haǐ	Meer
寒	hán	Kälte, kalt, Frost, Armut, arm, furchtsam
后	hoù	hinter, rückwärts, nach, später
户	hù	Tür (einflüglige), Öffnung, Familie
华	húa	prächtig, China, chinesisch, schön, bunt, Ruhm
会	huì	Vereinigung, (sich) versammeln, können, Gesellschaft
疾	jí	Krankheit, Unpäßlichkeit, Eile, ärgerlich
极	jí	Gipfel, Spitze, äußerstes Ende
脊	jǐ	Rückgrat, Rücken, Spitze, Gräte, First
夹	jīa	fassen, pressen, klemmen, bei sich tragen
肩	jiān	Schulter, tragen
交	jiāo	verkehren mit, sich kreuzen, gegenseitig, vereinigen
金	jīn	Gold, golden, Metall, Geld
经	jīng	hindurchgehen, Kette (eines Gewebes), Regel, leiten
京	jīng	Hauptstadt, groß, zahlreich, Peking
井	jǐng	Brunnen, Schacht, Ordnung
厥	júe	kein anderer als, er, sie, es, sein, ihr, jener
孔	kǒng	Loch, sehr, Durchgang, groß, Höhlung
髎	liáo	Knochenspalt, Gelenkspalt
陵	líng	Hügel, Grab, Kaisergrab
门	mén	Tür, Tor, Öffnung, Familie
明	míng	hell, leuchtend, offen, klar, Verstand, morgen
脉	maì	Puls, Ader, Arterie, Vene, Linie, Pulsschlag
脑	nǎo	Gehirn, Verstand
内	neì	innen, innerhalb, in

脾	pí	Milz, Magen, Laune, Wesen
前	qían	vorn, vor, früher, verstorben
泉	quán	Quelle, Geld, Reichtum
曲	qū	krumm, gebogen, Winkel, Biegung, Unrecht
人	rén	Mensch, Leute, Person
任	rèn	verantwortlich für, Amt, ernennen, lassen
容	róng	Inhalt, Gesicht, erdulden
三	sān	drei, oft
少	shǎo	wenig, selten
上	shàng	oben, auf, über, Gipfel, beste, vorige, Obrigkeit
商	shāng	beraten, Kaufmann, Handel, Anzeige an der Wasseruhr, 2. ton in der 5tönigen Skala
申	shēn	anzeigen, einem Höhergestellten etwas melden
肾	shèn	Niere
神	shén	Geist, Seele, Gott, göttlich, wirksam
水	shǔi	Wasser, Flüssigkeit, flüssig
市	shì	Stadt, Markt, Ortschaft, kaufen, Handel treiben
四	sì	vier, ringsherum, überall
石	shí	Stein, steinern, Fels, unfruchtbar, unnütz
俞	shù	Transportpunkt
太	tài	sehr, höchst, erhaben, größte
太 阳	tài yáng	größtes Yang, Sonne
天	tiān	Himmel, himmlisch, Tag, Natur, Wetter
庭	tíng	Halle, Hof, Haus, Gerichtszimmer, Familie
听	tīng	hören, horchen, sich erkundigen, verstehen
通	tōng	hindurchgehen, Verkehr, umfassend, allgemein
脘	wǎn	Magenhöhle, Kanal im Körper
胃	wèi	Magen
五	wǔ	fünf

郤	xì	Grenze, Spalt, Trennung, Zwischenraum
膝	xī	Knie, Schoß
溪	xī	Bach, Bergbach
心	xīn	Herz, Innere, Mitte, Mittelpunkt
星	xīng	Stern, Funke, spärlich
虚	xū	leer, falsch, bescheiden, unecht, Schein
血	xùe	Blut, blutig, blutsverwandt
小	xiǎo	klein, jung
墟	xū	alte Grabstätte, Ruine, wildes und ödes Land
腰	yaō	Niere, Hüfte, Kreuz, Lende, Landenge
哑	yǎ	stumm, heiser
液	yè	Saft, Absonderung, Flüssigkeit, flüssig
医	yī	Arzt, heilen, Medizin
鱼	yú	Fisch, fischartig
玉	yù	Jade, kostbar, erhaben, Edelstein
元	yúan	Anfang, ursprünglich, Führer, groß
泽	zé	Teich, Sumpf, glänzend, Wohltat
渚	zhǔ	Inselchen, Sandbank
注	zhù	Injektion
椎	zhūi	Wirbelsäule, Hammer, hämmern, Keule
中	zhōng	Mitte, innen, in, Vermittler, chinesisch
中国	zhōng gúo	Land der Mitte, China
竹	zhú	Bambus

Lungenmeridian

Lu. 1	Zhōngfǔ	Mitten im Amtssitz
Lu. 2	Yúnmén	Das Wolkentor
Lu. 3	Tiānfǔ	Der himmlische Amtssitz
Lu. 4	Xiábái	Das edle Weiß
Lu. 5	Chǐzé	Der Teich der Elle
Lu. 6	Kǒngzuì	Das deutliche Loch
Lu. 7	Lièqūe	Der Fehler in der Reihe
Lu. 8	Jīngqú	Der hindurchgehende Meridian
Lu. 9	Taìyūan	Der große Abgrund
Lu. 10	Yújì	Die fischähnliche Form
Lu. 11	Shàoshāng	kleine Lunge

Dickdarmmeridian

Di. 1	Shāngyáng	Yang des Dickdarms
Di. 2	Eŕjìan	Die zwei Zwischenräume
Di. 3	Sānjìan	Die drei Zwischenräume
Di. 4	Hégŭ	Das geschlossene Tal
Di. 5	Yángxī	Der Yang-Bach
Di. 6	Piānlì	Der seitliche Verlauf
Di. 7	Wēnliŭ	Warmes gleiten
Di. 8	Xiàlián	Unter der Kante
Di. 9	Shānglián	Über der Kante
Di. 10	Shoŭsānlĭ	Drei Meilen der Hand
Di. 11	Qūchí	Der gebogene Graben
Di. 12	Zhoŭliáo	Der Ellenbogen-Knochenspalt
Di. 13	Wŭlĭ	Fünf Meilen
Di. 14	Bìnaò	Der Oberarm
Di. 15	Jiānyú	Das Schulter-Schlüsselbein
Di. 16	Jùgŭ	Der große Knochen
Di. 17	Tiāndĭng	Der himmlische Kessel
Di. 18	Fútù	Unterstützung für den Abzug
Di. 19	Héliáo	Der schmale, lange Knochenspalt
Di. 20	Yíngxiāng	Den Geruch willkommen heißen

Magenmeridian

Ma. 1	Cheńqì	Tränen halten
Ma. 2	Sìbai	Vier Weiß
Ma. 3	Jùliáo	Der große Knochenspalt
Ma. 4	Dìcāng	Der Speicher in der Erde
Ma. 5	Daying	Herzlich Willkommen
Ma. 6	Jiáchē	Die Wangenmechanik
Ma. 7	Xiàgūan	Unter dem Paß
Ma. 8	Tóuweí	Den Kopf binden
Ma. 9	Rényíng	Dem Menschen willkommen
Ma. 10	Shŭitū	Sprudelndes Wasser
Ma. 11	Qìshè	Das Heim der Lebensenergie
Ma. 12	Qūepén	Das unvollkommene Becken
Ma. 13	Qìhù	Die Tür der Lebensenergie
Ma. 14	Kùfańg	Die Vorratskammer
Ma. 15	Wūyì	Der Raumvorhang
Ma. 16	Yiñgchuāng	Das Brustfenster
Ma. 17	Rŭzhōng	Die Brustmitte
Ma. 18	Rŭgēn	Die Brustbasis
Ma. 19	Bùróng	Nicht dulden
Ma. 20	Chéngmăn	Vollständig halten
Ma. 21	Liángmén	Das Balkentor
Ma. 22	Guānmén	Das Paßtor
Ma. 23	Taìyĭ	Ursprung des Universums
Ma. 24	Hŭaroùmén	Das glatte Fleischtor
Ma. 25	Tiānshū	Der himmlische Drehpunkt
Ma. 26	Wàilíng	Der äußere Grabhügel
Ma. 27	Dàjù	Sehr groß
Ma. 28	Sŭidaò	Der Wasserweg
Ma. 29	Gūilaí	Zurückkommen
Ma. 30	Qìchōng	Lebensenergie-Impuls
Ma. 31	Bìguān	Das Oberschenkelgelenk
Ma. 32	Fútù	Der versteckte Hase
Ma. 33	Yīnshì	Die Yin-Stadt
Ma. 34	Líangqiū	Der Balkenhügel
Ma. 35	Dúbí	Die Kalbsnase
Ma. 36	Zúsānlĭ	Drei Meilen am Fuß
Ma. 37	Shàngjùxū	Oberhalb des großen Erdhügels
Ma. 38	Tiáokŏu	Die lange Öffnung
Ma. 39	Xiàjùxū	Unterhalb des großen Erdhügels
Ma. 40	Fēnglóng	Aufblühend
Ma. 41	Jiěxì	Löst den Krampf
Ma. 42	Chōngyáng	Yang-Impuls
Ma. 43	Xiàngŭ	In das Tal fallen
Ma. 44	Neìtíng	Die innere Halle
Ma. 45	Lìduì	Mehrfacher Austausch

Milz-Pankreas-Meridian

MP. 1	Yĭnbái	Das verborgene Weiß
MP. 2	Dàdū	Die große Stadt

MP. 3	Taìbaí	Sehr weiß
MP. 4	Gōngsūn	Name des Gelben Kaisers
MP. 5	Shāngqiū	Den Hügel anzeigen
MP. 6	Sānyīnjiāo	Die Kreuzung der 3 Yin-Meridiane
MP. 7	Lòugǔ	Die Rinne
MP. 8	Dìjī	Die Kraft der Erde
MP. 9	Yīnlíngquán	Die Quelle am Yin-Grabhügel
MP. 10	Xuèhǎi	Das Meer des Blutes
MP. 11	Jīmén	Das Bogentor
MP. 12	Chōngmén	Das Impulstor
MP. 13	Fǔshè	Das Speicherhaus
MP. 14	Fùjie	Die Verstopfung (Bauchknoten)
MP. 15	Dàhéng	Die große Horizontale
MP. 16	Fùāi	Bauchweh
MP. 17	Shídòu	Die Nahrungshöhle
MP. 18	Tiānxī	Der himmlische Bach
MP. 19	Xiōngxiāng	Das Brustland
MP. 20	Zhōuróng	Mit Ruhm umgeben
MP. 21	Dàbāo	Die große Hülle

Herzmeridian

He. 1	Jíquán	Die äußerste Quelle
He. 2	Qīnglíng	Der frische Geist
He. 3	Shàohǎi	Das kleine Meer
He. 4	Língdào	Der wundertätige Weg
He. 5	Tōnglǐ	Die Verbindung nach innen
He. 6	Yīnxì	Die Yin-Spalte
He. 7	Shénmén	Das Tor des Geistes
He. 8	Shàofǔ	Der kleine Amtssitz
He. 9	Shǎochāng	Wenig Energie-Impuls

Dünndarmmeridian

Dü. 1	Shàozé	Der kleine Teich
Dü. 2	Qiángǔ	Das vordere Tal
Dü. 3	Hòuxī	Der hintere Bach
Dü. 4	Wàngǔ	Der Handgelenk-knochen
Dü. 5	Yánggǔ	Das Yang-Tal
Dü. 6	Yánglǎo	Das Alter pflegen
Dü. 7	Zhīzhèng	Unterstützt die Oberseite
Dü. 8	Xiǎohǎi	Das kleine Meer
Dü. 9	Jiānzhēn	Die standhafte Schulter
Dü. 10	Nàoshù	Oberarmmuskel-Transportpunkt
Dü. 11	Tiānzōng	Himmlischer Ahnherr
Dü. 12	Bǐngfēng	Der Windfang
Dü. 13	Qūyúan	Die gebogene Mauer
Dü. 14	Jiānwàishù	Transportpunkt an der Außenschulter
Dü. 15	Jiānzhōng-shù	Transportpunkt in der Schulter
Dü. 16	Tiānchūang	Das Himmelsfenster
Dü. 17	Tiānróng	Der Himmel erlaubt es
Dü. 18	Quánliáo	Der Jochbein-Knochenspalt
Dü. 19	Tīnggōng	Das Haus hört

Blasenmeridian

Bl. 1	Jīngmíng	Das strahlende Auge
Bl. 2	Zǎnzhú	Mit Bambus bedeckt
Bl. 3	Méichōng	Impuls von der Augenbraue
Bl. 4	Qūchā	Die winkelförmige Abweichung
Bl. 5	Wǔchù	Der fünfte Ort
Bl. 6	Chéngguāng	Empfang des Lichtes
Bl. 7	Tōngtiān	Zugang zum Himmel
Bl. 8	Lùoqùe	Verbindung zur Rückseite
Bl. 9	Yùzhěn	Die Jade auf dem Kopfkissen
Bl. 10	Tiānzhù	Die Himmelssäule
Bl. 11	Dàshù	Das große Web-schiffchen
Bl. 12	Fēngmén	Das Tor des Windes
Bl. 13	Fèishù	Transportpunkt zur Lunge
Bl. 14	Juéyīnshù	Der Transportpunkt des Yin
Bl. 15	Xīnshù	Der Transportpunkt zum Herz

Bl. 16	Dūshù	Transportpunkt zum Überwachungsgefäß
Bl. 17	Géshù	Transportpunkt zum Diaphragma
Bl. 18	Gānshù	Transportpunkt zur Leber
Bl. 19	Dǎnshù	Transportpunkt zur Gallenblase
Bl. 20	Píshù	Transportpunkt zur Milz
Bl. 21	Weìshù	Transportpunkt zum Magen
Bl. 22	Sānjiāoshù	Transportpunkt zum dreiteiligen Erwärmer
Bl. 23	Shènshù	Transportpunkt zu den Nieren
Bl. 24	Qìhǎishù	Transportpunkt zum Meer der Lebensenergie
Bl. 25	Dàchǎngshù	Transportpunkt zum Dickdarm
Bl. 26	Gūanyúanshù	Transportpunkt zur umschlossenen Ursprungsenergie
Bl. 27	Xiǎochángshù	Transportpunkt zum Dünndarm
Bl. 28	Pánggūanshù	Transportpunkt zur Harnblase
Bl. 29	Zhōnglǔshù	Transportpunkt am Rückgrat
Bl. 30	Baíhúanshù	Transportpunkt am weißen Ring
Bl. 31	Shàngliáo	Der obere Knochenspalt
Bl. 32	Cìliáo	Der zweite Knochenspalt
Bl. 33	Zhōngliáo	Der mittlere Knochenspalt
Bl. 34	Xiàliáo	Der untere Knochenspalt
Bl. 35	Huìyáng	Das vereinigte Yang
Bl. 36	Chéngfú	Unterstützung
Bl. 37	Yīnmén	Das blühende Tor
Bl. 38	Fúxì	Der oberflächliche Spalt
Bl. 39	Wěiyáng	Das Yang in der Biegung
Bl. 40	Wěizhōng	Mitten in der Biegung
Bl. 41	Fùfēn	Nebenliegender Punkt
Bl. 42	Pòhù	Die Tür der Vitalität
Bl. 43	Gāohuāng	Der Sitz der edlen Organe
Bl. 44	Shéntáng	Die Halle des Geistes
Bl. 45	Yīxī	Die freudige Erregung
Bl. 46	Gégūan	Das Zwerchfell-Tor
Bl. 47	Húnmén	Das Tor der Geistseele
Bl. 48	Yánggāng	Die Yang-Regel
Bl. 49	Yìshè	Die Hütte der Gedanken
Bl. 50	Weìcāng	Der Magenspeicher
Bl. 51	Hūangmén	Das Tor zu den edlen Organen
Bl. 52	Zhìshì	Das Zimmer des Willens
Bl. 53	Bāohuāng	Die Hülle der edlen Organe
Bl. 54	Zhìbiān	Die seitliche Reihenfolge
Bl. 55	Héyáng	Das gemeinsame Yang
Bl. 56	Chéngjīn	Den Muskel halten
Bl. 57	Chéngshān	Den Berg halten
Bl. 58	Fēiyáng	Im Winde wehen
Bl. 59	Fúyáng	Das Schritt-Yang
Bl. 60	Kūnlún	Das Kunlun-Gebirge
Bl. 61	Púshēn	Knieende Verbeugung
Bl. 62	Shēnmài	Den Puls anzeigen
Bl. 63	Jīnmén	Das goldene Tor
Bl. 64	Jīnggǔ	Der Knochen der Hauptstadt
Bl. 65	Shùgǔ	Das Knochenbündel
Bl. 66	Tōnggǔ	Der Taldurchgang
Bl. 67	Zhìyīn	Das äußerste Yin

Nierenmeridian

Ni. 1	Yōngqúan	Die sprudelnde Quelle
Ni. 2	Rángǔ	Das natürliche Tal
Ni. 3	Taìxī	Der große Bach
Ni. 4	Dàzhōng	Die große Glocke
Ni. 5	Shǔiquán	Die Wasserquelle
Ni. 6	Zhàohǎi	Blick zum Meer
Ni. 7	Fùliū	Wiederhergestelltes Fließen
Ni. 8	Jiāoxìn	Übergibt die Botschaft
Ni. 9	Zhúbīn	Gebaut für den Gast
Ni. 10	Yīngǔ	Das Yin-Tal
Ni. 11	Héngǔ	Der waagerechte Knochen

Ni. 12	Dàhè	Besonders einfluß-reich
Ni. 13	Qìxúe	Der Punkt der Lebensenergie
Ni. 14	Sìmǎn	Überall voll
Ni. 15	Zhōngzhǔ	Hineinfließen
Ni. 16	Hūangshù	Transportpunkt zu den edlen Organen
Ni. 17	Shāngqū	Dickdarm-Bogen
Ni. 18	Shígūan	Der Steinpaß
Ni. 19	Yīndū	Die Yin-Großstadt
Ni. 20	Tōnggǔ	Der Taldurchgang
Ni. 21	Yōumén	Das geheime Tor
Ni. 22	Bùláng	Den Korridor durch-schreiten
Ni. 23	Shénfēng	Der Geisteraltar
Ni. 24	Língxū	Der göttliche Hügel
Ni. 25	Shéncáng	Der verborgene Geist
Ni. 26	Yùzhōng	Im üppigen Aussehen
Ni. 27	Shùfǔ	Transport zum Amts-sitz

Perikardmeridian

Pe. 1	Tiānchí	Der himmlische Teich
Pe. 2	Tiānqúan	Die himmlische Quelle
Pe. 3	Qūzé	Der gebogene Tümpel
Pe. 4	Xìmén	Das Spalt-Tor
Pe. 5	Jiànshě	Der Sendbote
Pe. 6	Nèigūan	Der innere Paß
Pe. 7	Dàlíng	Die große Gruft
Pe. 8	Láogōng	Der Arbeitspalast
Pe. 9	Zhōng-chōng	Der mittlere Impuls

Dreiteiliger Erwärmer-Meridian Sanjiao

SJ. 1	Gūanchòng	Der Impuls-Paß
SJ. 2	Yèmén	Das Flüssigkeitstor
SJ. 3	Zhōngzhǔ	Mitten auf dem Inselchen
SJ. 4	Yángchí	Der Yang-Teich
SJ. 5	Wàigūan	Der äußere Paß
SJ. 6	Zhīgōu	Die Nebenrinne
SJ. 7	Huìzōng	Vereinigung der Sippe
SJ. 8	Sānyángluò	Verbindung der 3 Yang
SJ. 9	Sìdú	Vier Abflüsse

SJ. 10	Tiānjǐng	Der himmlische Brunnen
SJ. 11	Qīnglěng-yūan	Die kühle Tiefe
SJ. 12	Xiāolùo	Der flache Fluß
SJ. 13	Naòhuí	Zusammentreffen der Oberarmmuskeln
SJ. 14	Jiànliáo	Der Schulter-Knochenspalt
SJ. 15	Tiānliáo	Der himmlische Knochenspalt
SJ. 16	Tiānyǒu	Das himmlische Fenster
SJ. 17	Yìfēng	Der Vorhang im Wind
SJ. 18	Qìmaì	Der wahnsinnige Puls
SJ. 19	Lúxī	Den Schädel ausruhen
SJ. 20	Jiǎosūn	Die kleine Ecke
SJ. 21	Eřmén	Das Ohrtor
SJ. 22	Héliáo	Der sanfte Knochen-spalt
SJ. 23	Sīzhúkōng	Frei von feinem Bambus

Gallenblasenmeridian

Gb. 1	Tóngzǐliáo	Der Pupillenknochen-spalt
Gb. 2	Tīnghuì	Hören können
Gb. 3	Shànggūan	Auf dem Paß
Gb. 4	Hànyàn	Der ermüdete Unter-kiefer
Gb. 5	Xúanlú	Hängt am Schädel
Gb. 6	Xuánlí	Nur wenig aufhängen
Gb. 7	Qūbìn	Der Bogen am Schläfenhaar
Gb. 8	Shùaigǔ	Dem Tal folgen
Gb. 9	Tiānchòng	Der himmlische Impuls
Gb. 10	Fúbaí	Dahinziehendes Weiß
Gb. 11	Tóuqiàoyīn	Die Yin-Höhle am Kopf
Gb. 12	Wǎngǔ	Ende der Schädel-knochen
Gb. 13	Běnshén	Der Ursprung des Geistes
Gb. 14	Yángbaí	Das weiße Yang
Gb. 15	Tóulínqì	Dem Weinen nahe
Gb. 16	Mùchuāng	Das Augenfenster
Gb. 17	Zhèngyíng	Geordnetes Lager

Gb. 18	Chénglíng	Die Seele empfangen
Gb. 19	Naŏkŏng	Das Gehirngewölbe
Gb. 20	Feńgchí	Der Windteich
Gb. 21	Jiańjiŏg	Der Schulterbrunnen
Gb. 22	Yuānyè	Die Vertiefung an der Achselhöhle
Gb. 23	Zhéyīn	Seitlich des Muskels
Gb. 24	Rìyuè	Sonne und Mond
Gb. 25	Jińgmén	Das Tor der Hauptstadt
Gb. 26	Dàimaì	Das Gürtelgefäß
Gb. 27	Wǔshū	Die fünfte Achse
Gb. 28	Wéidaò	Den Weg schützen
Gb. 29	Jūliáo	Liegt im Knochenspalt
Gb. 30	Huántiào	Der Kreis zum Springen
Gb. 31	Feńgshì	Die Windstadt
Gb. 32	Zhōngdú	Mitten im Graben
Gb. 33	Xīyańgguán	Der Yangpaß am Knie
Gb. 34	Yańglíngqúan	Die Yang-Grab-Quelle
Gb. 35	Yańgjiāo	Die Kreuzung des Yang
Gb. 36	Waìqiū	Der äußere Hügel
Gb. 37	Guāngmíng	Das Leuchten
Gb. 38	Yańgfǔ	Das Yang hilft
Gb. 39	Xuánzhōng	Aufhängung der Glocke
Gb. 40	Qiūxū	Der kahle Hügel
Gb. 41	Zúlínqì	Am Fuß dem Weinen nahe
Gb. 42	Dìwǔhuì	Die fünf Zusammenkünfte auf der Erde
Gb. 43	Xiáxì	Der dazwischenliegende Bach
Gb. 44	Zúqìaoyīn	Die Yin-Höhle am Fuß

Lebermeridian

Le. 1	Dàdūn	Der große Wall
Le. 2	Xíngjiàn	In den Zwischenraum gehen
Le. 3	Taìchōng	Der große Impuls
Le. 4	Zhōngfeń	Mitten auf dem Altar
Le. 5	Lígōu	Die Muschelrinne
Le. 6	Zhōngdū	Mitten in der Hauptstadt

Le. 7	Xīgūan	Der Kniepaß
Le. 8	Qūquán	Die gebogene Quelle
Le. 9	Yīnbāo	Die Yin-Hülle
Le. 10	Wǔlǐ	Fünf Meilen
Le. 11	Yīnlián	Die Yin-Ecke
Le. 12	Jímaì	Der schnelle Puls
Le. 13	Zhāngmén	Das Abschnittstor
Le. 14	Qímén	Im Tor

Überwachungsgefäße Du Mai

Du. 1	Chángqiang	Beständig und kraftvoll
Du. 2	Yāoshù	Transportpunkt zur Lende
Du. 3	Yāoyańgguān	Der Yang-Paß der Lende
Du. 4	Mìngmén	Die Lebenspforte
Du. 5	Xuánshū	Der hängende Drehpunkt
Du. 6	Jǐzhōng	In der Mitte der Wirbelsäule
Du. 7	Zhōngshū	Mitten in der Zentrale
Du. 8	Jińsūo	Der Muskel zieht sich zusammen
Du. 9	Zhìyáng	Zum Yang hin
Du. 10	Língtaí	Der Seelenhügel
Du. 11	Shéndào	Der Weg des Geistes
Du. 12	Shénzhù	Die Stütze des Geistes
Du. 13	Táodào	Der zufriedene Weg
Du. 14	Dàzhūi	Der große Wirbel
Du. 15	Yǎmén	Das stumme Tor
Du. 16	Feńgfǔ	Das Amt im Wind
Du. 17	Naŏhù	Die Gehirntür
Du. 18	Qiangjiàn	Der kräftige Zwischenraum
Du. 19	Hoùdiŏg	Der rückwärtige Scheitel
Du. 20	Bǎihuì	Hundert Zusammenkünfte
Du. 21	Qiandiŏg	Der vordere Scheitel
Du. 22	Xìnhuì	Zusammentreffen an der vorderen Fontanelle
Du. 23	Shàngxiŏg	Der obere Stern
Du. 24	Shéntíng	Der Hof des Geistes
Du. 25	Sùliáo	Der einfache Knochenspalt

Du. 26	Rénzhōng	Die Mitte der Oberlippe
Du. 27	Duìduān	Am Rand der Höhle
Du. 28	Yínjiāo	Der Zahnfleisch-Übergang

Ren Mai

Ren 1	Huìyīn	Vereinigtes Yin
Ren 2	Qūgǔ	Der gebogene Knochen
Ren 3	Zhōngjí	In der Mitte zwischen den Polen
Ren 4	Guānyuán	Die umschlossene Ursprungsenergie
Ren 5	Shímén	Das steinerne Tor
Ren 6	Qìhǎi	Das Meer der Lebensenergie
Ren 7	Yīnjiāo	Die Yin-Kreuzung
Ren 8	Shénjúe	Der Palast des Geistes
Ren 9	Shǔifēn	Das Wasser verteilen
Ren 10	Xiàwǎn	Untere Magengrube
Ren 11	Jiànlǐ	Das Innere aufbauen
Ren 12	Zhōngwǎn	In der Mitte der Magengrube
Ren 13	Shāngwǎn	Obere Magengrube
Ren 14	Jùjúe	Der große Palast
Ren 15	Jiūwěi	Der Wildtauben-schwanz
Ren 16	Zhōngtíng	Mitten in der Halle
Ren 17	Shānzhōng	Brustkorbmitte
Ren 18	Yùtáng	Die Jadehalle
Ren 19	Zǐgōng	Der Purpurpalast
Ren 20	Húagài	Die prächtige Decke
Ren 21	Xúanjī	Der Hauptstern (Großer Bär)
Ren 22	Tiāntū	Aus dem Himmel herausragen
Ren 23	Liánquán	Die bescheidene Quelle
Ren 24	Chéngjiāng	Brei empfangen

Extrapunkte

Ex. 1	Yìntáng	Die Stempelhalle (Der Punkt zwischen den Augenbrauen)
Ex. 2	Taìyáng	Die Schläfe
Ex. 3	Yúyāo	Der Fischrücken
Ex. 4	Qiúhoù	Hinter dem Augenball
Ex. 5	Jiāchéngjiāng	Den Punkt „Brei empfangen" einfassen
Ex. 6	Sìshéncōng	Vier geistige Weisen
Ex. 7	Yīmíng	Heilung zum Hellen
Ex. 8	Ānmián I	Der ruhige Schlaf 1
Ex. 9	Ānmián II	Der ruhige Schlaf 2
Ex. 10	Jīnjīn, Yùyè	Goldgelber Speichel, Jadesaft
Ex. 11	Zēngyín	Das Lager ordnen
Ex. 12	Shàngliánquán	Oberhalb der bescheidenen Quelle
Ex. 13	Jǐngbì	Zwischen Nacken und Oberarm
Ex. 14	Weìshàng	Oberhalb des Magens
Ex. 15	Weìbāo	Die Gebärmutter festhalten
Ex. 16	Zǐgōng	Die Gebärmutter
Ex. 17	Dìngchuǎn	Das Asthma beruhigen
Ex. 18	Wúmíng	Ohne Namen
Ex. 19	Shíqīzhuī	Der 17. Wirbel
Ex. 20	Yāoqí	Wunderpunkt am Kreuzbein
Ex. 21	Húatúojiājǐ	Huatuo-Punkte fassen die Wirbelsäule ein
Ex. 22	Jiānzhōngshù	Transportpunkt auf der Schultermitte
Ex. 23	Bìzhōng	Die Armmitte
Ex. 24	Er̄bai	Zwei im Weiß
Ex. 25	Zhōngquán	Mitten in der Quelle
Ex. 26	Lùozhěn	Steifer Nacken
Ex. 27	Yátóng	Zahnschmerz
Ex. 28	Bāxié	Die 8 Schrägen
Ex. 29	Sìfeng	Die 4 Falten
Ex. 30	Shíxūan	Die 10 Fingerspitzen
Ex. 31	Hèdǐng	Die Kranichkamm
Ex. 32	Xīyǎn	Die Knielücke
Ex. 33	Lánwěi	Der Blinddarm
Ex. 34	Línghoù	Hinter dem Fibula-köpfchen
Ex. 35	Dǎnnáng	Die Gallenblase
Ex. 36	Bāfeng	Die 8 Winde

Vergleich der Nomenklaturen

Akupunktur-Begriffspunkte

Deutsch	Englisch (offizielle chinesische Nomenklatur)
Meridiane	Channels (Jing)
Lungenmeridian (**Lu.**)	Lung channel
Dickdarmmeridian (**Di.**)	Large intestine channel
Magenmeridian (**Ma.**)	Stomach channel
Milz-Pankreas Meridian (**MP.**)	Spleen channel
Herzmeridian (**He.**)	Heart channel
Dünndarmmeridian (**Dü.**)	Small intestine channel
Blasenmeridian (**Bl.**)	Urinary bladder channel
Nierenmeridian (**Ni.**)	Kidney channel
Perikardmeridian (**Pe.**) oder Kreislauf-Sexualität (KS.) oder Meister des Herzens	Pericardium channel
Sanjiao (**SJ.**) oder Dreifacher Erwärmer (3 E.)	Sanjiao channel
Gallenblasenmeridian (**Gb.**)	Gall bladder channel
Lebermeridian (**Le.**)	Liver channel
Ren Mai (Ren) oder auch Konzeptionsgefäß (KG), Jenn Mo (JM)	Ren Mai
Du Mai (**Du**) Lenkergefäß (**LG**) oder Gouverneurs-Gefäß (GG)	Du Mai
Durchgangspunkt, **Luo**	Luo connecting point
Quellpunkt **Yuan** oder (Yu)	Yuan source point
Zustimmungspunkt, **Shu**	Back Shu point
Alarmpunkt, **Mu**	Mu point
Meisterpunkt	Influential point
Kardinalpunkt Schlüssel- oder Konfluenzpunkt	Confluent point
5 Antike Punkte	Shu 1–5

Darstellung der Fernpunkte

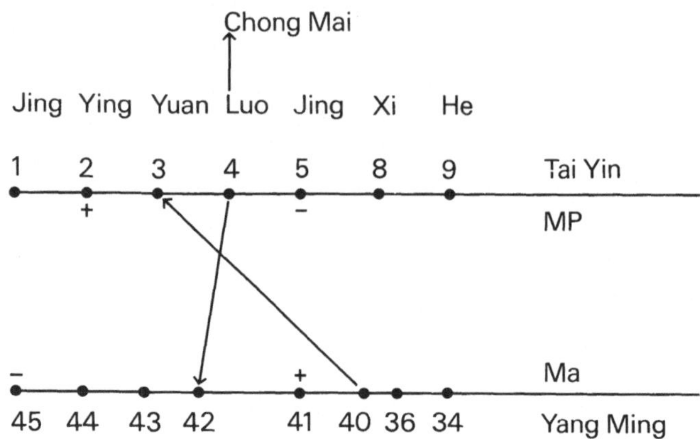

Magen- und Milz-Pankreas Meridian

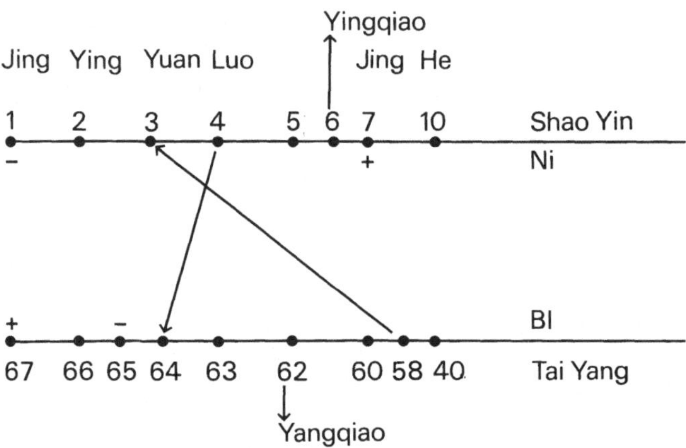

Nieren- und Blasenmeridian

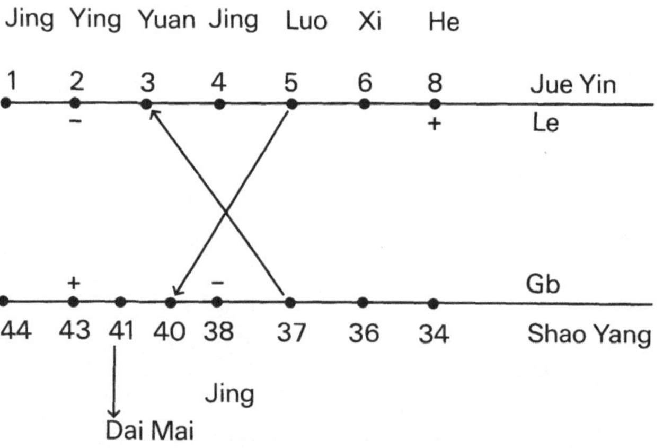

Leber- und Gallenblasenmeridian

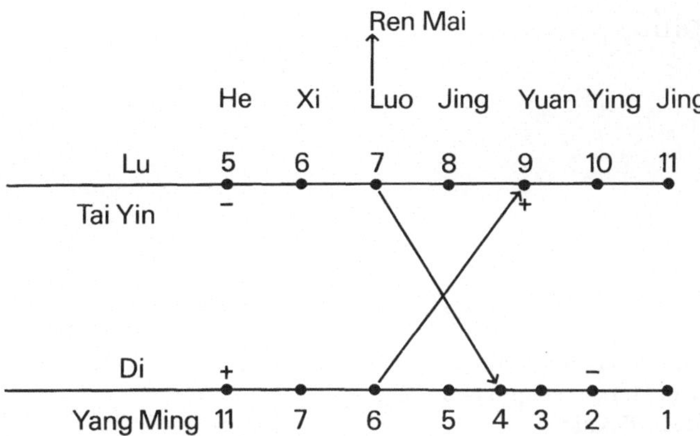

Lungen- und Dickdarmmeridian

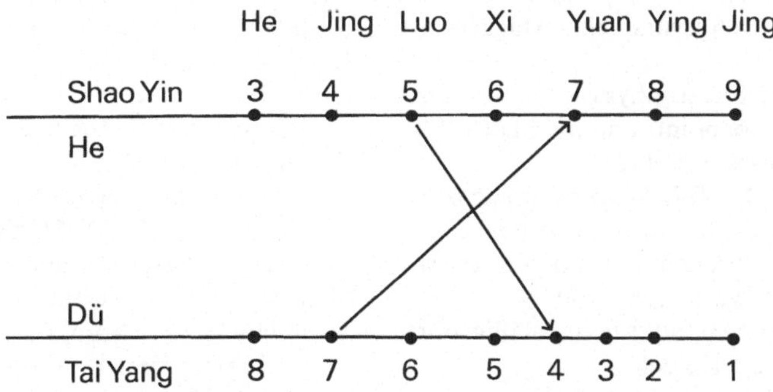

Herz- und Dünndarmmeridian

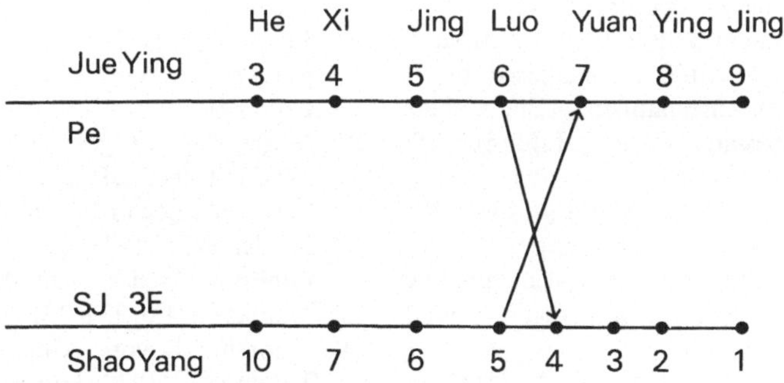

Perikard- und Sanjiao-Meridian

12 Bibliographie

1. Academy of Traditional Chinese Medicine (1975) An outline of chinese acupuncture. Foreign Language Press, Peking
2. Agrawal AL, Sharma GN (1980) Clinical practice of acupuncture. Acupuncture Foundation of India, Raipure
3. Arnold HJ (1968) Die Geschichte der Akupunktur in Deutschland. Haug, Heidelberg
4. Bachmann G (1959) Die Akupunktur – eine Ordnungstherapie. Haug, Heidelberg
5. Bannermann RH (1979) Akupunktur: Die Ansicht der WHO. Weltgesundheit – Magazin der WHO, 12
6. Becker R (1976) Electrophysiological correlation of acupuncture points and meridians. Psychoenerg Systems 1:105–112
7. Berger D, Nolte D (1977) Acupuncture in bronchial asthma: bodyplethysmographic measurements of acute bronchospasmolytic effects. Comp Med East West 5:265–269
8. Bischko J (1968) Akupunktur für mäßig Fortgeschrittene. Haug, Heidelberg
9. Bischko J (1978) Akupunktur für Fortgeschrittene. Haug, Heidelberg
10. Bischko J (1979) Einführung in die Akupunktur. Haug, Heidelberg
11. Bonica JJ (1974) Therapeutical acupuncture in the P.R. China, implications for American medicine. JAMA 228:1544–1551
12. Chang H-T (1978) Neurophysiological basis of acupuncture analgesia. Sci Sin 216:829–846
13. Cheng RSS, Pomeranz B (1979) Electroacupuncture analgesia could be mediated by at least 2 pain relieve mechanism – Endorphins and Non Endorphin systems. Life Sci 25/23:1957–1962
14. Clement-Jones V, McLoughlin L, Lowry PJ, Besser GM, Reess LH (1979) Acupuncture in heroin addicts: Changes in Met-Enkephaline and β-Endorphin in blood and cerebrospinal fluid. Lancet 25:380–382
15. Danielzyk W (1976) EEG, 5 HTP-Metabolism and acupuncture. J Neural Transm 38/3–4:303–311
16. Duke M (1980) Akupunktur. Suhrkamp, Frankfurt
17. Dykes RW (1975) Nociception. Brain Res 99:229–245
18. Fernando F, Fernando L (1979) Theory and practice of traditional chinese acupuncture. Acupuncture Foundation of Sri Lanka, Colombo
19. Fisch G (1979) Akupunktur. Goldmann, München
20. Fleck FG (1977) Sekundärphänomen Akupunktur. Münks, Krefeld
21. Godfrey CM, Morgan P (1978) A controlled trial of the theory of acupuncture in musculoskeletal pain. J Rheumatol 5/2:121–124
22. Granet M (1971) Das chinesische Denken – Inhalt, Form, Charakter. Pieper, München
23. Herget HF (1976) Akupunktur zur Schmerztherapie. Dtsch Ärzteblatt 73:2373–2377
24. Herget HF, L'Allemand H, Kalweit K (1976) Klinische Erfahrungen und erste Ergebnisse mit kombinierter Akupunktur-Analgesie bei offenen Herzoperationen am Zentrum für Chirurgie der Justus-Liebig-Universität Gießen. Anaesthesist 25:223–230
25. Jayaysuriya A (1979) Clinical acupuncture. Acupuncture Foundation of Sri Lanka, Colombo
26. Jayaysuriya A (1980) Anatomy of acupuncture. Acupuncture Foundation of Sri Lanka, Colombo
27. Jayaysuriya A, Fernando F (1978) Theory and practice of scientific acupuncture. Lake House, Colombo
28. Jensen LB, Tallgren A, Troest T, Jensen SB (1977) Effect of acupuncture on myogenic headache. Scand J Dent Res 85/6:456–470
29. Keidel WD (1975) Elektronarkose und Akupunktur aus der Sicht der Neurophysiologie. Klinikarzt 4/6:224–231; 4/7:277–285
30. Knorring L von, Almay BGL, Johanson F, Terenius L (1978) Pain perception and endorphin levels in cerebrospinal fluids. Pain 5/4:359–365

31. Knox VJ, Hardfield-Jones CE, Shum K (1979) Subject expectance and reduction of cold pressure pain with acupuncture and placebo acupuncture. Psychosom Med 41/6:477–485

32. König G, Wancura I (1979) Praxis und Theorie der Neuen Chinesischen Akupunktur, Bd. I. Maudrich, Wien München Bern

33. Kwong LC (1976) Nose, hand and foot acupuncture. Commercial Press, Hong Kong

34. Liao SR (1978) Recent advances in the understanding of acupuncture. Yale J Biol Med 51/1:55–65

35. MacLennan H (1977) Some pharmacological observations on the analgesia induced by acupuncture in rabbits. Pain 3/3:229–238

36. Mann F (1976) The meridians of acupuncture. Heinemann, London

37. Mann F (1978) Acupuncture. Heinemann, London

38. Marx HG (1979) Anwendung der Akupunktur in einer Fachklinik für Suchtkranke. Wien Z Suchtforsch 2/3:45–46

39. Mayer DJ, Price DD, Barber J, Raffii A (1976) Acupuncture analgesia: Evidences of activation of pain inhibitory systems as a mechanism of action. In: Bonica JJ, Albe-Fessard D (eds) Advances in pain research and therapy, vol 1

40. Mayer DJ, Price DD, Raffii A (1977) Antagonism of acupuncture analgesia in man by the narcotic antagonist Naloxone. Brain Res 121:368–372

41. Mehta M (1978) Alternative methods of treating pain. Anaesthesia 33/3:258–263

42. Melzack R (1978) Das Rätsel des Schmerzes. Hippokrates, Stuttgart

43. Melzack R, Wall PD (1965) Pain mechanism: A new theory. Science 150:971–979

44. National Symposium of Acupuncture, Moxibustion and Acupuncture Anaesthesia (1979) Collection of 534 abstracts of latest research papers. Foreign Language Press, Peking

45. Needham J (1956) Science and Civilization in China. History of Scientific Thought. Cambridge University Press, Cambridge

46. Needham J, Gwei-Djen L (1980) Celestial Lancets – A History and Rationale of Acupuncture and Moxibustion. Cambridge University Press, Cambridge

47. Pomeranz B (1978) Do endorphins mediate acupuncture analgesia? Adv Biochem Psychopharmacol 18:351–359

48. Pomeranz B (1979) Electroacupuncture hypalgesia is mediated by afferent nerve impulses: An electrophysiological study in mice. Exp Neurol 66/2:398–402

49. Pomeranz B (1977) Acupuncture reduces electrophysiological and behavioral responses to noxious stimuli: Pituitary is implicated. Exp Neurol 54/1:172–178

50. Pongratz W, Linke W, Baum M, Richter JA (1977) Elektroakupunktur-Analgesie bei 500 herzchirurgischen Eingriffen. Tieraerztl Prax 5/4:545–558

51. Porkert E (1976) Lehrbuch der chinesischen Diagnostik. Fischer, Heidelberg

52. Riederer P, Tenk H, Werner H, Bischko J, Rett A, Krisper H (1975) Manipulation of neurotransmitters by acupuncture? J Neural Transm 37:81–94

53. Schmidt H (1979) Akupunkturtherapie nach der chinesischen Typenlehre. Hippokrates, Stuttgart

54. Schnorrenberger CC (1976) Stechen und Brennen. Hippokrates, Stuttgart

55. Schnorrenberger CC (1979) Lehrbuch der chinesischen Medizin für westliche Ärzte. Hippokrates, Stuttgart

56. Schnorrenberger CC, Ching-Lien K (1974) Klassische Akupunktur Chinas Ling Kü King. Hippokrates, Stuttgart

57. Sjölund B, Eriksson M (1976) Electro-acupuncture and endogenous morphins. Lancet 2/7994:1085

58. Sjölund B, Eriksson M (1979) The influence of naloxone on analgesia produced by peripheral conditionary stimulation. Brain Res 173/2:295–301

59. Sjölund B, Terenius L, Eriksson M (1977) Increased cerebrospinal fluid levels of endorphins after electro-acupuncture. Acta Physiol Scand 100/3:382–384

60. Stiefvater EW (1978) Praxis der Akupunktur. Fischer, Heidelberg

61. Tashkin DP, Bresler DE, Kroening RJ, Kerschner H, Katz RL, Coulson A (1977) Comparison of real and simulated acupuncture and Isoproterenol in Metacholine-induced Asthma. (UCLA Acupuncture Project). Ann Allergy 39/6:379–387

62. Tenk H (1978) Problematik der Akupunktur in der Kinderheilkunde. Haug, Heidelberg

63. Toda K (1979) Effects of electroacupuncture on thalamic evoked responses. Exp Neurol 66/2:419–422

64. Unschuld PU (1980) Medizin in China. Eine Ideengeschichte. Beck, München

65. Van Nghi N (1975) Pathogenese und Pathologie der Energetik in der chinesischen Medizin. M.L. Verlag, Uelzen

Anhang

66. Wall PD (1978) The gate control theory of pain mechanism, a reexamination and re-statement. Brain 101:1–18
67. Wu CC (1976) Preliminary report on effects of acupuncture on hyperlipidemia in man. Artery 2/2:181–195
68. Wu CC, Hsu CJ (1979) Neurogenic regulation of lipid metabolism in rabbits: A mechanism for the cholesterol-lowering effect of acupuncture. Atherosclerosis 33/2:153–164
69. Yau PS (1975) Scalp-needling therapy. Medicine & Health, Hong Kong
70. Essentials of Chinese Acupuncture (1980) Foreign Languages Press, Beijing, China

Sachverzeichnis